に克つ！

らくらく気功調心法

林茂美・林誠【共著】

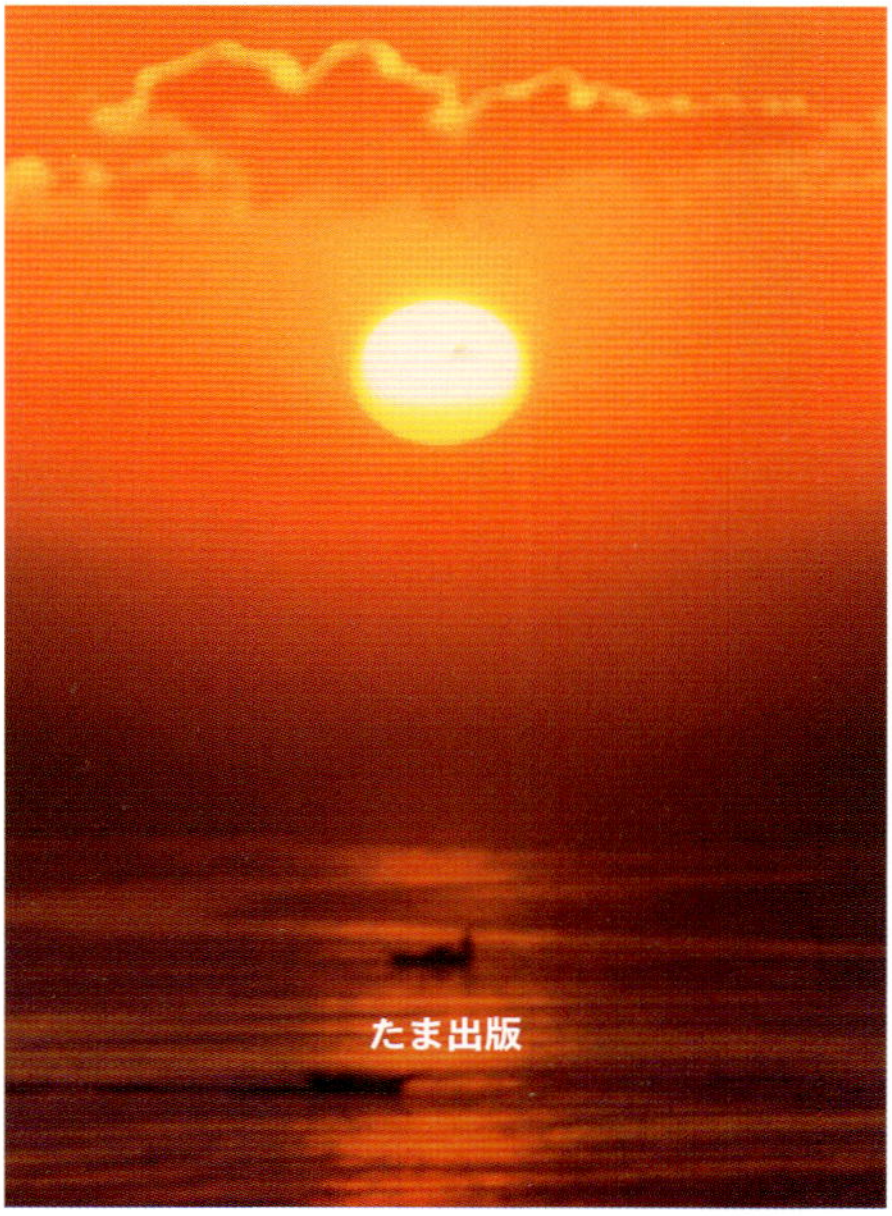

たま出版

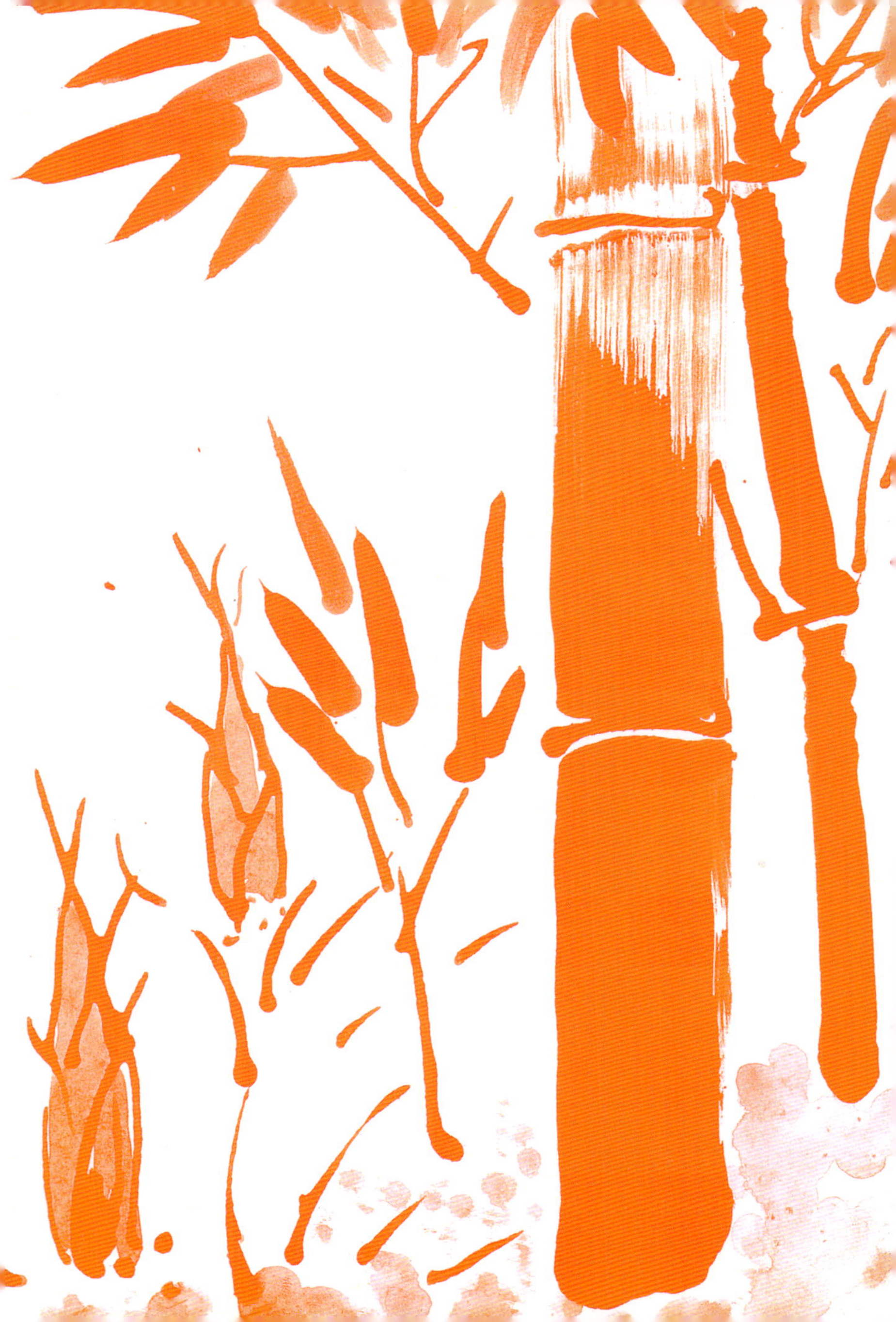

サーモグラフィーで見る気の発生状況

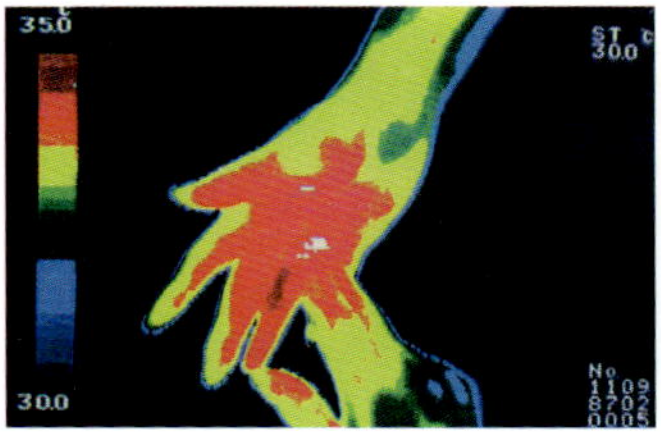

①指針
気功師が剣指で患者の手の平（労宮穴）に気を送ると、両者とも温度が上昇する。

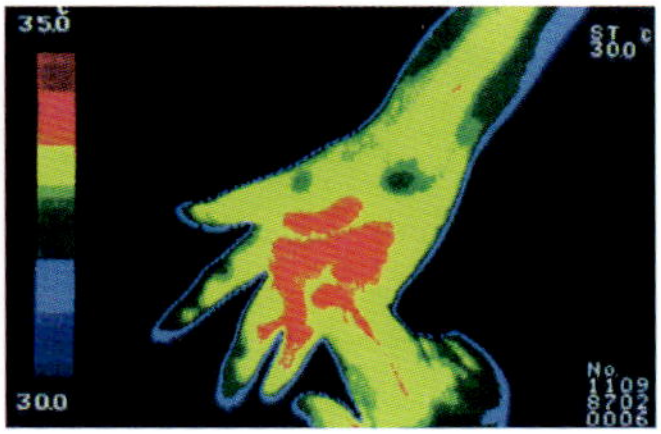

②指針
気を送るのを止めると、五分後に温度は両者とも下がる。

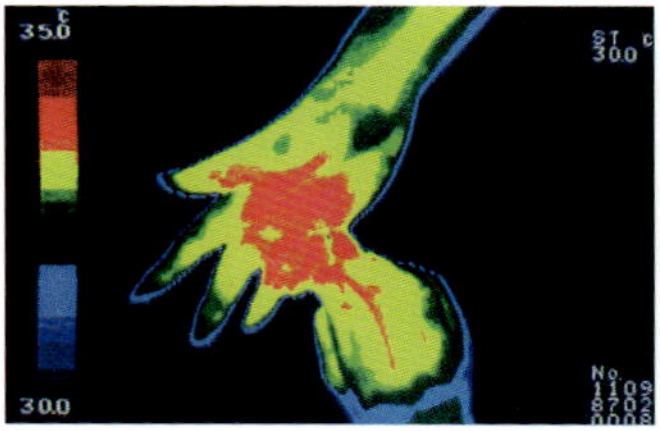

③気功針
気功師が針を手に持ち、針を通して気を患者の手の平に送り続けると、両者とも温度上昇する。

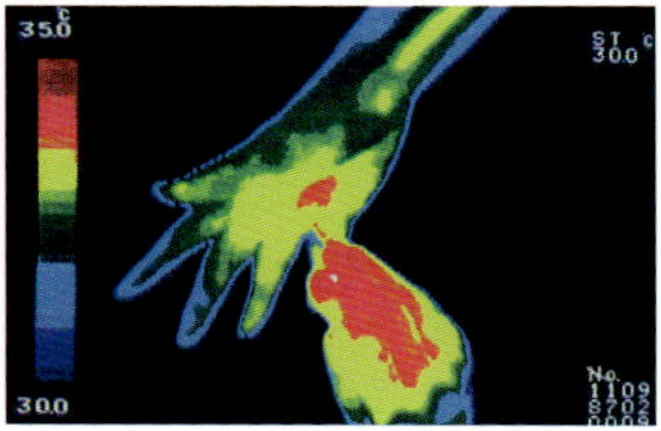

④気功針
気を送るのを止めると、患者の労宮穴の温度が下がる。

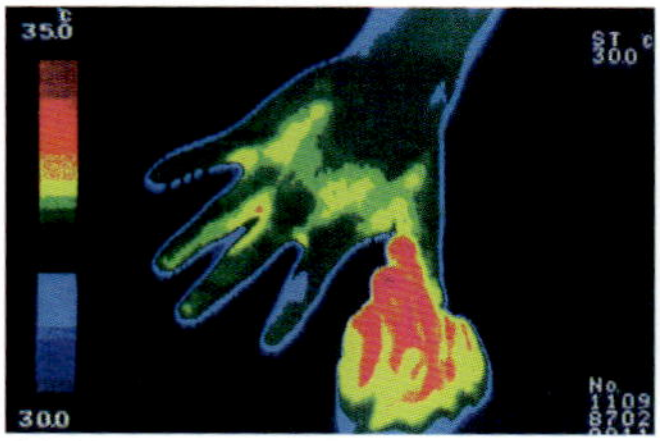

⑤指針
気功師が患者の合谷穴に気を入れる。

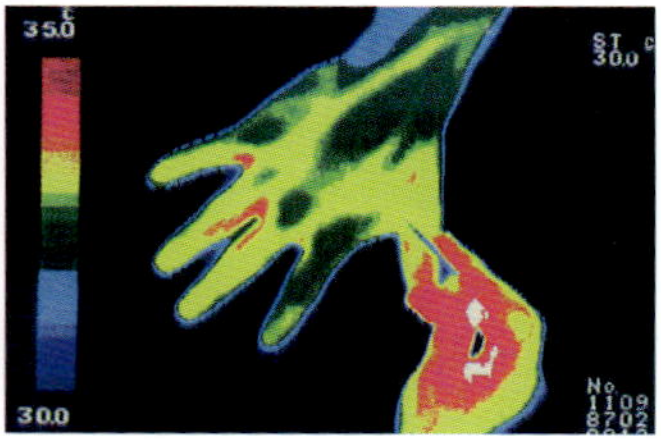

⑥指針
⑤のまま意識で気を入れ続けると、患者の合谷穴の温度が上昇する。

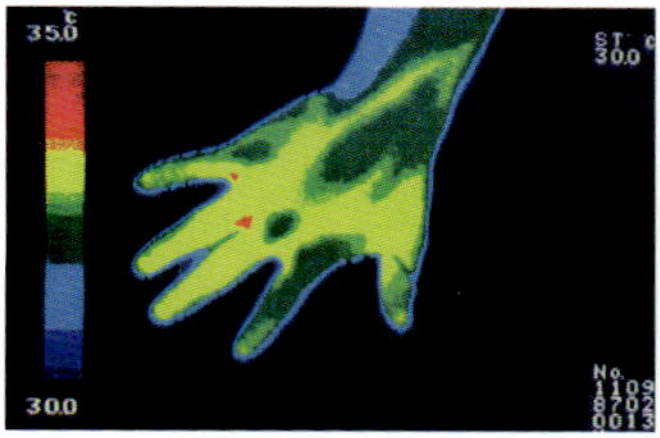

⑦留針
合谷穴に針を刺しているだけでも少々は温度上昇する。

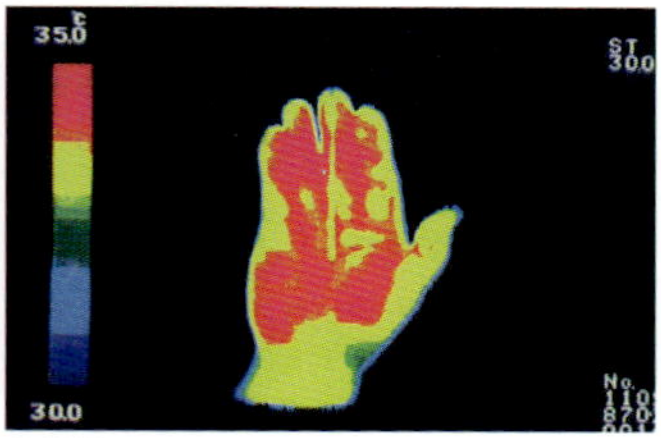

⑧掌針
気功師の手の平にのせた針に意識で気を通して、その針を患者に向けると温度上昇する。

はじめに

二十一世紀を迎えた今、人々の心に人間らしい気の文明、心の変革を求める兆しが少しずつ見えてきています。今までの機械文明、物質文明に多くを期待した人類は、人間としての大切なやさしさや慈しみ、助け合う心を忘れてきました。そして心の荒廃は事故、事件、犯罪を多発させ、また地球の温暖化や環境破壊を生み出し、地球人にとってはたいへん生きづらい世界を自らつくり出してしまいました。しかし私たちは、こういう時代だからこそ心の修行をするにはもってこいの時代ととらえ、常にプラス思考で心に変革、意識改革の風を巻き起こして乗り越えたいものです。

私は精神科医・気功師として人々が何千年も前から実践してきた「心の調和」に教えを求めた結果、人間にとっていちばん大切なものは気（意識エネルギー）であることに気づきました。そして、その気（意識エネルギー）は無限に進化させることができることにも気づきました。だからこそ、私たち一人一人の意識によって思いのままに、明るい住みよい社会と生きがいのある人生をつくることができるのです。また健康のまま命を全うすることもできるのです。

また気功指画はこの二十年間、気功健康法を教えさせていただいたり気功療法を行っているうちに、指からよい電磁波のような外気が出ることを体験し、指に墨をつけてその気で「一気呵成」に描いたものです（口絵の気功画参照）。稚拙ながら気力、精神力に満ちた絵が描けるようになりました。神戸の震災の折には名古屋から気功指導員と共に出かけて、被災者の方々の慰めになればと願い、仲間と共に一晩に百枚以上もダルマさんや朱竹を夢中で描きました。

その後、被災者の方から感謝のお手紙をいただきました。そして昨年は名古屋の水害の被災者の方にもプレゼントし、心の癒しの一助とさせていただきました。

心を病む二十一世紀のこの時代に、集中（調心）して息を吐くとき指を進める（調息）、そしてなるべく体全体の気を指に集めて（調身）描くのが三調節気功画のコツです。この気功画を通して気の躍動感を感じ、心と体の癒しに応用していけたらと思っています。

読者の皆様のご健康とお幸せを心から祈って、気の心を小指に集めて描きました。多くの方々のお役に立てることを願っています。

また本書を通して「心の調和（調心法）」を暮しの中で実践していただけたら幸いです。

二〇〇二年一月十一日

林　茂美

林　誠

目次

目次

第三章　潜在能力をもっと活用するための功法

第四章　サラリーマン養生功法

口絵「朱竹」／林茂美指画
本文イラスト／井桁裕子＋㈱アルファデザイン
カバー写真撮影／河邊　果

序章 二十一世紀は心の時代

●心の時代、環境の時代

二十世紀を振り返ってみますと、世界大戦が二回もあり、また朝鮮戦争、ベトナム戦争、湾岸戦争など大小の戦争が絶え間なく起こり、人々は大量に殺戮され、多くの人がいまだに苦しんでいます。

日本では、先の大戦で多くの人々が犠牲になり、親子兄弟を失い、家族がばらばらになりました。戦争孤児として中国に残された人の中には、いまだ日本に帰れない人々が多いこともよく知られています。

朝鮮半島における南北戦争では、むりやりに離別させられた人々もいまだ一緒に住めない状態にあります。

ベトナム戦争では米軍が枯れ葉剤をばらまいたことにより、後に大勢のベトナムの人々が、畸形やその後遺症で苦しんでおられます。

アフガニスタンやアフリカなど世界の紛争地では、戦争に使われた地雷により死亡したり、手足を失うという犠牲者が今もあり、多くの人々が苦しんでおられます。

まだまだ言葉ではいいつくせないほどの悲劇がたくさんあります。

また戦争により、世界各地で自然環境が破壊されました。

日本では戦後は食糧難が続き、貧しい生活に耐えてきた人々は早く豊かな生活をしたいと願い、物やお金にあこがれ、さらに森林を破壊して牧場やゴルフ場に変え、また大地には農薬や化学物質を大量にばらまき、なるべく高く売れるようにと、虫もたべないような形のそろった見ばえだけのよい野菜やくだものをつくってどんどん環境を汚染してきました。

戦後半世紀以上が経過し、人々は物やお金を求め続け、その結果一見生活が豊かになったように見えますが、どれだけの人が心から本当に豊かになったといえるでしょうか？

今、日本で内科外来に通う人の半数は神経症で悩んでいるといわれています。その他アルコール中毒、麻薬中毒、うつ病、痴呆症、自殺者が増え続けています。一昨年の自殺者は年間三万人を超え、交通事故死一万人余の三倍になっています。しかも男性が約三分の二を占め、四〇～五〇代の働きざかりの男性が多いということです。

また子供の自殺はむかしはあまり聞いたことがありませんでした。豊かになったといわれる現代の子供の自殺や、キレるというがまんできない精神状態は何を物語っているのでしょうか。このまま進めば、日本は本当に「自殺王国」といわれてしまうことでしょう。

また化学物質や薬物、農薬、ゴミの被害で環境ホルモンが増加し、日本人の体が蝕まれ、これ以上環境ホルモンが増えると、若い人は不妊症――生殖機能障害を起こし、日本の人口はどんどん減ってしまうでしょう。今、命の危険信号が赤くついているのです。物・金を追求して、精神、心が死んでしまったら元も子もありません。人類が破滅しかねないからです。

人としてせっかくこの美しい地球に生まれてきたのですから、人々は助け合い、許し合い、共に自然の恵みに感謝して、本当に心豊かに生きたいものです。

二十一世紀はそういう意味で「心の時代」といえるでしょう。

機械ばかりとつきあって五感（心）がねむっていませんか？

テレビやインターネットばかり見ていませんか？

不安をかかえて心が傷ついていませんか？

他人をねたんで「キレる状態」になっていませんか？

心のスイッチがオフになっていませんか？

多くの人々が心豊かに、そして感謝の気持ちで満足して幸せに生きるために、心のプラスのスイッチをオンにして前向きに生きていただきたくて、この本をしたためています。

調心を主とする気功法を楽にマスターして、澄んだ調和のとれた心を取り戻し、人生を有意義に、なるべく事故や錯誤を少なくして、生きがいある幸せなものにしていきましょう。

少し貧しくてもよい。人々と助けあって楽しく生きましょう。

二十世紀は物質文明、機械文明、戦争の世紀でしたが、二十一世紀は心の世紀、環境の世紀、気の文明世紀にしようではありませんか？

●生きるときも死ぬときも自然と共に

一《ひい》、二《ふう》、三《みい》、四《よう》、五《いー》…

これは日《ひい》、風《ふう》、水《みい》、世《よう》、命《いー》という文字に当てはまります。「自然の中にこそいちばん大事なもの（命）があるんだぞ」といわれているような気がします。

一は日《ひい》、太陽のことです。毎朝にこにこ笑って地平線から昇ってきてくれる太陽は、生物にとって生命の綱《つな》です。

冬の練功中、寒空に太陽が昇ってくるときは、何ともいえないうれしさ、感謝の心でいっぱいになります。

私の母はお日さま信仰でした。いつも早朝の太陽に手を合わせて「ありがとう」といって、東に向かって朝日を拝んでいました。

古代、気という文字は「◎」と書いていました。◎はお日さまのことです。お日さまは生きとし生けるもの皆に光（エネルギー）と温暖を供給してくださいます。

貧しい人にも豊かな人にも罪人にも平等に与えてくださいます。

お日さまの存在は大きな大きな博愛の存在です。

それはまるで観世音菩薩様のようです。

二は風《ふう》。「気功風」にいえばなびくものです。風のような空気のような「気」のようなものです。気は天地人を満たす最微少な目に見えない物質ですが、電波のように風のように動いているものです。

この≋（風）の象形文字は気の最古の文字で原形です。それは空気といってもいいもので、五分間以上吸わなければ死に至るといわれています。適度な風がないと植物も育たないといわれますが、生物にとって風《ふう》（気）はかかせないエネルギーです。最近は電力に替わる日光エネルギーや風力エネルギーが使用されるようになってきました。風（気）は自然界で最も強いエネルギーです。

三は水《みい》。体の七〇％は水でできているといわれます。よい水を体に取り入れることは、食事を取ることよりも大切かもしれません。数日食事を取らなくても水さえ飲んでいれば生きられるともいわれるように、水は命の源です。

私たちの遠い祖先様は水の中でアメーバーのような単細胞から進化したものです。その後、魚から両生類へと発展し、水から陸へと棲む所を変えました。私たちの個体発生からも同じ事がいえます。父親の精子と母親の卵子が出合って羊水といわれる母親の子宮の中の無色透明の水の中から成長を始め、やがて九カ月しますと、まったくすばらしい一人の人間として水から離れ、空気を吸って生きるようになります。これがアメーバーから発展した人間進化の歴史と個人成長の過程です。胎児から赤ちゃんとして生まれる成長の過程と人類の進化がダブって見えます。いずれにしても人間の命の源は水であります。

四は世《よう》で世の中のことです。日風水《ひいふうみい》があればつぎに山あり谷あり、海や湖や森林があります。これらの陰陽（日は陽、水は陰）が調和してこの世、世の中、社会があります。

つぎに大切な物が命《いー》です。

五は命《いー》。天地、環境、社会が整えば命出ずるで、植物、動物、人間とたくさんの尊い命が生まれました。

自然は天の気、地の気、緑の気、オゾンの気、水の気、植物の気、動物の気、人々の気を包んでいます。この大自然により、生かされているのですから、自然の美しさ、自然のありのままの姿、自然のエネルギーを保っていくようにしなければなりません。

また大自然に大いに学ばなければなりません。大自然の営みの中に私たちは自ら教えられ、感化され、浄化されていることに気づくことがたびたびです。

私は最近自宅を出て地下鉄の駅へ行く途中、セメントとセメントの間の少しの土から芽を出し、葉を出して咲くタンポポの花に大いに学びました。

最初、花は低く咲いていたのに、白い毛のボンボリのような球状の多数の綿毛の種子をつけると、その茎は花のときの数倍も伸びて高く高くなっているのです。それはセメントの間で咲いたタンポポが子孫のためにできる精一杯の努力なのでしょう。

「どうか種さん、遠くの広々した土地まで飛んでいって末永く子孫を増やしてちょうだいね」といっているように聞こえ、私はじっとその場に立ちつくしてしまったのです。自然の超能力――妙なる力を学ばせていただきました。

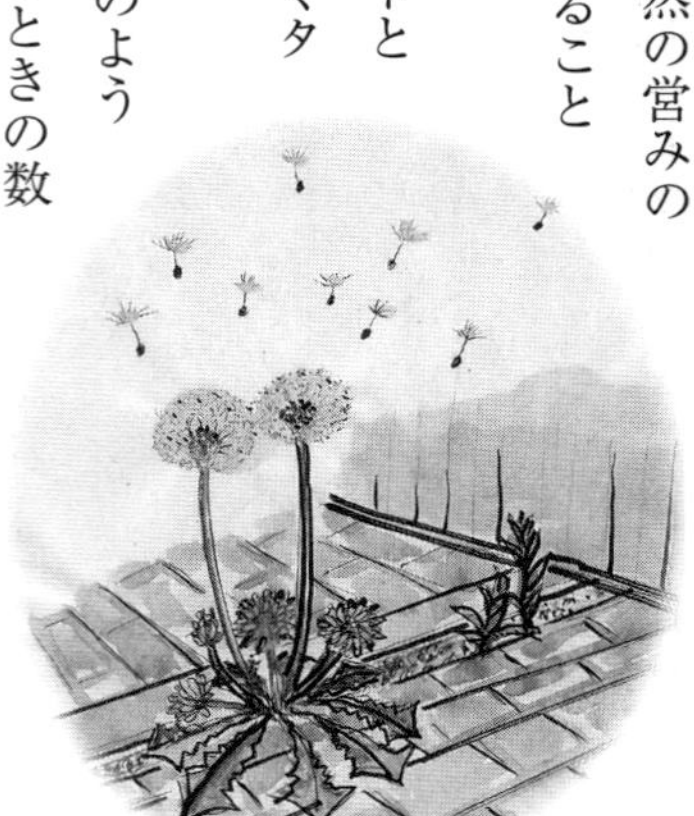

私たちが練功している主な功法に、大雁功《たいがんこう》（162頁参照）という中国に千年来伝わってきた美しい雁の一日の動作を模倣した功法があります。

雁は二羽番《つが》うとたいへん仲よく、もし一羽がいなくなったら決して他の雁とは二度と番わないという特徴のある鳥で、中国では「神鳥」とされていて、雁を祀った寺もあるといいます。

空を飛ぶときは落ちこぼれをつくらず、皆その年に生まれた雁も一緒に一列になって仲よく飛ぶのが特徴です。この鳥も自然の一分子ですが、現代人は利己主義的な考えで他人をかまわない、あるいは家族夫婦でさえちりぢりになってしまうという現状では、私たちは大いに雁に見習って、周囲の人々にやさしく、夫婦相尊敬し、愛を通して生活を共にしなければなりません。

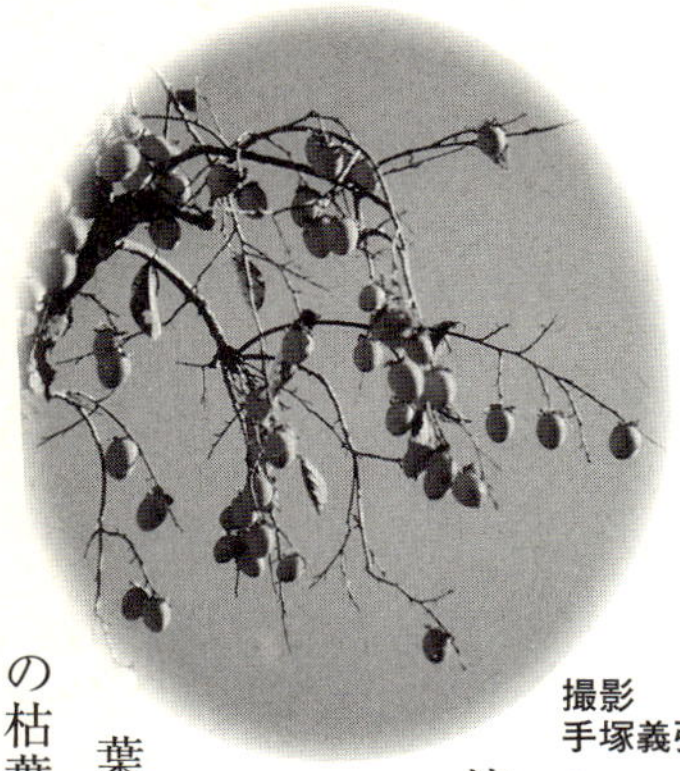
撮影
手塚義弘

自然と共に生き、自然に学び、自然に感動し、自然と共振共鳴して一層人間と自然のあるべきよい関係をもち、よい環境を子孫に残すように生きたいものです。

レオ・バスカーリア作、みらいなな訳、森繁久弥様朗読の『葉っぱのフレディ——いのちの旅』というCDを聞いたことがあります。生命の循環を美しく謳っていました。紅葉した葉っぱは、やがて枯れて木の根の雪の上に降りるのですが、その枯葉はまた来年の樹の芽をつけるこやしになっていくと結んでいました。人間も生老病死の変化を通して大自然の中で魂も循環していくと考えれば、死もまた自然回帰の一環であり、決して死をこわがることはありません。

死ぬるときも自然と共に自然に学ぶ——です。

私は気功を学んでくださる仲間によくこういっています。植物にたとえれば柿が青いとき、無理に取ろうとするとたいへんエネルギーを必要とし、枝が折れてしまうかもしれないのですが、熟していれば地球の引力に引かれて自然に落ちるのです。何の無理もなくエネルギーも必要としません。

人間も気功をして体の陰陽平衡を調えれば長寿で長生きできるでしょう。「きんさん、ぎんさん」のように痛みや苦しみもなく、老衰で自然に天国へ行くことができるでしょう。ピンピン楽しく生きて、コロリと死を迎えられればいいですね。これをピンピンコロリというそうです。植物、動物を見習って自然に長寿であるよう養生につとめましょう。

●宇宙、地球、自然と共生、共感、共鳴、共振

私たち人間も自然の一分子です。流れる水の一分子となんら変わりはないと思われます。自然や地球、宇宙から離れては一分たりとも生きることはできません。

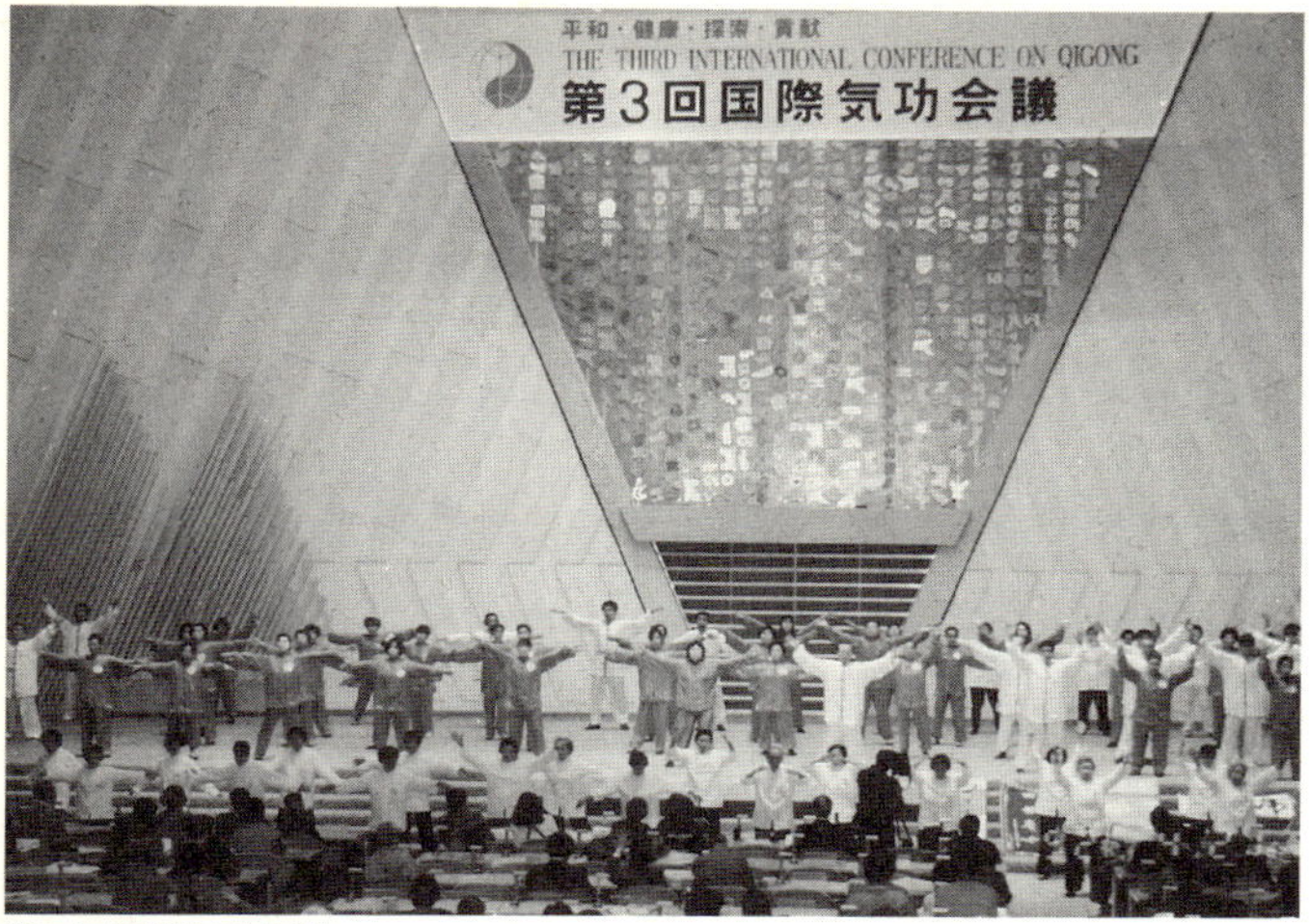

第三回国際気功会議

読者の皆さんの中に「いや私は一人で生きられる」という方がおられたら、今すぐ鼻を手でつまんでこの地球の空気を吸わずに生きてみてください。おそらく一分間たりとも息をせずにはいられないでしょう。

人間は「おぎゃー」とこの世に生まれてから、この空気の中の酸素を肺に吸いこんで全身に送り、また地の気を吸ったお野菜やお米などを食べてカロリーをとって、炭酸ガスを吐いて、また大小便として濁った不用なものを排泄して、大宇宙と人体の間で、物質交換、情報交換をして生きています。植物は光合成で炭酸ガスを材料に酸素を放って新鮮な空気をつくり、人間がおいしくいただいています。また光合成で育った食物も私たちに供給してくれています。

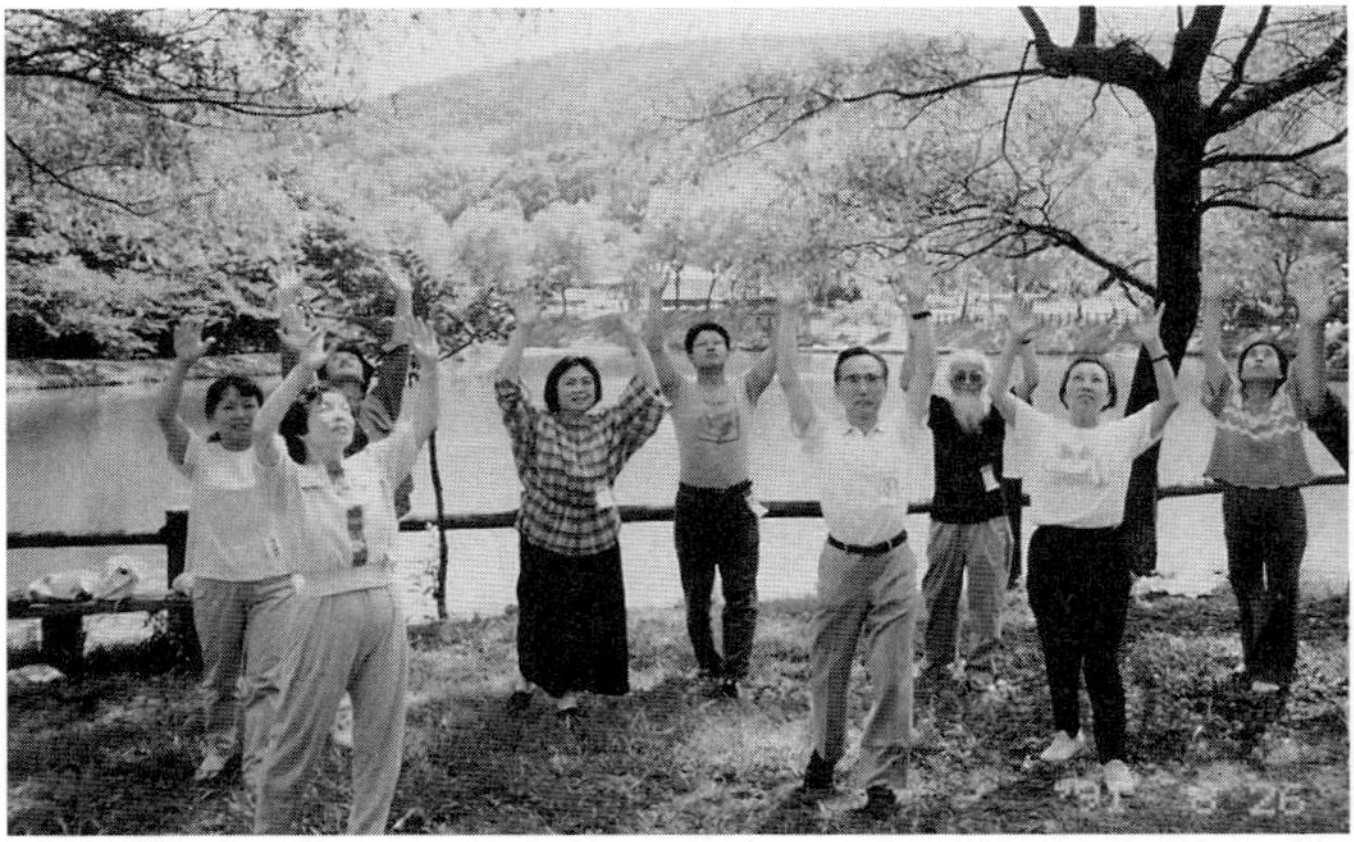

青空気功教室で

また氣の文字の一部を成している「米」は食料を意味しますが、日本人ならこれは「米」そのものを表し、それは「地の気」を吸って大きく育った自然の恵みということです。人間は植物、動物、自然、地球、宇宙に育てられているのですから、自然に感謝し、自然破壊するようなことは慎みましょう。

一九九二年四月二十三、二十四日の両日、京都の国際会議場で開かれた第三回国際気功会議で「二十一世紀と気功――地球と共感、共鳴、共生――」と題してシンポジウムが開かれました。著名な気功師の馮理達《ひょうりたつ》先生、左林《さりん》先生、南博先生たちが出席され、私もパネラーの一人として参加させていただきました。私は、それまでやってきた無料の「青空気功教室」の話をしました。自然と共に、自然に感謝して続けてきたこの教室の発展を願って「青空気功十周年」の小冊子をつくり、当日参加された人々に無料でプレゼントしました。教室はその後も続き、来年は二十周年を迎えます。また私から習ってくださった気功仲間が指導員となり、この教室を広げ、名古屋では無料青空教室が十数カ所もできました。すべては平等に教えたり、教えられたりのよい雰囲気の中で毎朝（土日を除く）六時半から七時までの半時間、和気あいあいと気を和して練功に励んでいます。

阪神大震災のときには、お見舞いとしてボランティアで気功をご指導するため神戸に七回、また名古屋の水害には一回出掛け、第一回世界気功学会日本国際会議でもボランティアで実行委員をつとめ、余ったお金を水害に義援金として寄付することもできました。

すべては自然と共に歩んだ青空教室の仲間が原動力となり、社会によいエネルギーを供給してきました。例えば青空気功教室をはじめる前には、誰からともなく自然にゴミを拾ってその場を清らかにしてから始めました。気功の仲間、友人たちは仲よく生きがいを感じて地道に努力しました。

冬の朝六時半は寒く、しかしこの寒さに耐えれば、「冬来たりなば春遠からじ」で、つらいことを修行と思って乗り越え克服すれば、必ず実りある春が来るという、そのことを光として、エネルギーとしてがんばってください。一月、雪にたえて実を結ぶかわいらしいキンカンの実や、寒さに負けず美しく芳香を出して咲く梅の花に学びましょう。

二十一世紀は自然と共に自然に学んで生きる世紀です。今はそのことをしっかり認識して生きていかなければならないたいへん大切な時期であるといえます。

●心は人間を導くいちばん大切なもの

むかしから心は頭にあるとか胸にあるとかいわれてきました。西洋医学では頭（脳）を主と見てきました。東洋医学では『黄帝内経《こうていないきょう》―素問―霊蘭秘典論』では「心なる者、君主の官なり。神明ここに出るなり」「心は身の血脈を司る」等と書かれ、心は血液循環のほかに精神もまたここにあると考えられました。

しかし本当は、心はどこか固定した臓器に宿るのではなく、この肉体をリードする総合的な仕組みをいうのであって、気功的に考えれば大宇宙（天地）と小宇宙（人体）の情報の交流によって起こる仕組みが心であるといいたいのです。

心には大脳、神経系、内分泌系、気などによって総合的に働く複雑な仕組みがあります。感覚（五官）から思考・判断・感情・情緒、行動などが含まれます。

このように人の心を観察するには顔の表情、目や口、眉間の表情、姿勢、動作、衣服、頭髪、爪の清潔度、意識状態、本人の環境への認識、時間への認識、自分や人に対する認識、行動、人間関係など多方面から情報をキャッチする必要があり、ある一定の臓器、例えば脳とか心臓のみを観察して、心を判断できるものではないと思われます。

このように心の問題は非常に重要であるにもかかわらず未だ謎とされていて、精神の解明は二十一世紀にいちばん大切な問題となってくるでしょう。ＤＮＡも心の状態次第で、心のスイッチをオンにしたりオフにしたりすることで、そのＤＮＡの働きは変わってくるものと思われます。気は心、あるいは精神エネルギーといわれるように、心は気によって変化し、気はまた心によって変化させられています。

気は心の行く所、意識の行く所に移動します。これは私が愛知医大の生理学教室の小川徳雄教授のもとで、手に気を集めてサーモグラフィーでその温度を調べた際によくわかりました。精神を右手に集中すれば、温度が上がるという結果が出ました（口絵参照）。

私の医療活動数十年の中で、患者さんの心の変化で体が健康になった例を多数体験し、感動させられています。私のこの感動を皆さんとも分ち合い、心のエネルギーが人間にとっていちばん大切なエネルギーだということを知っていただきたいと思います。

二つの例をご紹介しましょう。

Aさんは中学一年生の男子生徒です。兎跳びをしてから腰痛を患い、腸腰筋炎と診断をうけ、徐々に歩行不能となり車椅子生活をしいられるようになりました。某大病院から某大学付属病院に転院して一年が経ったときです。一人息子のAさんの母君は私のことを新聞で知り、たいへんていねいに病状をしるした手紙をくださいました。私はお花を持って大学付属病院小児科へAさんを見舞いました。車椅子で面会室へ出てきたAさんは私の顔を期待の目で眺めていました。あらかじめ足の病理反射などを検査した後、私はAさんの手をとって握手し、「君の病は必ず治ります」と伝えました。

その後数回の気功整体と彼自身が自信を取り戻したことで見事に歩行可能になり、学校へ復帰されました。彼は私にこういいました。

「病院で検査づけになり、しかもまるで仮病をつかっているかのように『君、本当に歩けないの?』といわれ、あせりました。林先生との出会いで病気を認められ、この人なら治してくれると自信がもてたので、車椅子のまま退院することを決めました」

心のリラックスで病気を治す自信がもてるようになり、回復されたのです。

その後Aさんは高校を卒業し、社会人となって幸せに過ごしています。

Ｂさんはある大企業の下請会社の社長をされています。過労から肺癌、肝癌と転移し、腹水もありました。病状が悪化し、もう病院では半年の命といわれたといいます。

病院の治療と同時に私の治療室で腹式呼吸を主としたイメージ（癌が消えるという）療法をし、生活を変え、リラックスさせることでどんどん回復しました。はじめて気功を習って一週間後、私を訪ねてこられたＢさんは、

「不思議ですね。食欲がなかったのに食べられるようになり、しかもおいしくて…」

といわれました。

そして一カ月くらいすると腹水がとれたのです。もう十数年経過していますが、仕事もバリバリとこなし、元気で過ごされているようです。

彼がはじめて私の治療院にこられたとき、

「僕は二〇〇人の従業員を抱えています。その人たちにお給料を払わねばならないので、死んでなんかいられないのです」

といわれたことが印象的です。

前向きな姿勢がこの社長さんをどんどん治癒させていったのです。まさに心の調整が体を調

整していったのです。

気功は調心、調息、調身の三調節を通して生命エネルギーである気を養い、気を調節して健康になるセルフコントロール法ですが、近年は気功を芸術や道徳、情操教育、潜在能力の開発等にも応用するようになりました。

気功の真髄は心の調整を主とすることです。中華気功進修専門学校校長の林中鵬氏は、「気功とは意識の運用を通して心身を優化させる（健康に導く）自我訓練である」といわれ、気功の効果は特殊な意識状態――起きているのでもなく、寝ているのでもない意識状態（これを気功状態、入静状態ともいう）を訓練し、その結果、大脳を抑制し、自律神経の陰陽を調え、消化液やホルモン分泌を促進し、脳の潜在能力を引き出し、全身の免疫能力を上昇させ気血のめぐりを活発にさせます。この状態をつくることで大脳の機能が促進され、勘がよくなり、潜在能力を開発し、発明、発見にもつながるのです。

中国の著名な物理学者、銭学森《せんがくしん》氏は、人体機能を調節する三つの手段として、
①物質変換（薬、点滴、飲食、高圧酸素、ガス交換など）
②情報交換（気、電磁波、声波など）
③意識の作用

を挙げています。その中でいちばん大切なものが、意識の作用だと主張しておられます。その大切な意識を調整する訓練が気功といえます。また気功の三調節の中で心の調節ができるか否かによって効果もちがってくるので、本書では日頃、愛知大学体育科で教えさせていただいている気功入静法の一つである黙念法を、第一章でご紹介します。

「静中有動」とはこの入静法という静功の中で、ホルモンや気血が動き出すことをいっています。六〇兆個の細胞が皆動き出し、目に見えない動きでも振顫《しんせん》しだすと、大きな効果が得られます。さらに毎日きまった時間に修行として練功（静功の黙念法）を重ねることで、ますます静の中に動が生まれ、大きな動きとなっていきます。

●上虚下実―頭は冷静に手足は温かに

英語では「クールヘッド・ウォームボディー」といわれるが、中国では上虚下実または頭寒足熱といわれています。頭を冷静に澄んだ心にして手足体を温かくすれば、かっかと腹がたったり、ヒステリックになったり、キレる状態にならず、何事も人間らしく豊かに物事を進めることができるといっているのです。

近代の大都市ではセメントの中に住み、自然と離れた生活が多くなっています。また子供の教育も知識偏重になり、人と遊ばず、ファミコンや機械を使うことが多くなっています。このように頭ばかり使い、五官や体を使って自然の中で遊ぶことが少なくなったため、体が冷たく、反対に頭がかっかとして気が上にのぼってしまうようになるのです。つまり上実下虚の状態になり、これでは精神衛生上よくないのは当然のことです。

人類が二十世紀の物質文明、機械文明を発展させた結果、精神（気）文明を忘れてしまい、環境汚染、精神汚染が進んできてしまったといえるのではないでしょうか。そのことが、現代の子供たちにどれほど大きな影響を及ぼしているか図りしれません。

どうすれば上虚下実の冷静な頭を取り戻せるのでしょうか。

①先ずは頭を休めること。

②自然の中での遊び、仕事をすること。

体を使った仕事や畑仕事、ハイキング、庭の整理、掃除、自然道の散歩、自然の恵みを感謝できるような遊びや仕事を与えてあげること——頭を休め五官や体を使って社会を体験すること。白い雲や青い山、野道に咲く花々を見て深呼吸をすれば、子供たちも澄んだ冷静な頭に暖かい心と体をつくることができると思います。

③気功の四調節、つまり調心（雑念をはらって心を休める）、調息（腹式呼吸をする）、調身

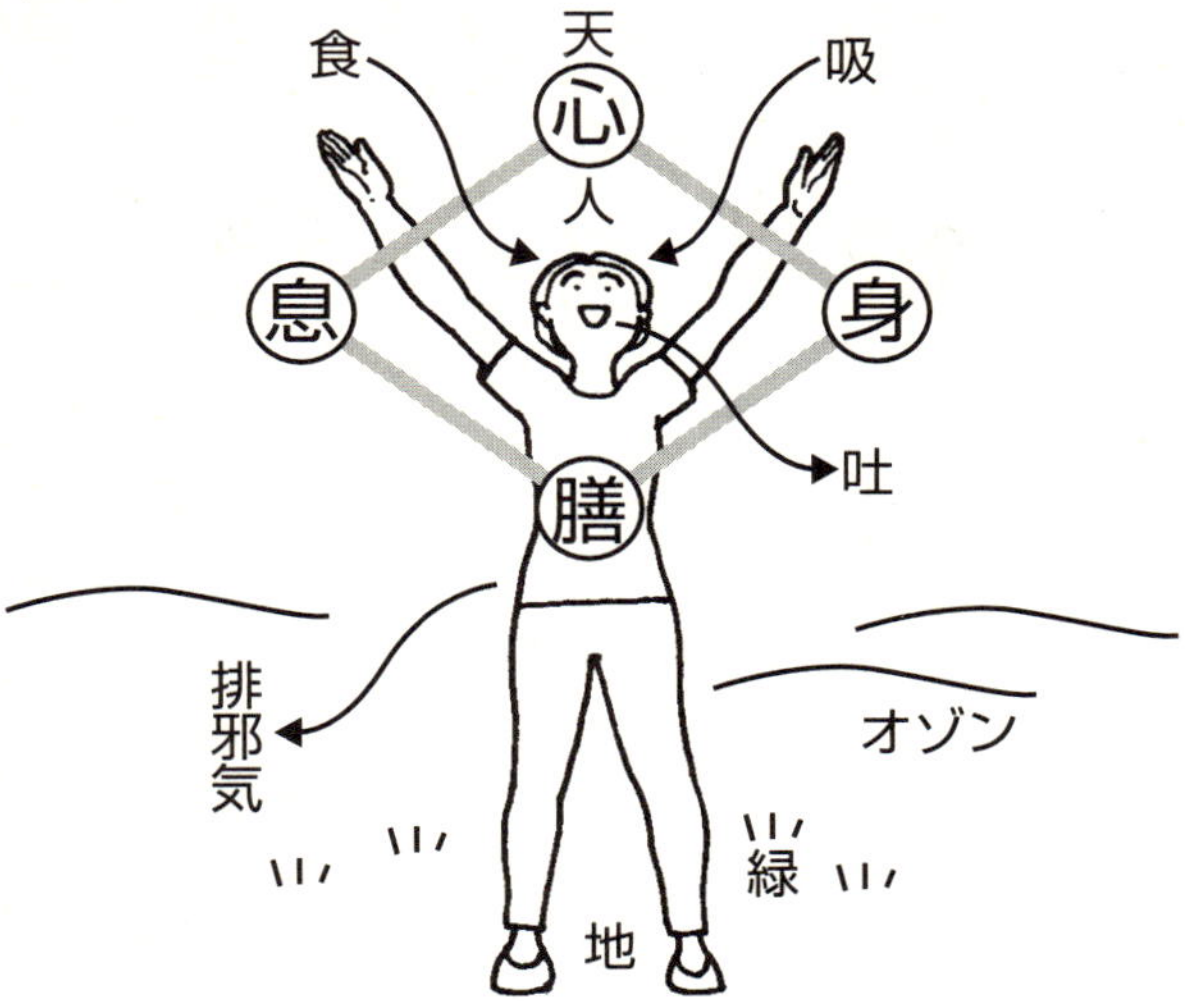

（余分な筋肉の力を抜きリラックス）、調膳（体に合った食事）を心掛けること。

この四調節が環境と調和して、人間らしい豊かな機能・知恵が生まれるといえます（上図参照）。

息からはじめても体のリラックスから入ってもいいのですが、最終的には調心、つまり心の健康こそ、体をリードし、人生をリードし、生きがいある生涯がおくれるということです。

別のいい方をしますと氣（気）の文字に習ってほしいと思うのです。

気の文字はむかしは氣と書きました。上が≋（水）で下が火です。つまり上虚下実を意味しています。しかし反対に上が炎（火）で下が≋（水）になると体の中で上は上、下は下、上下が一体とならず分裂することになります。やはり上に水がきて、下に火がくれば、火はのぼり、水は下へさがり、体内で陰陽が調和できて気が体の中を周天できるようになり、上虚下実に安定できます。現在、学問知識ばかりが負担になる学校の教育方針を変えて、子供には深い腹式呼吸をさせ、自然と一体となる遊びをさせることがたいへんいいと思われます。

もちろんそれは子供ばかりでなく、大人の方にもぜひ、余裕のある自然の恵みに感謝しながら、幸せな生き方をしてほしいとつくづく思います。

●生老病死の四苦と四楽

私たちは幸いにしてこの美しい青い地球に地球市民の一員として生まれてきました。生まれれば老い、老いれば病い、病うればいずれ天国へ召される。これが生老病死といわれる人の一生の変化です。

お釈迦様が生老病死の四苦と、もう一つの四苦、つまり別れの苦しみ（愛する人と別れる苦しみ）、嫌いな人といつも顔を合わせる苦しみ、求めるものが手に入らない苦しみ、肉体があるための苦しみ（五蘊常苦《ごうんじょうく》）を合わせて人生四苦八苦するといわれるのです。このように、この世は苦しいことも確かですが、はたして苦しみだけでしょうか？　ふりかえってみると子供が生まれたときの両親の喜び、生活の中で気の合う人々との出会いの喜び、大自然と共鳴、共感して共に生きる喜び、老いる中で老人になってから理解できる人生の哲学、わび、さびの芸術等の深みを味わえるのもまた喜びです。人に喜んでもらえるような仕事ができたとき、ボランティアで夢中になって奉仕できたときの喜び、病んでみてわかる健康のありがたさや人々の情《なさけ》、それから得た教訓なども喜びであります。

また死も自然のお恵みととらえることができます。苦しい病を患い、なかなか人生に終止符が打てないのも辛いものです。植物が自然に枯れていくように、自然の地球の引力にひかれて柿やトマトの実が落ちるように、すべて生きものは自然に魂の世界へ形を変えていくのです。木の葉が紅葉して枯れて木の根元に落ち、やがて春にまた木の新しい芽をつける根源の力になれるように、生命は変化し続け、お互いに生命のエネルギーになって、すべての生きものは気でつながれて循環していくのです。だから生命あることはすばらしい、変化し続けるからこそ、今この時がすばらしいのです。

生老病死には苦しみと喜びの二面があります。この二面を日常生活の中でしっかり見つめて、毎日の生活、つまりこの生老病死という変化の一こま一こまが私たち人間に与えられている修行――性命双修です。性は性格の意味で心の修行、命はいのちのことで身の修行を意味し、心と体の双方から修行するという意味です。最近、機械ばかりに頼るので便利な反面、体も心も弱ってきています。生老病死は体と心の二面の修行と思って覚悟して一日一日をしっかり生きましょう。

●一瞬の命を生きる

中国著名詩人、白居易の漢詩に、つぎのような作品があります。

蝸牛角上争何事

かたつむりの角《つの》の上で争っても何にもならない。ただむなしいだけである。

石火光中寄此身

火打ち石をカチッと接触するときに出る火の光の中に此の身を寄せている私たちは、人類の何十億年に比すると、ほんの一瞬の命でしかありません。

随富随貧且歓楽

豊かな人も貧しい人も、皆同じく人生を歓楽（楽しむ）しなければならない。

不開口笑是痴人

口をあけて笑わない人は痴人である。

白居易（七七二〜八四六）は中国六大詩人の一人で、父とは早く死に別れ、貧困の中で勉学し官僚になった人です。晩年政界に嫌気がさし、洛陽に隠居して生活を楽しんだといいます。

人生を楽観視しているところが悟られていると思われます。

下の写真の「月下美人」はサボテン科クジャクサボテンの

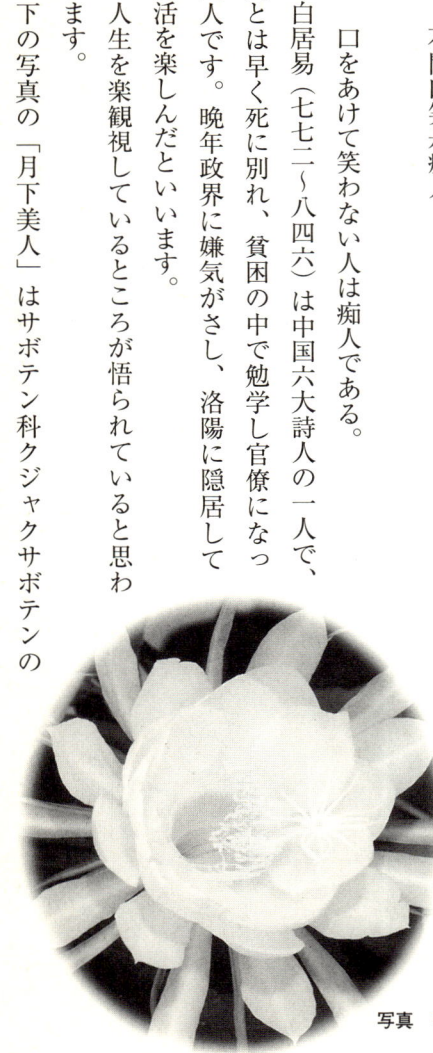

写真　手塚義弘

一種で花に芳香があり、夜八時ごろから咲きはじめ、朝までにしぼむそうですが、一瞬の命をかぐわしく、美しく生きています。

私たちもかっかとなって怒らず、腹を立てず、落ち着いて、この一瞬の命を生きがいのある幸せなものにしましょう。

『三国志』の巻頭詩に、つぎのようなすばらしい教えがあります。

滾滾長江東逝水
浪花淘尽英雄
是非成敗転頭空
青山依旧在　几度夕陽紅
白髪漁樵江渚上
慣看秋月春風
一壷濁酒喜相逢
古今多少事　都付談笑中

とうとうと長江の水、東に流れ、

英雄は荒波に飲みこまれてしまう。
是非を争ったり成敗を気にするのはむなしく、
されど青山はむかしのように今も輝き、毎夕、夕日が西空を赤く染める。
白髪の漁師は渚を眺めつつ、旧友に出会い、
一杯のにごり酒を飲みかわしながら再会を喜び合い、
古今のたくさんの出来事をすべて笑い話にしてしまう。

たとえ英雄といえども大自然の前では、その命は一瞬に荒波に飲みこまれてしまうほどのものでしかない。それならば争いごとをするよりも、雄大な自然の中で旧友との再会を喜び合い、お互い生きていることのすばらしさをたたえ合ったほうが楽しいではないかといっているようで、私はこのおおらかで明るい、すばらしい人間味あふれた作品が好きです。

流れる水は止まることをしりません。たえず自然と共に動いています。私たちの体もたえず気血が休むことなく動き続け、六〇兆個の細胞を養っています。

「流れる水は腐らない」といわれます。私たちは絶えず呼吸をして、関節や筋肉を動かして、体や心が腐らないよう心がけようじゃありませんか？

そのためには静功（坐禅のような静かな気功）や動功（太極拳のように動く気功）をすることが大切です。

ため池の水にはボウフラが湧きます。体も動かさねば「廃用性萎縮」といわれるように硬縮して使えなくなります。深呼吸をして、体の節々を動かしましょう。

人間は一瞬の命だけれど、自然はいつまでも永久に我々の生命のいとなみを助けてくれます。人生の生老病死の四苦を四楽に変えることを修行と思い、性命双修、心と体の両方面の修行と思って、楽しく生き、楽しく老い、楽しく病とつきあい、楽しくこの世を去れるようにしていきたいものです。

●空の世界に入り、病を治す

五年前のある日、私は突然、顔面神経麻痺を患い、私に代って主人（林誠）が文化センターの気功法の講座を代講してくれました。その際、主人は過労により胃出血（肝硬変）を起こし入院しました。三カ月は絶食になり、もう生きられないかと思ったとき、プラス思考、病気を忘れる、腹式呼吸、無念無想の地道な修行の結果、現在五年後も私と共に幸せに養生生活をしています。二人三脚でこれからも病と戦っていきます。

つぎの詩は主人の病がいちばん重いときにつくったものです。（平成八年八月八日）

来時無一物
去時無一物
心中無一物
其楽定無窮！

空《くう》から一人で生まれてきたときも、空へ向かって一人で行くときも、、今、心に何もわだかまりなくば、言葉にはできない玄妙無限の楽しみが広がる！（林誠作）

この空なる玄妙なる広い世界を見つめて、静かな境地に入れば（静功）、悩みは自ら癒されます。心は雑念を少しずつ払ってなるがまま、あるがままを大きく受け入れることで、感謝の心、生きる真の喜びがふつふつと湧き出てきます。まず実践してみましょう。

●心を変革する四つの方法

1、プラス思考

心によい影響を与えるプラスの暗示は、気の持ち方を明るく、強いものに変える役目をします。また、気功法を実践すること自体、プラス暗示となり、気力、精力、精神力がどんどん湧いてきます。全身の気が刺激され、流れがよくなって、気血の調和が自然となされるようになるのです。

私（林茂美）は中国で精神科医をしていましたが、患者にプラス暗示をかける方法で、心因性のろうあ症や歩行不能を比較的短時間で治した経験があります。前述の通り、日本でも、こうした方法で患者の気を刺激することにより、一年近く大病院を転々としても歩行不能が治らなかった車イス生活の中学生を、歩いて学校に行けるまでに回復させたことがあります。

そのとき私は、自信を失っている車イスの中学生の手を握り、「君の病気は必ず治る！」と、何回かしっかりと強くいいました。その言葉が刺激となって、子供の心の中に、治癒に向かうエネルギーが生まれたのです。

また、長期間、不眠症を患っている患者には、静功《せいこう》を教えるとともに、それを実践することで「必ず眠れる」と強調するようにしています。それによって、大勢の患者が不眠症から逃れることができました。さらに、「たとえ眠れなくても、寝床の中で静功を行うと、睡眠と同じ効果、あるいは睡眠よりもよい効果が得られますよ」と説明することで、患者の不安は取れていき、実際に眠れるようになっていくのです。

「病は気から」といいますが、意識（心）のエネルギー、気の充実そのものが病気を治してくれることを、もっと自覚したほうがよいでしょう。

2、陰陽二面を見る

老子の『道徳経』の中に「道生一、一生二、二生三、三生万物」という言葉があります。広い宇宙に陰陽二極が生まれ、この二極が三を生み、この三が世界の万物をつくるというのです。私たちはこの大きな銀河系の中で地球という陽の気（天の気）と陰の気（地の気）に出会い、また父の陽の気（精子）母の陰の気（卵胞）の調和によって一人の人間として命輝いて生きているのです。

このように人間は生まれるときも陰陽から、また生を送っているときも常に陰陽二面の中にあるのです。

生老病死を四苦ととらえていますが、陰陽二面でとらえるなら気を養い、気を調節し、気力・精力・精神力に満ちて人間らしく心豊かに、生き生きと暮らせるなら、生老病死も四楽といえるかもしれません。

人は生きる楽しみをそれぞれにエンジョイしておられます。老いる楽しみというのもまんざら捨てたものではありません。その年、その頃になって初めて知る人生の喜び、芸術、学問、わび、さびもあります。また病んでみてわかる人の情、健康のありがたさもあり、「病みうるときは病みうるがよろしく候う」といわれるように、病んで初めて得られる悟りや知識もあります。

「一病息災」といわれるように病んで、さらに心身の健康が得られる人も多いようです。死もまた免れない一関、この関門も楽しく潜ろうじゃありませんか。そのためには気功を修練して仙人のように長生きしてください。長寿で自然の死を迎えればまた楽というものでしょう。人生の修行を終え、卒業証書をもらって、もっと素敵なパラダイスへ旅立つのも幸かもしれません。昼もよし、夜もよし、裕福も幸、貧困もまた幸、頂上についたときも感動、山を降りきって谷間で落ち着くのもまた安らぎでしょう。

「禍福は糾《あざな》える縄の如し」といわれるように、私たちは誰でも幸、不幸の二面があり、不幸を味わったからこそ幸も心一杯に感じるのです。

自分の人生をふりかえってみますと、私が苦しみを味わった時期、それは中国農村医療隊に行っていたときのことです。食事は一日二食。患者があれば山を二つ越えて何十里の山道を歩いて行ったものですが、患者を救ったときはたいへんうれしかったものです。医者としての幸せがありました。また今から思うとあの苦しい時代が、私に人間としての修行をさせていただいたときであったとなつかしく、またすべての患者さんに感謝しています。ですから苦と楽は一つの二面であって決して楽だけの一面だけの人生はないということです。

よく受験生が受験期に苦しいといっていますが、「春になれば入学という新しい生活がすぐそこにきていること、また一生懸命心をひとつにして学習させていただける日々も、人生の中でそう長くはないこと、つまりそれが幸せな学習の日々であるということが後になってわかるということです。気功静功で心を落ち着けて腹式呼吸をし、時には自然の中で深呼吸をして努力をつづけてみなさい」といってあげたいのです。

「人生万事塞翁が馬」ということわざがあります。

むかし、辺境の地の翁が馬を飼っていましたが、ある日その馬が居なくなりました。翁はこれはよいことかもしれないと思っていると、二匹の馬で帰ってきました。翁は「これはよくないことかもしれない」と思っていると案の定、二匹の馬が子馬を生んで息子が子馬と遊んで足を折るケガをしました。翁は見舞う人々に「これはいいことかもしれない」といいます。すると間もなく、塞とその付近の国が戦争になり、他の人の息子は戦争に駆り出されて戦死しましたが、息子は足に障害があったので、戦争に行かず、父のもとで末永く孝行をつくした、という話です。幸か不幸かは人生を終えてみないとわかりません。自分がこの世を去るとき、「たいへん幸せな生きがいがある人生だった」といえればいいですね。幸も不幸も心で感じるものですから、陰陽二面を見ながら生きれば誰もがこの世の恵みを感じ、幸せと思えるはずです。

心も陰陽二面、うれしい、悲しい、興奮、抑制からなっています。

岐阜の鵜飼いを見て芭蕉がつぎのようにうたっています。

おもしろうて　やがて悲しき　鵜舟哉

おもしろいと悲しいの二面をうたっているのです。

生あれば死あり、青春期あれば更年期あり、昼あれば夜あり、心臓の収縮期あれば拡張期あり、心臓もまたレムダレムダと打っていますがレムで収縮し、ダで拡張し、この陰陽合わせて一回の搏動《はくどう》となり、全身に気血を送ってくれているのですから、世の中はすべて陰陽からなるのです。

山の頂点へ来たらおごらず、つぎは下りである面を見ましょう。谷へ下りて来たら、自分の運命はこれから上っていくことを思い、この世は陰から陽に変わっていくことを知り、しっかりと山頂めざして登りましょう。陰の中に陽あり、陽の中に陰あり。陰陽はお互い抱き合って一つのものを成して変化していきます。人の一生も、一時として不変ではありません。自分というものがどの時期の自分か定められません。赤ちゃんのときから、老人まですべて自分であり、また自分でないのです。最終的には空、虚、無の大宇宙の自然に帰るのです。だから魂があるのかどうかと考えるより、自分の心があると思えばあるのです。

この陰陽二面をよく見て成功時も謙虚に、失敗時もあきらめず、陰陽の調和をはかって今日一日をしっかり生きましょう。この二面を見ることで心が大きくなり、強く明るくなることでしょう。

3、無になる

どのような生き方をしてみたところで、人間は宇宙の中では一つの小さな生き物であり、一瞬の命にすぎません。「泣くも娑婆《しゃば》、笑うも浮き世、なんのその、なんのその南無阿弥陀仏《なむあみだぶつ》」という言葉もあるくらいです。なるがままに任せましょう。どちらに転んでもただの人間、そう思うことで、少しくらい苦しいことがあっても、心がイライラしません。つまり、居直ってしまうのです。

気功法でいう入静《にゅうせい》の境地とは、そんな無に近い、ありのままの心の状態を指します。仕事や趣味に夢中になっているときは、頭の中が空に近づいているときです。即ち無＝有なのです。宇宙に抱かれて、仏のふところに帰るような、雑念や欲のないひとときを気功法の訓練で送ってください。毎日続けると、条件反射ですぐにそのような境地になることができ、だんだんと苦しみのない、人間のありのままのすばらしい心境になってくるでしょう。赤子の心に返ることは、それが無に近い、空に近い心でしょう。赤ちゃんは人におせじもいいませんし、自分のありのままの姿で周囲と一体となり、実に生き生きしています。

私は気功法こそ、人間の「生、老、病、死」の〝四苦〟を、生きる楽しさ、老いる楽しさ、病める楽しさ、死ぬる楽しさの〝四楽〟に変えることができる懐の広さ、深さがあると信じています。

4、深い呼吸

「生きていることってどういう事なんだろう?」と疑問を抱いたことはありませんか?

息しているって、生きていることなんでしょうね。息をゆっくりする。この大自然の清気、大宇宙の最微小な天の気、地の気、みどりの気、海や湖のオゾンの気、生物や人々の気に生かされて息をしている私たちです。

私がこの本を書いているこの一瞬も、初春の西日がのどかにベランダのベゴニア、三色スミレ、ジャスミン茶の花、蘭の花を照らし、花も葉も春風にゆれています。こちらに向いて「生きていることってすばらしいね」と笑顔を送ってくれているようです。

「長息は長生きに等しい」ということで、生きているのは自分の力でなく、万象に生かされているのです。なるべくゆったり生かされている喜びを胸一杯に吸い込んで、ゆっくり吐いてみると、たしかに息は自分の心と書いているように心うたれ、心洗われるものがあります。一息の幸せを何にたとえればいいのか？　感謝、感動、そして幸せの一息であると思います。現代人はむかしの人に比べ息が浅くなってきているそうですが、深呼吸が心を和やかにしてくれ、命を輝かせてくれているのです。

生があるから、感覚があり、思考があります。生があるから、心が動く、喜怒哀楽の変化が、感情の変化があります。そればかりではなく、生きているということは、形も嬰児、幼児、学童児、そして青年、成人へと変化していきます。一刻として不変な形はなく、生老病死の四変化を生きることで形も千変万化と変わっていきます。どの自分もどの形もいとおしい、すばらしい、生き生きとした輝きのある生きる姿であります。人は学ぶことで人間らしくなり、恋したり、生活を楽しんだり、食事をしたり、仕事をしたり、人々と助けあったりして生きることのすばらしさを知り、自分を知り、世の中を知り、悟っていけます。生きることは今、私たちに与えられた天のお恵みです。

しかし生きることは変化しつづけることですから、生きることは死ぬことにつながり、「誕生—生きる—死亡」と最後に動いているものが動かなくなる。息しているものが息しなくなる。感動し、喜んでいた心が感じなくなるという死亡を迎えるのが生きる終着点になるのです。

今から生老病死を考えて、生きがいある生涯のため、また「健やかな」死を迎えるためにも、今をしっかり、今日を生き生きと精一杯生きなければなりません。「健やかな死」とは自然の死ですから長寿であるということです。

生きることは息すること、息することは自分の心を調和し、長い息は長生きにつながっていきますから、悲しいときは大きな深呼吸をしましょう。そうすれば悲しみが力に変わって、修行した後の青空のようなすがすがしい、さわやかな気分になれます。

よく生きることはよい息をすることでしょうね。この「自分の心」と書く息をしっかり研究してみてください。ゆっくりと深く、なるべく長く、なるべく均一のとれた自然な息をすることは一生の課題でもあり、心の変革につながることでしょう。

いいかえれば、心の変革は深い、いい息から始まります。明るくやさしい人間らしい豊かな心で生きたい人は良い息を訓練しましょう。息の修行を通して人々にやさしさを送り、自然の恵みに感謝して生きる、愛のある人間らしい豊かな人間になれるでしょう。私たちも現在息の修行中です。「あいうえお吐音法」から調息の訓練をしてみてください（148頁参照）。

●気功を生活習慣にする

二十年ほど前、一時の気功法ブームで、見ばえのする気功表演や超能力が話題になりました。この頃は実際の気功の効果を求めて、暮しの中で生活に役立つ地道な気功法が大勢の方々に好まれ、応用されるようになりました。

もともと気功法の始まりは古代中国の人々が大自然の過酷な環境の中で、風雪に耐え、猛獣、病気などと戦いながら、自分自身や家族の人々の健康を守るために、自然に現代の気功法のもととなる動きや姿勢を身につけていったものと考えられます。

例えば疲れたときに、人は無意識のうちにあくびをし、伸びをします。精神的に疲れたときは、ため息をつき、目をつぶり、深い呼吸をします。特に邪気を身の深くからしぼり出すかのように吐きます。体をじっと動かさず、リラックスさせ、頭を休めれば、自然に疲れは吹き飛んでしまいます。足腰がだるく、体のどこかが痛むときは、両手のひらでさすったり、軽くトントンたたいたりしてみると、意外に簡単に痛みやだるさが消えたり、あまり気にならなくなることがあります。

また、胸がつかえたり、腹部に気持ち悪さがある場合に人はよく、うなるように「はあーはあー」と悪い息を口から吐き、きれいな酸素の多い正気を吸おうとします。

このように自然と深呼吸をくりかえすことによって、胸腹部の不快感が解消できることに気がついたのでしょう。

つまり、気功法の始まりは、こうした生活に密着した自然な動きだったのです。だから気功法の動作は簡単で、覚えやすいという特色があります。その上長い歴史の中で何万という種類の静功・動功がつくられていますから、自分の病状や体質に応じて、自分に合ったものを選ぶことができるのです。

気功の真髄は、調心、調息、調身の三つを調えることです。この三調節を通して正気をみなぎらせ、生き生きと幸せに暮らすことにあるので、この三調節を一日の生活の中でみなぎらせれば、暮しの中で気功を実践することができ、無理をして気功道場に通ったり、気功の論文を読んだりする必要もありません。よく笑うこと、できれば「ワッハッハッハッハッ」と大笑いをすることです。むかしから「笑門福来」（笑う門には福が来る）といいますが、大笑いは腹式呼吸の典型です。

また「三忘」（忘我・忘憂・忘老）につとめることです。自分を忘れ、年齢を忘れ、憂いを忘れることができれば、人間は気功の入静の境地につながり、自分の呼吸さえ忘れ、三昧気分にいたり、幸福感に満たされます。

夢中になれることがあれば、何でもよいのです。仕事三昧でもいい、趣味にふけるのもいい、また歌を大声で歌うのも三調節に通じるものがあります。朝から晩まで二十四時間が気功というようになればよいのです。

朝起きたとき寝床で臥《が》式静功（寝禅）をする、起きて少し自分に合った動功をする、会社へ行く途中、電車を待つとき立式の「站粧功《たんとうこう》」をする、仕事の合間に二分間でもよいから手振り運動（甩手《スアイソウ》）をする、人を待つ時間坐式静功をするというように、どこでも、誰でも、何時でも、お金もいらず、簡単に生活の中で、気取らず無理なく気功をすることです。

最近は人間関係がむつかしいといわれます。むかしは一緒に肌ふれあって親しく遊びながら少々はいじめたり、いじめられたりしながらも、仲よくして少しのものも分けあって遊んだものです。この頃はめったに人々と自然の中で遊ぶことが少なくなり、その分、機械（コンピューターやファミコン、インターネット）等で遊ぶようになり、機械のような冷たい心が起こり、小さいことがまんできなくなって人を刺したりするようなキレる状態になるのです。

気功は主に調心にあるので、かっかとして腹が立ったとき、深く息をして、頭の雑念を払うことで、澄んだ冷静な心にもどることができます。人間関係をよくするために、日常の学習や仕事の中で気功静功を応用してください。

もともと気功法は人類が生きるために、また生きる中でつくられてきました。五千年前の古代の人々はまだ国というものがなかったときから過酷な環境の中で風雪に耐え、猛獣、病気などと戦いながら、自分自身や家族の人々の健康を守るため、自然に今の気功法の前身となる静功、動功を身につけていったと思われます。

気歴史の研究家李之楠先生の説明によれば、今の中国西南部に五千年前から人が住んでいました。人々は洞くつに住み、狩りをして生活していました。寒さと餓えから身を守るためいろいろ工夫をしていましたが、その工夫には三種類あったという記載があるそうです。

第一種類の人は寒いから踊りのようなことをして動いた人で、この人々がいちばん先に死亡しました。

第二種類の人はエネルギーをムダ使いしないため寝ころんで動かず、しかし頭ではいろいろ悩んでいた人で、この人々がつぎに死亡しました。

第三種類の人は坐って脳はなるべく使わなかった人です。つまり今の坐禅のようなことをしていた人です。その人々がいちばん長生きをしたと記されています。つまり長寿のためには暮しの中でストレスをつくらないことが大切だということを証明してくれています。

七情（喜、怒、憂、思、悲、恐、驚）は病の内因ですから「心平気和（心が落ち着き、気が調和している）」で陰陽を調和させ、この七情を少なくして生きることが、現代社会で最も大切と思われます。それには、静功の中の入静こそが、調心に役立つ気功の真髄と思われます。

繰り返しになりますが、気功が体操とちがうところは、この調心を主とする健康法なので、この気功調心法で心のスイッチをオンにして、毎日をよりよく生きなければならないと思います。

現代のストレス社会は気が上に上りやすく肝火上昇、つまり上実下虚になりやすく、俗にいう「キレる」「怒れる」状態、頭がかっかとして手足がつめたい状態になりやすいので、この心の調節を日常生活の中で毎日、朝夕行うのが必修となります。

朝起きて、三分ほど窓をあけて空気を入れ替え、また閉めて寝るなり、坐るなり、立つなり

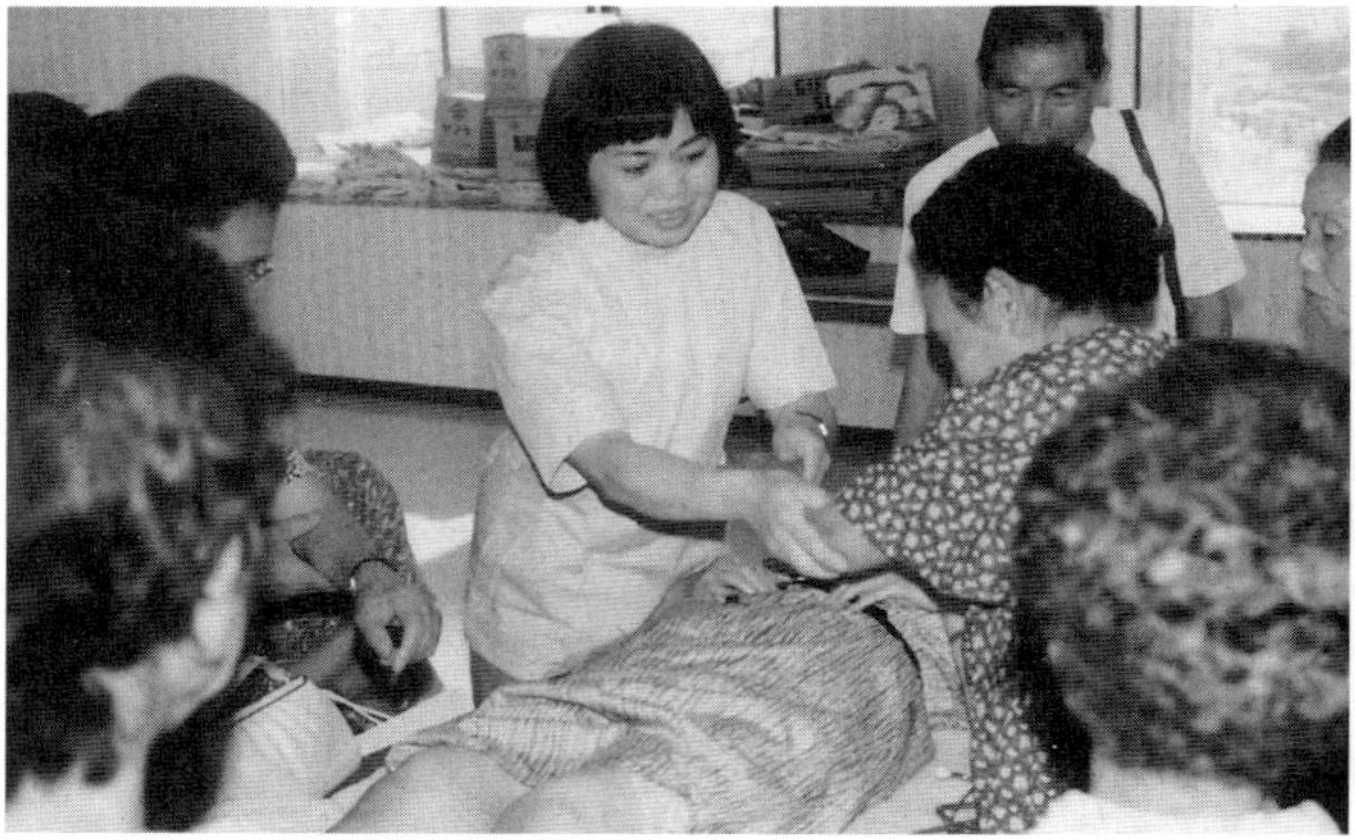
老人クラブで気功指圧を指導する筆者

の姿勢で五分間から十分間静功をしてください。夜、寝る前に五分か十分早く床について寝禅といわれる臥式静功をしてください。

日常生活の中で地道に気功を応用すれば、私たちは百二十歳くらいまで生きることが可能になるでしょう。

●ボランティア活動は結局、自分を救うことになる

人口の増加、食料の減産、機械化による労働力需要の低下、失業者の増加などで、平和で平等、人権を重視した豊かな人間らしい生活を送るには、ただ政府や大会社に頼るだけでは質の高い幸せな生活はむつかしくなりました。

私たちは二十年前から無料の青空教室を実践し、そこでボランティアの活動をしてくださる気功指導員を

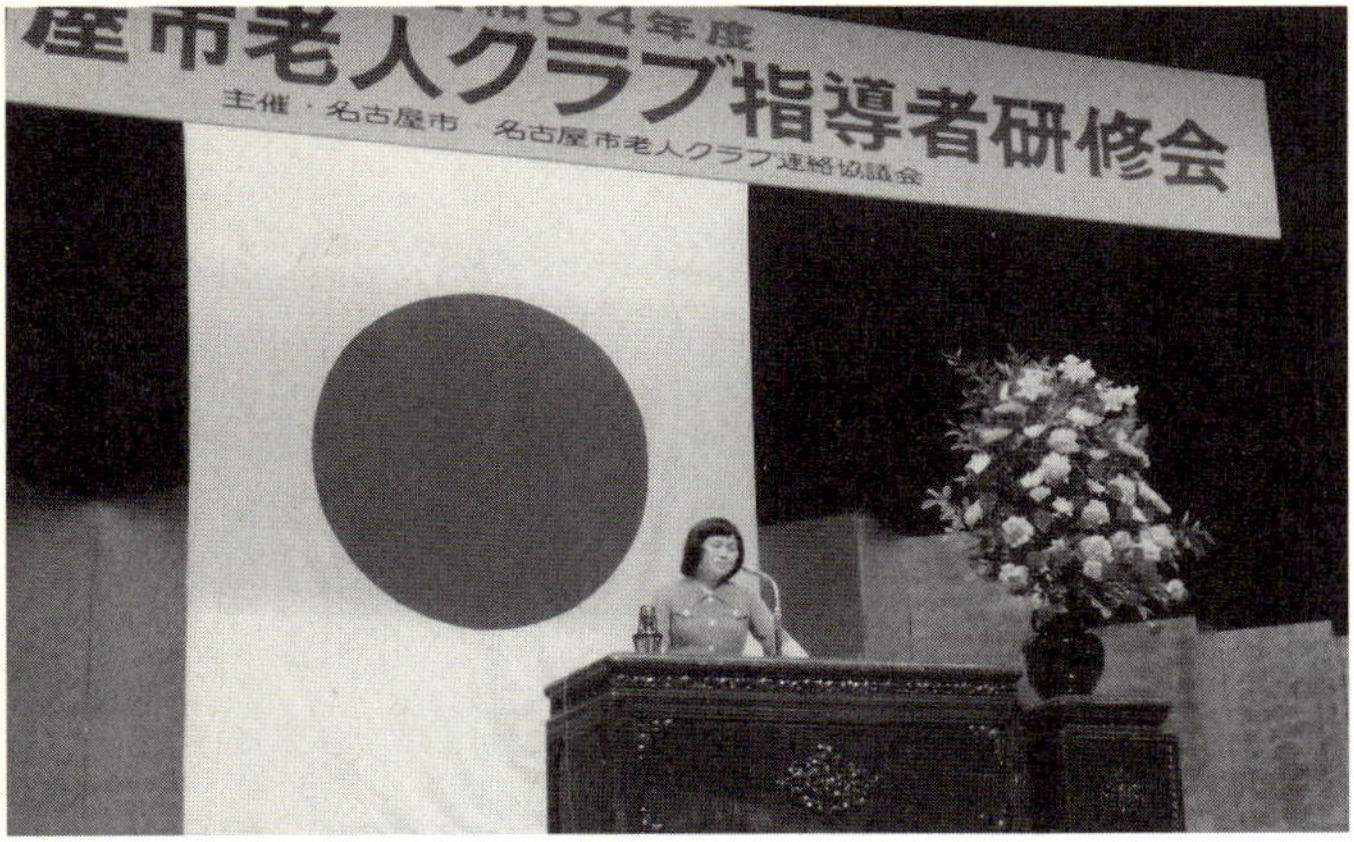

1979年名古屋市老人クラブ指導者研修会で話す筆者

育成し、現在東海三県では無料の青空教室が十八カ所に増えました。

神戸の震災、名古屋の水害の際、気功指導員が二十名ばかりバスで神戸に行き、〈心のケア〉に気功縁起画をプレゼントしたり、気功整体で患者の疲れを癒すことをお手伝いでき、また名古屋の水害にもわずかながら義援金を寄付することができました。

昨年の年賀状では神戸のボランティア団体から「神戸も明るく元気になりました。名古屋からわざわざ励ましにきてくださった先生方を今でも忘れていません。一度遊びにいらしてください」とお言葉をいただき、私たちも心からほっとして救われています。

西春町保健センターのアンケート統計では、気功をやっている人がやっていなかった頃に比較すると病院の受診回数が半減しているという数字が出ています。

もし国民の医療費が三十兆円弱だとすると、その半分の十五兆円に減ることになり、経済効果も抜群ですね。中国の資料によれば、世界の人口の約五分の一に近い中国人を世界の総医療費の百分の一でまかなっているとのことです。全国の人々が気功を普及させて練功すれば、たいへん大きな変革につながるでしょう。

ボランティアは自覚して非営利的に積極的に人のため、世のために尽くさねばなりません。この地道な活動を通して、自分が修行し、生き甲斐を求め、悟りに近づき、やがて自己完成に近づきます。よい友人仲間と良いご縁ができ、自分の心も健康でいられるようになります。

私たちは老人ホーム、デイサービス、一人暮しの老人の会、団地自治会、学校、小学校、中学校、ＰＴＡ等でボランティア講師をしました。その結果「自分の命は自分で救おう」と毎早朝、自ら練功される人々が増えてきて、その人々がまたボランティアで人々を教えるという健康的で明るい人の輪が広がりました。小さいことからでもいい、健康の手助けになるようなボランティアを始めてみませんか。それには先ず自分から練功してみましょう。そうすれば、あなたの受診回数も少しずつ減ってきて、心身の健康を回復されるでしょう。私はこのボランティアを通して心の面でたいへん救われ、困難を克服して、毎日明るく朗らかに友人に囲まれて生活できることに感謝しています。

第一章

心身を磨くための養生・養心法

1 大脳を整理し、安静の境地に入る 心の入静法―九つの方法

●気功入静状態とは

気功入静状態とは、なるべく雑念を払って無の状態に近い静かな心境に近づけ、大脳を抑制し、睡眠状態でもなく、覚醒状態でもなく、特殊な意識状態に入ることです。「入静」は気功法の用語で、中国語の意味は「安静状態に入る」ということです。しかし実際に入静することは、その言葉の意味よりはるかに複雑なものです。いわば思惟活動が単一化して、雑念が相対的に減少し、大脳が整理され（興奮と抑制、東洋医学でいう陰陽が調和されれ）、精神が落ち着き、安静の境地に入ることを指します。一般にいわれる静座、瞑想などのときに現われる「三昧」「法悦」「禅定」「入定」の境地と類似します。

入静の良し悪しで気功法の効果が大きく影響されるのですが、実際に気功を修練している人の四分の一の人がこの入静法をマスターでき、四分の三の人はマスターできていないともいわれています。入静は気功入門を示す目印でもあります。初心者にとってはかなり困難なことですが、根気よく、地道に毎日一

定の時間静功を繰り返し、条件反射的に静かな境地を味わっていけば、必ず身につけることができるのです。

入静の「静」という字は「清」と「浄」からなり、人間の煩悩（貪《どん》〈むさぼり〉・瞋《しん》〈怒り〉・痴《ち》〈無智無明〉）を浄化し、清らかな心、澄んだ心に戻し、悟っていく心を表わしています。現代のストレス社会において、子供たちが「かっかっ」と心が興奮し、我慢ができなくなり、いわゆる「キレる」状態が多くなり、いじめ、自殺の低年齢化、犯罪陰湿化がみられますが、青少年も大人もこの入静を通して心を澄まし、安定させる必要があります。

入静の後は、心の争いを経た後の嵐の後の澄みわたった清らかな青空のように、雑念の少ない心の状態になります。しかし、静かになるといっても絶対的な静止ではなく、大脳皮質が比較的抑制されていても、大切な潜在意識（大脳皮質下）は根強く、相対的に活発になるのです。そのため入静の状態になると、全身の気血がかえってよりよく運行することになります。「静中求動」（安静の中に動きを求める）であって、入静もまた一種の運動とみるべきでしょう。

生理的には入静後大脳が抑制され、脳波ではα波が広がり、脈搏、呼吸数が相対的に減少し、基礎代謝が低下するので、エネルギーの蓄積になります。また入静時は、よいホルモン——βエンドルフィン等の快感をおこすホルモンの分泌が促進され、血圧も正常に戻り、陰陽が調和されます。

一九九一年、気功の修練に通う二六六人のアンケートによると、入静後の感覚（自分の感じ）をつぎのように答えています。

①全身があたたかく感じる人　七一人（二六・六九％）
②言葉では表せないいいい気分　二九人（一〇・九％）
③軽い感じ　二六人（九・七七％）
④しびれる感じ　二五人（九・四％）
⑤幻覚効果（目の前に何かオーラを見たり、仏像を見たりする）　一九人（七・四四％）
⑥浮いた感じ　一七人（六・四％）
⑦動く感じ　一七人（六・四％）
⑧その他

これらの入静後の感覚は、入静できた人のみが体験できるのです。その他、入静すると頭脳が明晰になり、心が落ち着き、明るくなって、全身が爽やかになります。また全身に気が通った感じとして虫が皮膚をはう、電気が通る、温かい、温かいものが流れる、筋肉がぴくぴく動く、汗ばむなどの感覚がありま す。さらに時間の観念も消失します。

●入静の効果

特殊な意識状態——気功入静を繰り返し体験していくと、大脳が休まり、気血がよく全身にめぐり、ホルモンや消化液の分泌を促進し、陰陽が調和できるので、免疫効果を高め、疫病の治療に効果があるばかりか、人間が変わったように明るくなり、小さなことにくよくよしなくなります。気功修練後は、あたかもよい旅から帰ってきたかのように、周囲のものがすがすがしく新鮮に感じられ、生気に満ち満ちた感じがするのです。また勘がよくなり、創造、発明につながり、潜在能力を開発することになります。

入静後の至福感、気持ちよさは格別です。入静の効果は心の健康ばかりでなく、体も健康回復に向かいます。

●入静の方法

意守丹田法、数息法、聴息法、幻視法、幻聴法、黙念法、吐音法、リラックス法、止観法、誘導法、手勢法などを紹介します。

1 入静法 意守丹田法

丹とは薬のことで、「丹田」とは直訳すれば不老長寿の薬をつくるところということになりますが、下腹部の生命活動の盛んな、生命エネルギーの気がたまるところをいいます。

一般に丹田というと、下丹田の臍《へそ》下約五センチにある「気海」のツボの辺りのことで、意守丹田とは、この気がたまってくる丹田の辺りに意識を集中することをいいます。別名「気沈丹田」といわれるように、入静する手段として雑念を払い、意識を下腹部にもってきて腹式呼吸を楽しんでいるうちに自分を忘れ、時を忘れ、天人合一の気持ちのよい、無に近い状態がつくられ、心と体の状態を整えることができるのです。

姿勢は座る、立つ、寝る、椅子に腰掛けるなどどんな姿勢でもかまいませんが、背筋を真直ぐにして筋肉や各関節の力を抜いて、無理のない姿勢をとります。

そして腹式呼吸をしながら下丹田を思い、「下腹部にどんどん生命エネルギーの気がたまってくる」と思ってください。

初心者は両手を丹田に重ねていてもいいです。中国の習慣では男性は左手を先（左手が内）に、女性は右手を先（右手が内）に重ねるのが常とされています。

朝夕、戸をあけて空気を入れ替えてから行ってください。まず毎日五分くらいから練習し、十分くらいできるようにしましょう。

2 入静法 数息法

入静法というのは、気功の調心法のことで、寝ているのでもなく、起きているのでもない、という特殊な意識状態――気功状態をつくることです。

体の中のエネルギー（気）が動いていても、心が比較的平静で落ち着いていると、だんだん無心に近づいていきます。無心というのは、赤ちゃんの心のようにストレスや煩悩に悩まされない心です。無心に近づけば自律神経が調整され、気血もよく流れ、ホルモンや消化液、さらにやる気の出るホルモンも程よく分泌されて免疫機能が整って体の調子がよくなります。

数息法とは、自分の呼吸の数を数える方法です。なるべく腹式呼吸をして、吸うときに休み、吐くとき「ひとーつ」と数えます。口に出さずに、心で数えてください。二十回数えると初心者の人で三分、練習を重ねた人で五分くらいです。これくらいから始め、百回くらい数えるようにしましょう。

姿勢は臥式、側臥式、立式、坐式などがあります。練習する人の生活様式、健康状態などで適当な姿勢を選んでください。

例えば、仕事前なら椅子に腰掛けた坐式、早朝起床時には臥式、公園や庭先では立式がいいでしょう。

長く続ければ気力、精力、精神力がアップしてきます。

3 入静法　聴息法

坐る（坐式）、立つ（立式）、横になる（臥式）などのポーズはいままでと同じです。雑念を払って腹式呼吸をゆっくり繰り返します。静かにしていると自分の吐く息がかすかに聞こえてきます。精神を集中すれば、よりはっきりと聞くことができます。

吸ったり吐いたりする息の音を耳をすませて聞いてください。「フーフー」「スースー」と自分の息の音が聞こえてきます。このときは耳で聞いています。それを一週間か二週間続けたら、今度は心で聴いてみてください。心で聴くときには、自分の心を息で理解して聴こうという精神が大切です。

それができるようになれば、耳や心で聴くのではなく、気で聴くようにします。気は身体を流れます。

例えば、吸うときには気は背中を上に流れ、吐くときには胸部、腹部を下に流れます（小周天）。そのような気の流れを一息として気で聴くのです。しかし、これはよほど訓練しないとできないでしょう。

最終的には、息を聴いてはいけません。息を忘れて、自分を忘れて入静の気持ちの良い気功状態に入っていきます。一日二回、一回に五分くらい試してみてください。

4 入静法 幻視法

意守丹田法や数息法、聴息法などで、だんだん入静の特殊な気持ちの良い状態が味わえるようになって、丹田に気が充実してくるようになったら、幻視法も試してみてください。特に絵や芸術に興味のある人には入りやすい方法です。

目を半眼、またはそっと閉じて腹式呼吸を繰り返しているうちに、目の前に美しい光や美しい風景、色鮮やかな花、仏像などが見えてきます。この世にないような神秘的な色彩にうっとりしますが、あくまでも見せてくれるがまま、あるがままを見るのであって、見たいと焦ってはいけません。

大脳が抑制されると、視覚中枢に以前インプットされた造形がふと視野に入ってくるのです。メカニズムは、はっきり解明されていませんが、入静時にのみ現われてきます。もしこのような幻視法によって頭が休まり、見るものが特に新鮮に感じられて精神力や気力が増強するようでしたら、続けてこの幻視法を行ってください。しかし、なかなか見えてこない人、または動物や少し怖いものを見て頭が休まらないと感じた人は、この方法を使わない方がいいでしょう。

時間は五分くらいから始め、十分、二十分と増やしていってください。収功（終わりの姿勢）のときは、眉間、こめかみをマッサージして気を下へ導くようにします。そして上から下へ、胸から腹部へ両手で八回なで下ろしてから、足の裏（湧泉の穴）をこすって気を下へ導いて終わってください。

5 入静法　黙念法

黙念法は、体や心にプラスになるような誘いやすい言葉で心の中で念じる入静法です。例えば、「下腹部が」と念じながら吸って、「温かくなってくる」と念じながら吐く方法です。また、「頭が」と念じながら吸って、「すっきりしてくる」と念じながら吐く。同様に「毎日やれば」と吸って「毎日元気」と吐く。「すべてのものに」と吸って「感謝します」と吐く。特に自分の心が休まるような言葉で、しかも簡単で明るく落ち着く内容を探してください。心で念じて口にはしません。

中国では「放松」（リラックスの意味）や「自己静」（自分が静かになる）などが使われ

ています。とにかく念じてみてください。そのうち心が落ち着き、息も忘れ、自分も忘れ、「天人合一」の境地に近づいてきます。すなわち、気功の理想的意識状態に入ってきます。心身が調整され、精神力、気力、精力を高める効果が得られます。一日二回、朝夕に五分から始めて、できれば十〜二十分できるように練功してみてください。

6 入静法 吐音法

一五〇〇年前、唐の時代の孫思邈《そんしばく》の著書『千金要方』をはじめとする古典医学書に吐音法の記述があります。四季折々に、違った臓腑を鍛えるため、違った方角を向き、違った音を発声する方法で、例えば秋には西を向いて呬《スウー》の字を発声し肺を鍛えるのです（次頁の表を参照）。

今回は発声のみを述べます。座る、立つ、寝るなどのリラックスした姿勢をとり、心を安定させて、二、三回順式腹式呼吸をしてから始めます。宇宙の生気を吸い、お腹をゆっくり膨らませた後、呬《スウー》を発声します。最初は少し大きな声で、熟練したら、少し小さな声でやってみましょう。息を吐きながら、お腹をへこまし「スウー」を発声します。なるべく目一杯吐かず、余力を残して終わります。最初は六回繰り返して吐き、徐々に増やしていき、十二回、十八回と吐きます（六の倍数に増やす）。三十六回ぐらい行うと、頭の中が真っ白になり、何も考えず入静し、「天人合一」

六字（発音）	五行	季節	内臓	方角	病気・症状
嘘（シュイー）	木	春	肝	東	肝臓病 目の病気
呵（コー）	火	夏	心	南	心臓病 心の病気
呼（フゥー）	土	土用	脾	中央	消化器の病気 胃腸障害
呬（スゥー）	金	秋	肺	西	かぜ 肺の病気
吹（ツゥイー）	水	冬	腎	北	泌尿器の病気 生殖器の病気
嘻（シィー）		四季	三焦		耳鳴り めまい

馬礼堂の六字訣（吐音法）

の世界に入って頭が休まり、気血がそれぞれの内臓に巡り、お腹をマッサージでき、病気の治療と予防に役立ちます。なお、六つの字を吐く方法（六字法）のほか、「あいうえお吐音法」もあります（148頁参照）。

7 入静法 リラックス法

病の原因の一つにストレスによる心と体の緊張があります。男性の平均寿命が女性より短いのも、一つには仕事の面での対人関係や矛盾、ストレスによる心身の緊張の影響があるのかもしれません。心を無に近づけて、心身のリラックスを図り、無念、無想、無我の入静気功状態に入っていくことが大切です。

最初は、自分で体の各部がリラックスでき

た状態を考えます。頭がほぐれる、眉間の力が抜けた、口は笑っているようだといった具合にです。

そして、頭、顔、首、胸、腹部、手足の順に、余分の緊張がとれた、リラックスしたとイメージします。

下の図にあるように体の前面、後面、側面、中央を上から下へと順番にリラックスさせていきます。そうすれば何も考えない天人合一の無我の境地に入っていき、本当に心も体も内臓も笑ったようになり、気血の巡りが良くなり、病ある人は病が改善され、病ない人はますます健康になり、高血圧などの成人病の予防になるばかりか、潜在能力の開発にも役立ち、仕事の能率も上がります。

第一線	第二線	第三線	第四線
前面	後面	側面	中心
頭↓顔↓胸↓上腹部↓下腹部↓太股（前部）↓ひざ↓すね（前面）↓つま先	後頭部↓首の裏↓肩↓背中↓腰↓臀部↓太股（後面）↓ひざ（後面）↓かかと	側頭部↓肩先↓ひじ↓前腕↓手↓手の指↓太股（側面）↓ひざ（側面）↓外踝	脳↓のど↓心臓 肺↓内臓↓会陰↓太股（内側）↓ひざ（内側）↓内踝

8 入静法 止観法

止観法は中国で古くから行われてきた入静法の一種で、止とは停止する、止めるの意味です。観とは目を閉じて内側を観想するの意味で、どちらも雑念を払ってなるべく無、空に近づけ、心を休め、体調を調える方法です。

『大乗義章』の中に「撮心住縁、目之止」という言葉があるように、まず目を少し閉じて、かすかに目先を鼻先にもってくる。心を鼻先に止めると、雑念がゆっくり排除されます。

つぎに鼻に出入りする息が鼻から下丹田へ垂直に移動するように感じられ、心もまた下丹田に移動させれば、前述の「意守丹田」ができるようになります。

また目を閉じて見ることを止めることで、体の内が観想されます。内とは自分自身の心を指し、内省、内観にも通じます。観想でよく使われるのが、「空観・仮観・中観」です。

「空観」とは「色即是空」とあるように一切は空であり、なるべく自分の心を無、空に近づけることです。

「仮観」とは、人生はすべて仮の姿で、因縁が過ぎれば、意念もなくなるという考え方で、何物にもこだわらぬ、執着しない、あるがままの心にもっていくことです。

「中観」とは、空観の「空」からも仮観の「仮」からも離れ、その二字に執着せず雑念を払うと、光明が差してくる、この状態を中観といいます。

以上のように見ることも、想うことも中止し、雑念を払って静かにしていると大脳の機能が良くなり、体調も調ってきます。姿勢は前に述べた臥式、坐式、立式などがあります。

9 入静法　手勢法

手の平の中央の凹に労宮というツボがあります。ここは人間にとって小宇宙と大宇宙、天地が一体になる窓口のような役目があり、インフォメーションをこのツボからキャッチしやすいかわりに、邪気も出やすいのです。この労宮穴をどのように位置させるかによって、陰陽、天地の気を自分の体調のいかんによって調整することができるのです。

初めての方は、手の平を下に向けて大腿部中央にそっとおき、気を下に沈める手勢（手の形）がいいでしょう。イライラして落ち着かない性格の方は椅子に座って足を組み、手の平を下にして両手を平行に、また両手と地面とが平行になるように前に出し、肘関節を九〇度より大きくします（図参照）。

また両手を合掌して左右陰陽を調整する方法もあります。他にも百以上の手勢法があります。

十指連心の言葉どおり指と指をつなぐことで、心臓や精神を調整します。自分にあった手の形をして静功を実践することでよりよく入静でき、心と体を理想的に陰陽調整した状態に戻すことになります。ぜひ実践してみてください。

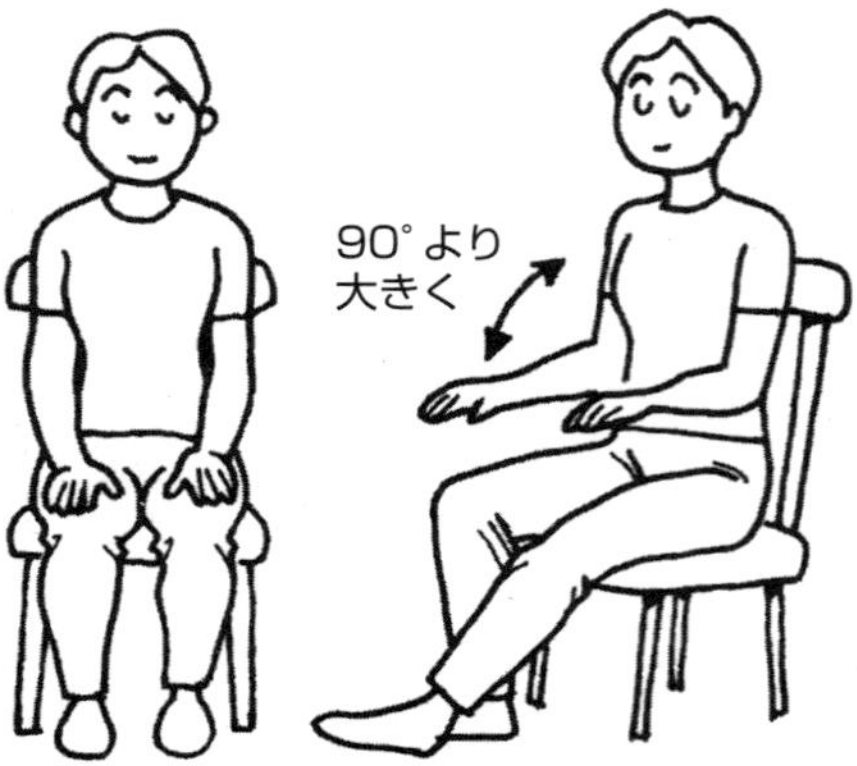

2 孫思邈の養生16宜

日常生活の中でできる簡単な健康法

一五〇〇年前、唐代の名医・薬学者・気功師孫思邈《そんしばく》氏は『千金要方』等の著作で、多くの心身に有効な養生法を唱道し、多くの人々の健康、治療に役立ちました。孫思邈自身はそれらの養生法を実践し、百四十歳まで生きられたことで知られています。後に、多くの医師、気功師によって補充され、解説され、実行されてきました。この「養生十六宜」は孫思邈自身が死ぬまで修練したといわれているもので、他に忘我、忘憂、忘老の「三忘」、歌う、笑う、歩くの「三行」などもあります。

1 頭髪をとく

髪宜常梳《ファーイツァンスー》

櫛で頭髪を十回〜二十回くらいときます。または両手の十指の指先を立てて、指頭の気で前頭部の髪の生え際に当て、そこから頭髪をとくようにやや力強く、後ろの方へ押していきます。後頭部の両耳の間の風池のツボを通って、首の後まで下ろしていきます。これを八回から十六回繰り返します。

効果＝頭痛、めまい、脳貧血、不眠症など。

抜毛、白髪の防止に、脳出血、脳梗塞の予防に役立ちます。

2 顔をマッサージする 面宜常擦《メンイツァンツァー》

両手を熱くなるまでこすり、温かくなった手の平で鼻の両側下から上へ、つぎに額に当てて、こめかみを通り、両側に分けて、下の方へ二、三十回マッサージします。

効果＝顔の気血の流れを促して、皮膚の新陳代謝を活発にし、肌をつやつやかに若々しくする。また顔面神経を調整して、顔面神経麻痺の予防の他、五官の疲れをとります。

3 目を回す 目宜常運《ムーイツァンイン》

目を開けて眼球を右から左へ、つぎに左から右へ各十四回ずつなるべくゆっくり回します。終わってから一寸間目を閉じ、それから目を大きく開けて、遠方を眺めます。

効果＝視力減退、老眼、頭重感、めまい。

4 耳をたたく 耳宜常弾《アーイツァンタン》

両手の平を内にして耳を押さえ、手の指を後頭部に当て、ゆっくり呼吸をしてから、人差し指で中指の上を押さえ、人差し指をはじくように中指からずらして後頭部をたたきます。ドンドンと音を聞こえるようにして八回～十回くらいたたきます。

効果＝聴力減退、耳鳴り、めまい。

5 歯を常にたたく

歯宜常叩《シーイツアンコウ》

口を閉じ、上下の歯を互いに叩くようにして、きつく噛み合わせます。いい歯は強くたたき、よくない歯は軽くたたきます。三十六回噛み合わせます。

効果＝歯肉炎、歯痛の軽減、虫歯予防。

6 舌で上あごをなめる

舌宜舔顎《スオーイテエンゴー》

舌を上あごにやや強くあて、しばらくして唾液が出てきたら飲み込みます。

効果＝唾液分泌を増やし、ホルモンの働きをよくし、栄養、消化、殺菌などに有効。

7 唾液を数回のみこむ

津宜数咽《チンイースウイン》

6の動作をやって、唾液が口一杯に増えたら、それを三回に分けて飲み込みます。飲むときに「ごくん」と音を出して、意念で丹田に送り込みます。

効果＝胃腸・内臓に栄養を与え、消化をよくし、また殺菌効果があります。

8 濁った気を吐き出す

濁宜常呵《ツオーイツァンコー》

腹式呼吸の停閉呼吸を行います。息を吸うときに腹部をふくらませ、途中ちょっと停止の時間を入れます。吐くときには腹部をへこませ、ゆっくりと濁った気を吐き出します。五回から七回を行います。

効果＝胃腸障害、五臓六腑の気血の流れをよくし、体内の炭酸ガスを吐き出します。体全体が活性化します。

9 腹部をマッサージ

腹宜常摩《フーイツァンモー》

両手をこすって温かくし、つぎに両手を重ね合せて手の平を内にして直接お腹の肌、または下着の上に当てます。息を吸うときに、時計回りに右下から右上へ弧を描いてさすり、吐くときに左上から左下へ弧を描いてさすります。小さい弧、中くらいの弧、大きい弧を十二回ずつに分けてマッサージします。

効果＝胃腸障害、内臓の気血の流れをよくし、消化吸収を改善し、体力を向上し、元気になります。また便秘解消に有効。

10 肛門を引き上げる

穀道宜常提《クウタオイツァンテイ》

穀道は肛門のこと、いわば食べ物のかすを最後に出すところです。自然な呼吸を二、三回行い、お腹をへこませて、息を吸いながら、肛門を徐々に引き上げます。そのまましばらく息を止めます。最後に、お腹をふくらませるように、ゆっくり息を吐き、リラックスします。これを五回から七回やります。

効果＝胃腸障害、精力減退、前立腺肥大、痔、便秘解消などに有効。腸癌、膀胱癌、子宮癌及び前立腺肥大、または癌の予防。

11 四肢関節をゆらす

肢節常揺《ツーチェイツァンヤオ》

四肢と四肢の関節を常に屈伸します。両手をかたく握って、両肩を一緒に前方または後方に伸ばします。これを二十四回やります。

またはに椅子に腰掛けて、左足を前方に真直ぐ伸ばし、足先を上に向けて伸ばすときに、かかとを思いっきり前方に伸ばします。これを五回やります。左足が終わったら右足も同様に行います。

効果＝関節炎予防、関節痛、五十肩、足痛解消に有効。

12 足の裏をこする

足心宜常擦《ツウシンイツァンツァー》

足の裏の中央にある湧泉のツボをこぶしか集めた手の五本の指先で押さえるか叩きます**（次頁図参照）**。

両足を各五十回から百回します。

効果＝心臓、腎臓をよくし、足の冷え症、不眠症、疲労回復。

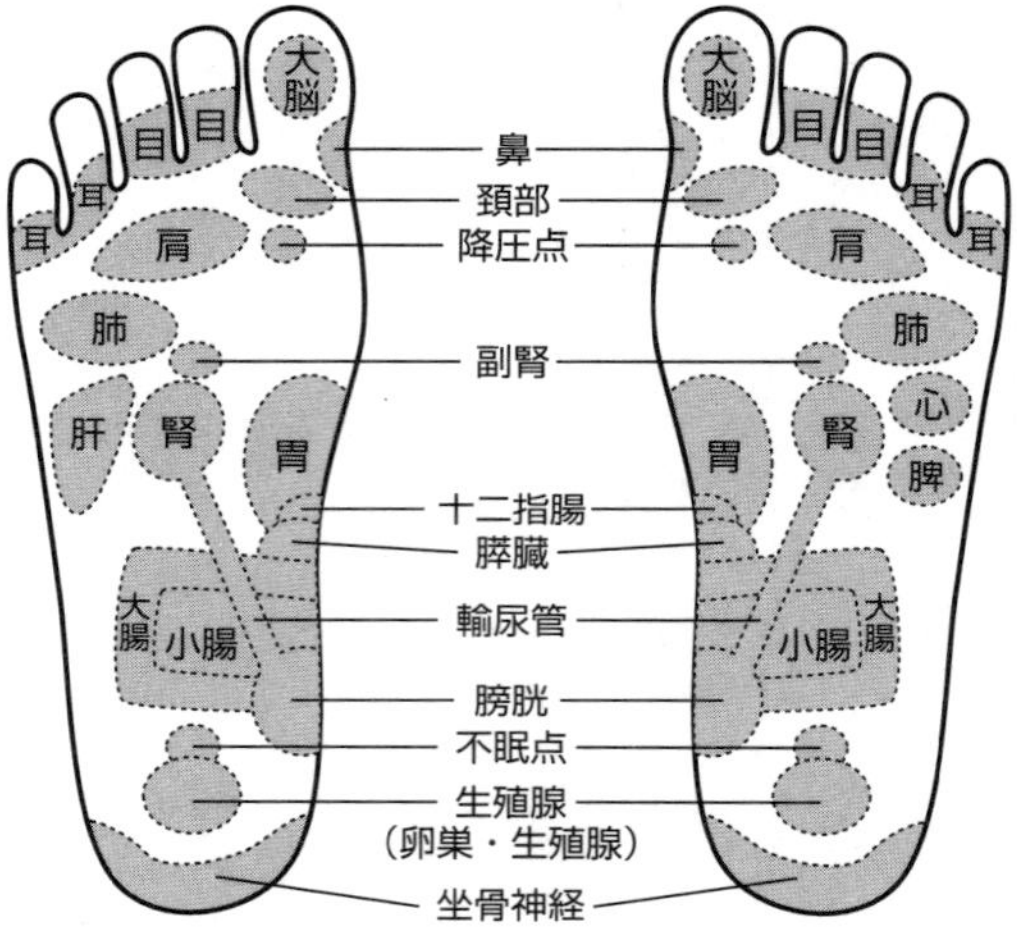

13 皮膚をきれいに乾燥させる

皮膚宜常乾《ピーフーイーツァンカン》

一般に頭部の百会ツボから手の平でこする。順次顔、左肩部、胸部、腹部、両脇、腰部、両足をこする。皮膚は入浴し常に清潔にし、また乾布マッサージをするとよい。

効果＝皮膚の気血の流れをよくし、肌をつややかにし、疲労回復にも有効。

14 背中は常に温める

背宜常暖《ベイイツァンヌァン》

両手の平または甲を使って、上背部を温かくなるまでこすります。それから腰背部を上下、左右にこすります。寒いときに、背中が冷えないように着るものにも注意しましょう。

効果＝内臓、特に肺臓、腎臓の代謝をよくし、風邪の予防に有効。督脈の陽脈を暖めることで全身に気がめぐります。

15 胸を常に保護する

胸宜常護《ションイツァンフー》

両手をこすって温かくしてから、心臓を中心に胸全体をマッサージします。

効果＝心臓、肺臓の気血の流れをよくし、特に心臓、肺、胃腸の強化に有効。

16 大小便のときに口をつむる

大小便宜禁口勿言《ターシャオペンイーチンユーウェンエン》

大小便のときに、口をあけてしゃべったり、歌を歌ったりしてはいけません。便が終わるまで上下の歯をつけて開けないことです。

効果＝肛門括約筋を強くし、高齢の失禁予防に有効。

孫思邈氏は十六宜の中で「三宜」の重要性を強調しています。「三宜」とは脳力をよくする「髪宜常梳」、体力をよくする「腹宜常摩」、精力をよくする「穀道宜常提」のことです。この三宜をやるだけでも、健康長寿になるといいます。テレビを観ながら、あるいはおしゃべりをしながらでも出来るものばかりです。毎日の生活の中でやってみてください。

3 頭（心）を良くする 養心10の方法

「脳は精神、肉体の元である」「脳が健康であれば、精神と肉体の調節が比較的正常に行われ、寿命も長くなる」など、西洋医学も東洋医学も共に脳が肉体に及ぼす影響を重視しています。

大脳の老化を遅らせ、知恵を失わずに老いたいものです。

ではどのようにすれば脳の老化は防げるのでしょうか。

脳を良くする十の方法を紹介しましょう。

1 食物

人の脳は多くの栄養をとって活発な働きをし、人体と外界、または人体内部の調節を行っており、栄養が不足するといろいろな病気を引き起こすこともあります。

一般には血液をアルカリ性にする良質の蛋白質の食品が頭脳を良くするといわれています。例えば、豆腐、納豆、大豆、牛乳、チーズ、豆乳、キノコ、椎茸、海苔、セロリ、黒ゴマ、落花生、新鮮な果実、緑黄色野菜、胚芽米、ヨーグルト、くるみ（胡桃）、魚介類など。

逆に多量に摂取してはいけない食品は肉類、塩分、砂糖のとりすぎ、化学調味料、加工食品、酸化した古い油、インスタント食品、酒、煙草などです。また「大飯食らい」も頭の働きを悪くするし、就寝前に食べるのも良くないといわれています。

2 十分な睡眠

精神が疲労しているときに、追い打ちをかけるように睡眠が不足すると、思考能力が落ち、痴呆症や神経症、精神障害などに陥りやすくなります。できれば夜間の睡眠（七・八時間）のほか、十～二十分の短い昼寝をすると頭脳の疲労を防ぐことができます。

産後、新生児の世話をして睡眠不足に陥った母親が精神障害や育児ノイローゼを患うのは、この睡眠不足が原因になっている場合が多いのです。特に現代のような高度情報社会・ストレス社会においては、頭脳を休め、体の調節を図るため十分な睡眠を取ることが大切です。

3 天の鼓を鳴らす

鳴天鼓《ミンテェンク》

静座または椅子に腰を掛けてゆったりした気分で背筋を真直ぐにし、肩の力を抜いて、目をそっとつぶります。両手の平（労宮穴）を外耳に向け、しっかりと外耳孔を押さえます。両手の人差し指を中指の上におき、息を吸います。息を吐きながら人差し指を中指から放し、後頭部を軽くたたくように下ろします。耳の中で「ポンポン」と鼓を打つように大きく耳から頭に響くようにします。

　労宮穴の気を耳を通して頭に送るばかりか、「ポンポン」という刺激により、頭脳を刺激して新陳代謝をよくし、頭脳を休め、調整を図ります。

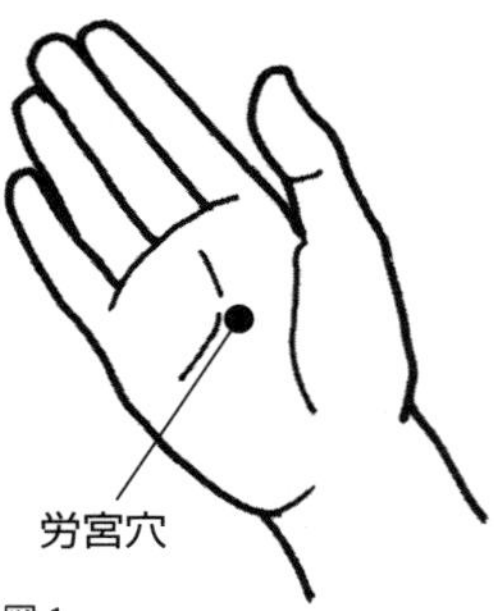

図1

　一日に二回、一回につき八回から十回ぐらい行うと、頭脳をよくするばかりか、耳鳴り、難聴にも効果があります。

　また耳の高さ当たりの後頭部には玉枕、風府、風池など経絡の気血を通す大切なツボがあります。ここをたたくと風邪、肩凝り、頭痛、高血圧の予防になります。

　鳴天鼓は古くから頭脳を良くするばかりでなく、長寿、健康の養生功として多くの人々に支持されてきました。

　最後に目を開けて、収功（両手を頭の高さまで上げ、手の平を顔に向け、上から下へ、顔→胸→腹部へと下ろしていく）を行います。

4 髪の毛をとく　梳頭功《スートォコン》

頭脳を良くする方法の一つとして「梳頭功」

があります。これは古くから中国で優れた気功法として広く知られているもので、普通の櫛で頭髪をとくのではなく、指先の「気」を利用してときます。頭の老化、痴呆症の予防に効果があります。

一般的なやり方としては、両手の十指の指先を立てて、前頭部の髪の生え際に当て、後の方へ押します。さらに後頭部の風池のツボを通って、首の後ろまで下ろしていきます（図2）。これを八～十六回繰り返します。できれば両手の平を向かい合わせて十～二十回こすり、暖かくなってから行うと「気」が強くなるのでもっと効果的です。

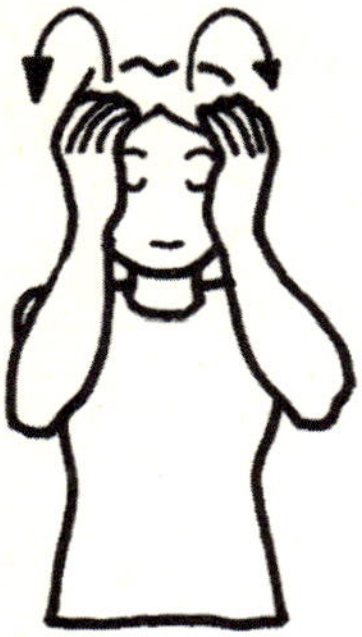

図2

この気功法の特徴は、両手の指先の「気」を頭部の重点ツボに入れ、同時に頭部全体をマッサージして、頭部の気血の流れを良くすることにあります。

頭部の重点ツボである百会、神庭、上星、亜門、頭維、安眠Ⅰ号、風池などを刺激することで、いろいろな神経系疾患に気功あんまの効果をもたらします（次頁の図3）。

頭脳を良くすることだけでなく、頭髪を保護し、白髪も抜け毛も少なくなり、また頭が良くなることによって体全体にも良い影響を与えるのです。健康長寿に役立つ功法といえます。

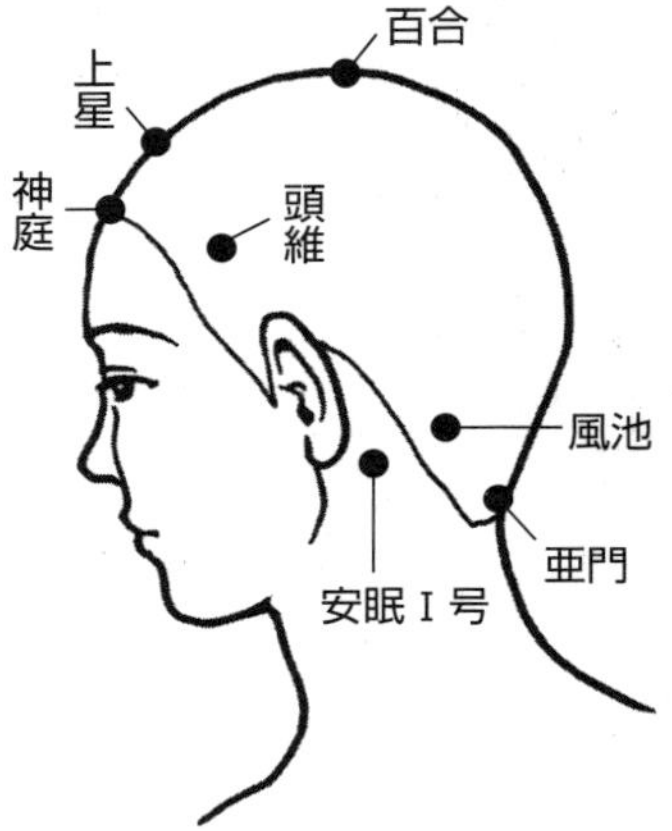

図3

5 ツボの気功指圧

① 百会《ひゃくえ》

両手の中指の先を重ねて百会穴（図4）の上におきます。息を吐きながら「の」の字に中指を回します。その後、息を吸いながら手を止め、また同じように息を吐きながら「の」の字に中指を回します。八回行ったら、反対回しに同じ要領で八回行います。

高血圧、頭痛、頭の疲労感を取り、頭をすっきりさせます。精神を落ち着け、精神衛生に役立つます。慣れてきたら、中指先を動かすだけでなく、肩から背骨も動かすようにします。頭の血行が良くなるばかりか、肩や背中の血行も良くなります。一日に一～二回、一回に八～十六回ぐらい行うとよいでしょう。

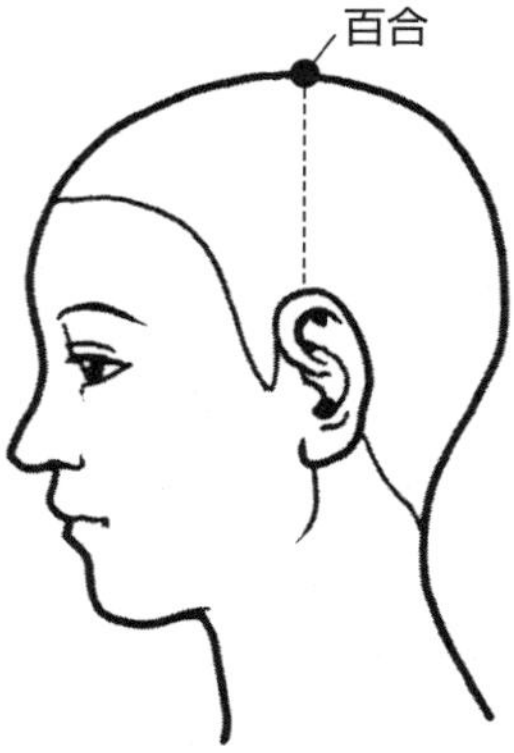

図4

②陽白と太陽の気功指圧

陽白は眉毛（瞳の中央）から上一寸にあり、太陽穴はこめかみのくぼみにあります（図5）。

太陽穴に親指が、陽白穴に人差し指が当たるようにし、息を吐きながら上身を四五度ぐらい前に倒します。このとき親指と人差し指がそれぞれ太陽穴と陽白穴を押さえるようにし、息を吐きながら上身を起こして天を仰ぐようにします。ゆっくりと八回ぐらい繰り返し行います。

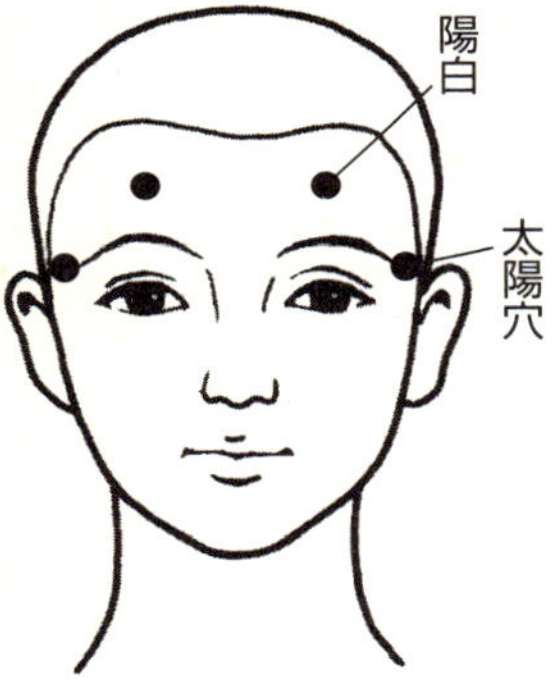

図5

この二のツボの気功指圧により心地よい刺激が伝わるとともに、上身を倒したり起こしたりする動作で頭の気血の流れを促進し、頭痛や頭の疲れを取り、また目の疲れも取って、頭を快適にします。一日一～二回、一回に八回ぐらい行ってください。

③風池穴の気功指圧

風池穴は後頭骨下際のくぼみで、髪際より約一・五センチ入ったところにあります。

手の平を内にして親指頭で風池穴を押さえ、息を吸うときに手を休め、吐くときに親指頭にやや力を入れ、同時に上半身を起こしてやや前上を見ます。一日に二回、一回につき八回ぐらい行います（図6）。

風池穴の指圧は頭痛、肩凝り、耳鳴り、目の疲労を取り、頭をすっきりさせてくれます。また高血圧や風邪の治療や予防にもなります。

④合谷穴の気功指圧

合谷穴は手の親指と人差し指の間のくぼみにあります（図7）。

右手の親指で左手の合谷穴を押さえ、息を吸うときは手を休め、息を吸いながら親指で合谷穴をじわじわと押さえます。少し振動を加えてもよいでしょう。一呼吸で一回押さえ、一日に二回、一回につき八回ぐらい行います。

合谷穴は頭痛、目の疲れ、鼻詰まりなど頭面部についているものすべてに良いといわれ、特に頭の疲労回復に効果があります。ぜひ試してください。

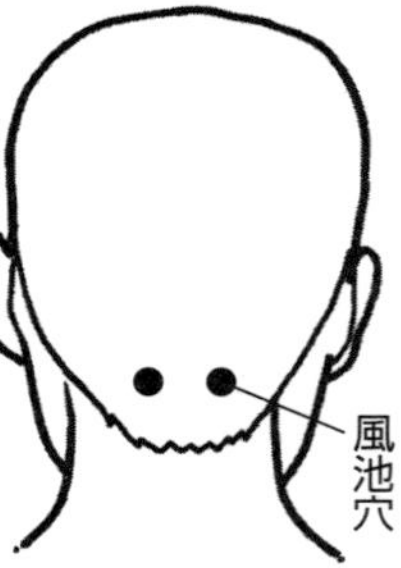

図6

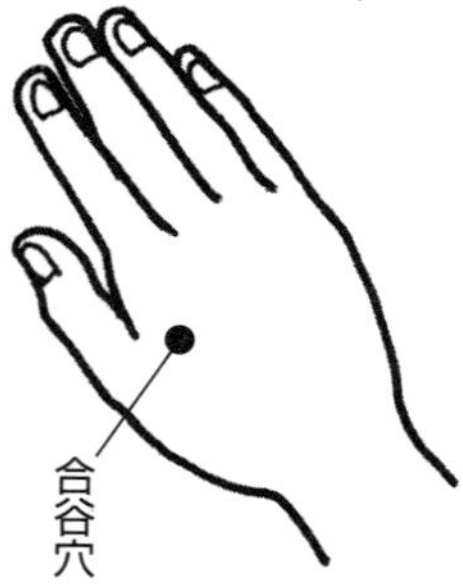

図7

6 手の叩打法

「十指連心」という言葉のごとく、十指の手は頭（心）につながっています。手を叩打することで頭に刺激を送り、頭を働きやすくし、〝ボケ〟防止になるのです。

①左右の手の「合谷」のツボを合わせるように、一五～二〇センチ離れたところから両手をぶつけ合わせます。八～十六回叩き合わせます。

②左右の手首の外側の中央にある「陽池」というツボを叩き合わせます。八～十六回叩きます。

③左右の手首の内側の中央にある「大陵」というツボを叩き合わせます。八～十六回行います。

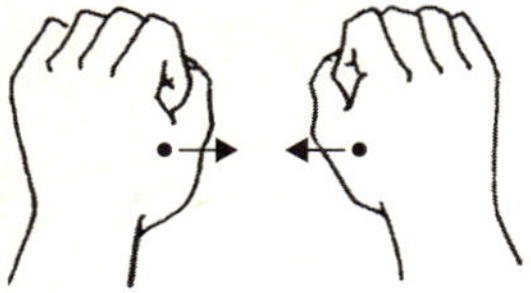

①合谷穴をたたく

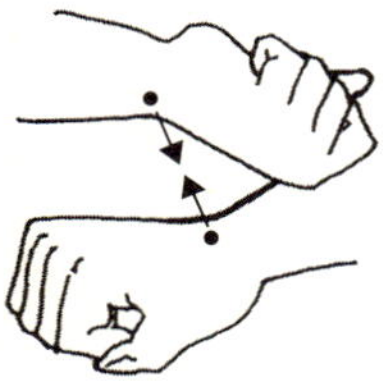

②陽池穴をたたく

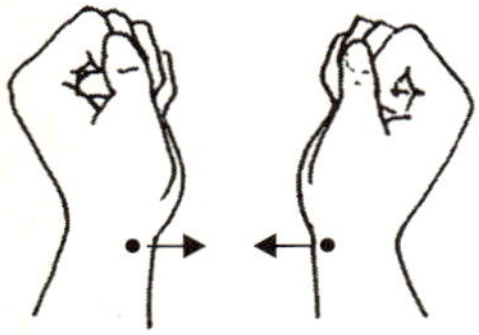

③大陵穴をたたく

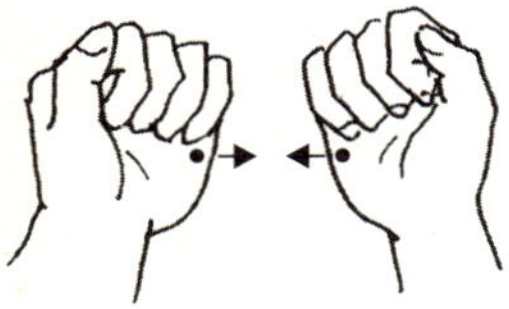

④後渓穴をたたく

④左右の手の「後渓」というツボを叩き合わせます。後陵のツボは、手刀の部分（手の甲と手の平の境目で骨のくぼみ）で、一五～二〇センチ離れたところから、八～十六回たたきます。

⑤片手でこぶしを握り、もう一方の手の「内労宮《ないろうきゅう》」というツボを中心に叩きます。内労宮は手の平の中央のくぼみにあります。片方が終わったら反対の手を叩きます。左右交互にそれぞれ八～十六回行います。

⑥内労宮の反対側（手の甲のほぼ中央）にある「外労宮《がいろうきゅう》」を中心に、八～十六回叩きます。

⑦両手の指を開き、人差し指から小指まで、左右の手の各指のまたをぶつかり合わせます。各指のまたには「八邪《はちじゃ》」というツボが

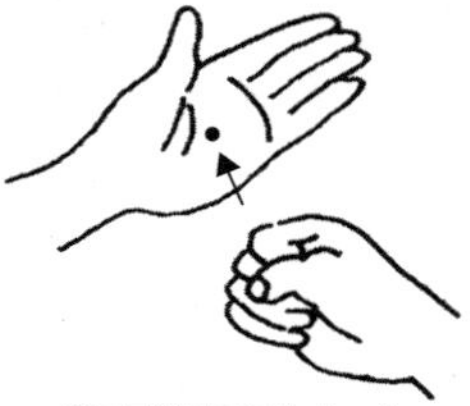

⑤内労宮をたたく

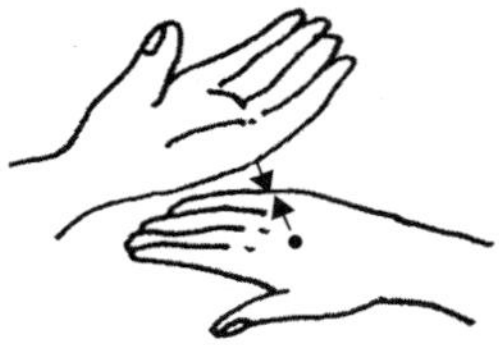

⑥外労宮をたたく

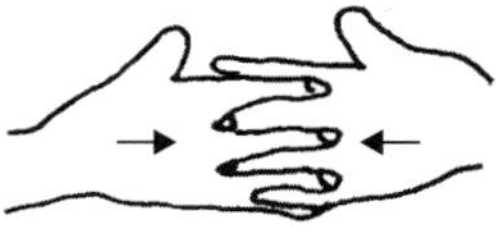

⑦八邪穴をたたく

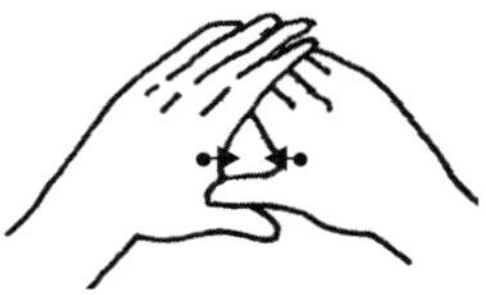

⑧虎口をたたく

あります。慣れないうちは指関節の捻挫を起こすといけないので、力を抜いて行うようにしてください。八～十六回行います。

⑧人差し指と親指のまたを「虎口《とらぐち》」といいます。左右の指の虎口が接触するようにたたき合わせましょう。左右の手を上にしたり、下にしたりしながら八～十六回行ってください。

毎日行えばボケの防止にたいへん有効なほか、手の冷えやしびれ、痛み、不快感にも効果的です。

7 扳指法

少林内勁一指禅は福建少林寺に伝わる気功法で、五百年の歴史があります。扳指法《はんしほう》は一指禅功の中のポイントとなる重要な功法で、脳を良くすると同時に、経絡の気を整えて病気の治療および長寿に役立ちます。

「十指連心」という言葉があるように、手の指と大脳の間には密接な関係があり、手の指を動かすことで、脳や内臓に刺激を送り、脳の機能を調節します。

まず馬歩《まほ》站桩《たんとう》の姿勢（目は真直ぐ前を見て、両手は床と平行。背筋は高い椅子に腰掛けるように真直ぐ立つ。両足は平行にし、両膝は少し曲げる。**次頁の図16**）で五分たってから指を一本一本動かしていきます。順序は①人差し指②薬指③親指④小指⑤中指の順に動かします。

人差し指であれば、付け根の関節から曲げ

て（約四五度くらい）、じっとそのまま一分停止した後、徐々に元の位置に戻します。一～二秒おいてから、つぎの指を同じ要領で動か

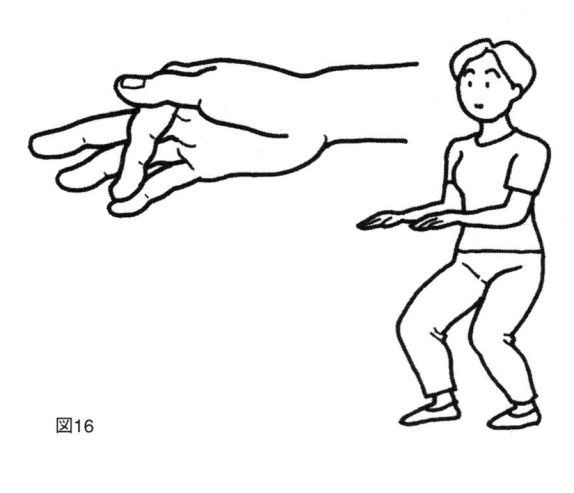

図16

していきます。できるだけ繰り返し、五回行ってください。終わったら収功をしましょう。全身を流れている生命エネルギー、気の力を強くするので、大脳の働きも良くなります。

8 手の振顫法

ピアノを弾く人、ソロバンを使う人、手話をする人——手をよく動かす人は聡明であるといわれています。また「十指連心」といわれるように、指と心（大脳）はつながっています。手を第二の脳という人もいるほどです。手を動かすことで脳を刺激し、脳の気血の巡りをよくし、脳を調整し、働きをよくします。

両足を肩幅と同じくらい開けて立ち、肩や関節の余分な力を抜き、全身をリラックスさ

せます。両手を振顫《しんせん》（振動数を多く、振幅をなるべく小さく）させながら下から上へ弧を描いて、両手を頭の上に持っていき、頭の上にきたら手の平を内に向け、上から下へ同じように手を振顫させながら下げていきます（図17）。この動作を三～八回、一日に二回、各回に行いましょう。手を上に上げるときに息を吸い、下げるときに息を吐きます。全身が暖かくなり、頭がすっきりします。ボケ防止にも最適です。揺すっていると全身が暖かくなって冷え症で苦しまないというメカニズムが貧乏ゆすりにあったのです。終わったら収功を行いましょう。

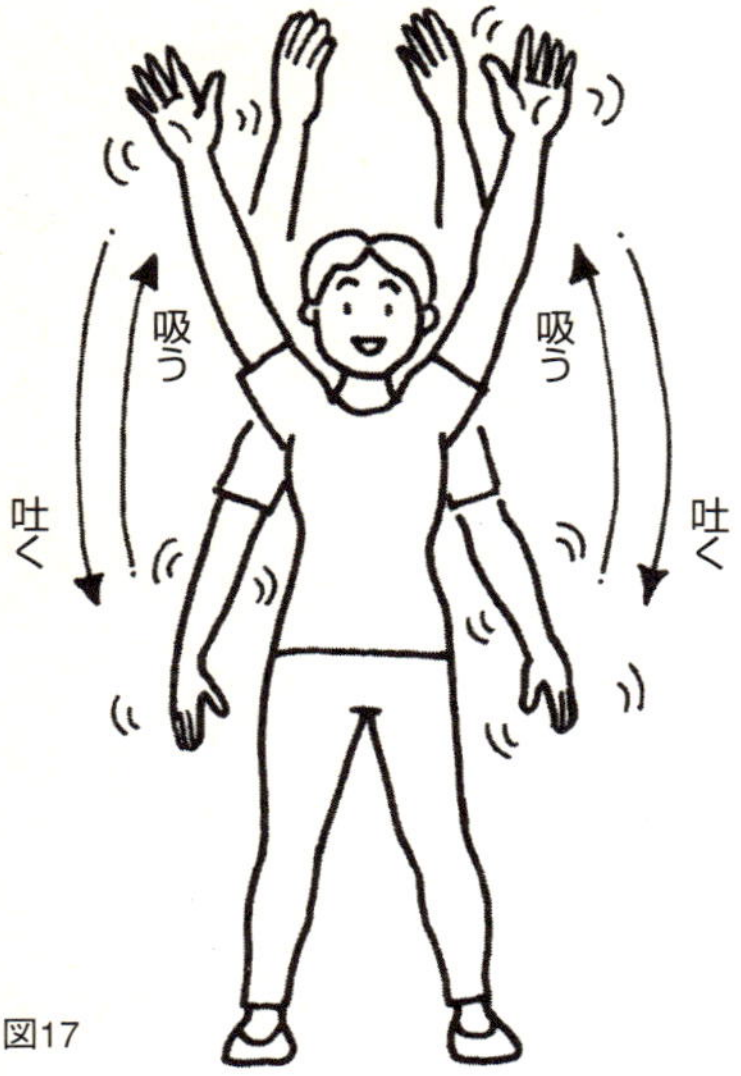

図17

9 足のツボ指圧

これまで「十指連心」、手の指を動かして、頭、脳の働きをよくする方法を述べてきましたが、足の指または足と頭に通じているツボの指圧も脳に抑制、興奮の刺激を送って調整をしてくれます。いつも冷静な脳の機能を保つために、一日一回は足のツボを指圧しましょう。

①崑崙《こんろん》穴（膀胱経）を指圧する

崑崙穴は足の外くるぶしの後にあります（図18―1）。それを親指の先で強く押さえます。息を吸うときに指の力を抜き、吐くときに指先に力を入れ、三回～五回行います。

②足の竅陰《きょういん》穴（胆経）を指圧する

足の竅陰穴は足の第四指の爪の外側にあります。親指と人差し指で挟んで（図18―2）力を入れて押します。息を吸うときには力を入れず、吐くときに入れ、三回～五回行います。

③足の陽陵泉《ようりょうせん》穴（胆経）を指圧する

足の陽陵泉は膝関節外側、腓骨小頭の前下のくぼみにあります。親指で指先を下に向けて押します。息を吸うときは休み、吐くとき

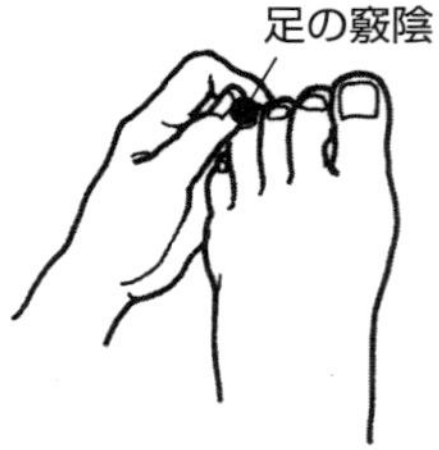

図18―2

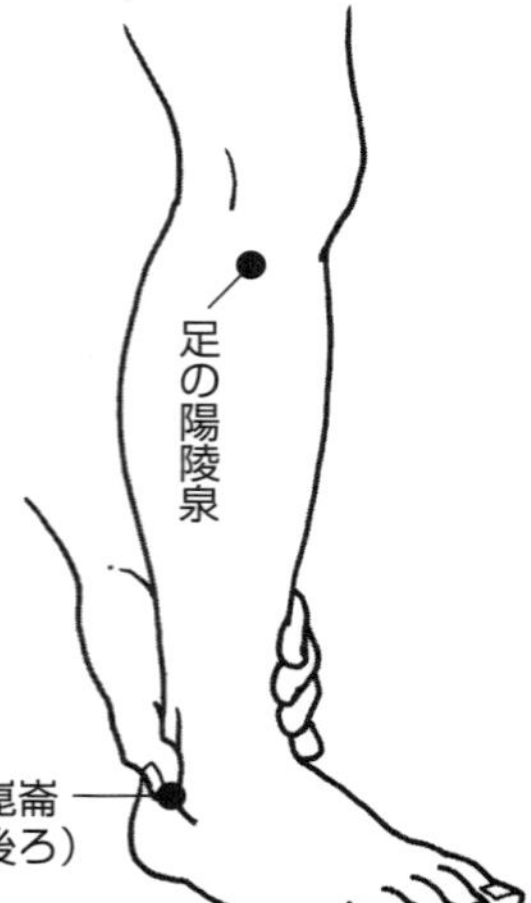

図18―1

に力を入れて押し、三回～五回行います。

一日二回、足の両側の三穴を三回～五回ずつ指圧するだけで、脳の機能を調整して冷静さを保ち、毎日の生活を快適にします。

なお、頭痛の治療、予防にも有効です。

10 その1 座式静功（座禅）

騒がしく情報も過剰で、対応もスピーディーなものが要求される現代。また人間関係も複雑化し、ストレス状況におかれ、心がイライラしたり不安になったりもします。そんなときには頭を休めることがいちばん大切です。睡眠状態や覚醒状態ではなく、頭の休まる気功状態をつくる訓練をしましょう。

椅子に座るか、日本式に正座するか、足を組んで盤座式に座るかしてください。背筋を真直ぐにして、頭は天からつるされたようにし、全身の関節や筋肉の余分な力を抜いて、両手を大腿部の中央に、手の平を下にしてそっとおいて座り、目をつむります。

舌を上あごの歯ぐきの後ろにそっとつけ、顔はほほ笑んでいるかのようにし、自然の腹式呼吸を繰り返し、徐々に雑念を払っていきます。なるべく意識を腹部に集中させて呼吸に専念します。訓練によっていつのまにか自分を忘れ、天人合一のいい気分――特殊な意識状態に入っていきます。

五分ぐらいから始めて、十分ぐらいこの状態（入静）を楽しみ、収功（終わりの姿勢）に入ります。目をそっと開けて、両手で顔を軽くマッサージし、お腹を「の」の字になでたり、手足を軽く叩打して、現実の状態に返ります。

この座式静功を通して、頭が休まり、よいホルモンや消化液が分泌され、腹部や内臓はマッサージされ、体の秩序、脳の陰陽が調和され、かっかとしたり、イライラしなくなり、安静が保たれ、長寿、潜在能力の開発に役立ちます。朝夕、二回お試しください。三カ月ぐらいすると積極的な自分に変わっているでしょう。

10 その2 立式静功（立禅）

流派によっていろいろ立禅の立ち方が違いますが、場所、その人の症状、体質、練功歴によっても異なります。古来からずっと続けられ、一般的なのは「三円式立式静功」です。

両足を肩幅ぐらいに開け、少し（一〇度ぐらい）内股に立ち、足の中に円形をつくり、腕を丸くしてボールを抱くようにし、腕の中に円形をつくり、手の指をリラックスさせ、両手の平の中に円形をつくります。背筋は真直ぐにし、目を半目にし、舌を上あごの歯ぐきにそっとつけ、口は笑っているようで笑っていないようにし、全身と精神をリラックス

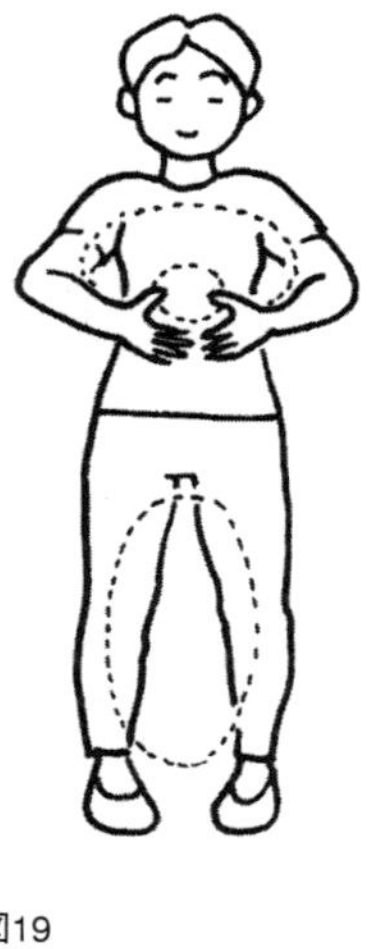

図19

させてじっと立ちます（図19）。

呼吸は自由にし、朝夕二回、五～十分立ちます。三カ月もすると見違えるように元気になり、頭が休まり、慢性病も快方に向かいます。

10 その3 臥式静功（寝禅）

俗名寝禅とも呼ばれ、上を向いて横になる平臥式静功と、体の側面を下に向けて横になる側臥式静功の二種類があります（図20―1、20―2）。

朝起きて空気を入れ替え、便を済ませてパジャマのまま床に横になり、全身の余分な力を抜いてリラックスした状態で目をそっとつぶり、舌を上あごの歯ぐきの下にそっとつけ、

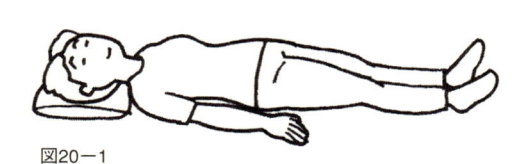

図20―1

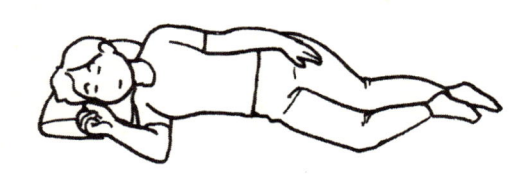

図20―2

口は笑っているようで笑っていないような、自然な感じで、雑念をなるべく払い、静かに腹式呼吸を行います。

自分を忘れるような、時間を忘れるような、寝ているのでもなく、起きているのでもない…といった気功状態、特殊な意識状態をつくることで、気血がよく巡り、大脳が休まります。よいホルモン、βエンドルフィン、セラトニンなど安らぎのホルモンやモルヒネ様物質が分泌され、とても爽快な気分になっていきます。五分ぐらいから始め、十分ぐらいは行ってください。終わるときは、収功といって、顔をマッサージしたり手足を軽くたたいたりして現実に戻ってください。

4 少林気功内勁一指禅

精神力、体力、気力を増強し、中国で広く行われている

少林気功内勁一指禅《ないけいいっしぜん》は中国十大功法の一つで、中国国家教育委員会、体育委員会によって大学、専門学校で優先的に広めている功法とされています。

少林気功内勁一指禅は少林派に属し、主に福建少林寺の特有の練功術で、数百年、十数代の王朝の時代を経て伝えられ、練功され充実したものとなった最上功法です。

現代伝功者は王瑞亭《おうずいてい》先生で、中国では六百万人の愛好者がこの功法を練功しています。

●少林気功内勁一指禅とは

準備運動の熱身法、静功でもあり基礎でもある馬歩站桩功《まほたんとうこう》、そしてメインである扳指《はんし》（趾）法、外気を強くする動功、保健按摩功などから出来ています。

いずれの功法も、

①心の調節

なるべく雑念を払い、心を静かに落ち着けて、自分を忘れ、時を忘れるような特殊な体によい意識状態をつくります。

②息の調節

均一のとれた、ゆっくりした、長い、深い、腹式呼吸になるよう浅くから深くへ、短時間から長時間へと練習を重ねます。

③体の調節

余分な筋肉や調節の緊張をとり、背筋を真直ぐにし、舌を上あごの歯ぐきの後ろにそっとつけるなど、リラックスした姿勢を練習します。

以上の三調節を通して命そのものの生命エネルギー（気）を養い、精神力、体力、気力を増強させる功法です。

1 熱身法

準備運動として行ってもよいし、それ自身が医療気功として疾病の予防及び治療に役立つようにつくられています。また静功をする前に熱身法を行えばより気功状態に早く、よく入れるようになります。つぎの九つの動作からなっています。

①揺丹田（丹田をゆるがす）

右足を前に一歩出し、ひざを曲げて右足に重心をおく。右手の平を前に向け右ひざの上やや外側におきます。目は真直ぐ前を見ます（図1―1）。

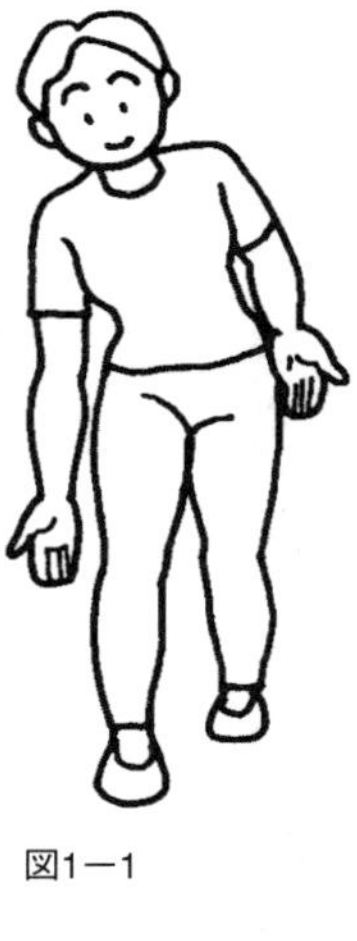

図1―1

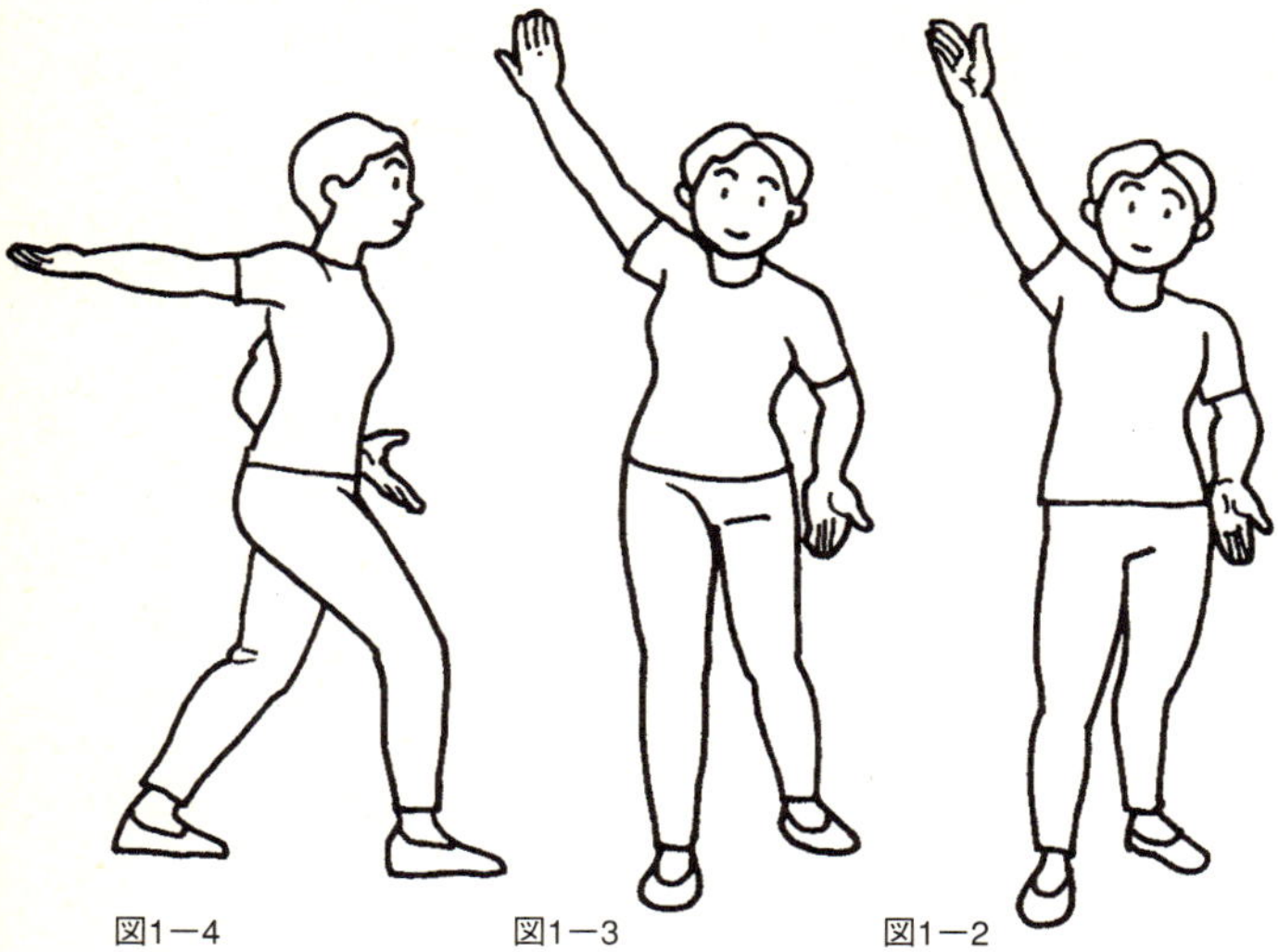

図1—4　図1—3　図1—2

右手を真直ぐ伸ばして肩の上まで上げ（図1—2）腰を右にひねるようにして、同時に手の平を外へ向け、後ろへ大きく円を描いて一回りさせます（図1—3、1—4）。

効果＝極泉穴、章門穴、京門穴を開き宇宙の気を取り入れる。関節の動きにより、手の三陰経と三陽経の気の流れをよくし、肩関節周囲炎、五十肩、肩部の疾病に有効。

②摩丹田（丹田をこする）

両足を肩幅と同じに開いて平行に立ちます。体を左へひねってひざを少し曲げ、右肩は前下へ出すようにします。

右手は自然に両ひざの間にたらします。右の手の平は右に向け、五指は自然にリラックスさせ、左手の平は外を向け、目は真直ぐ前

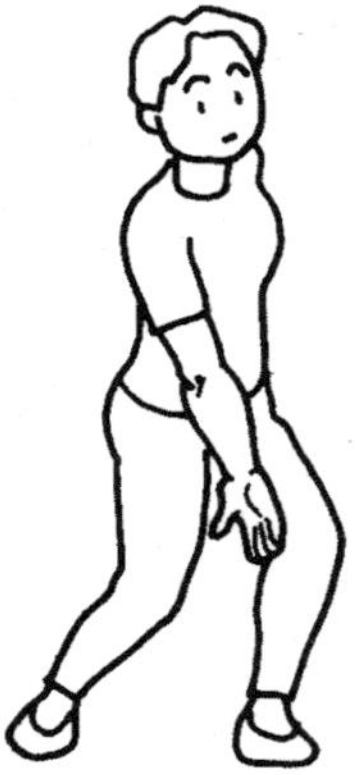

図2―1

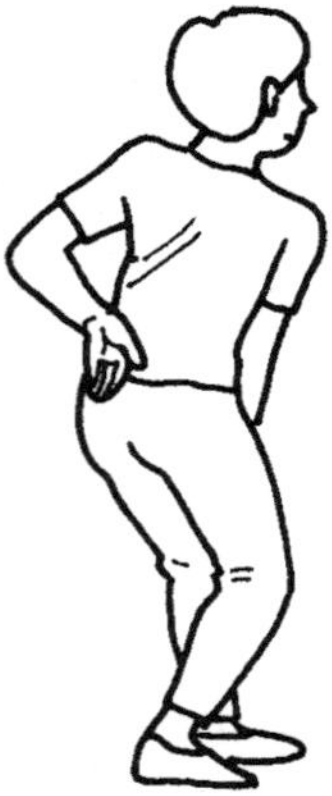

図2―2

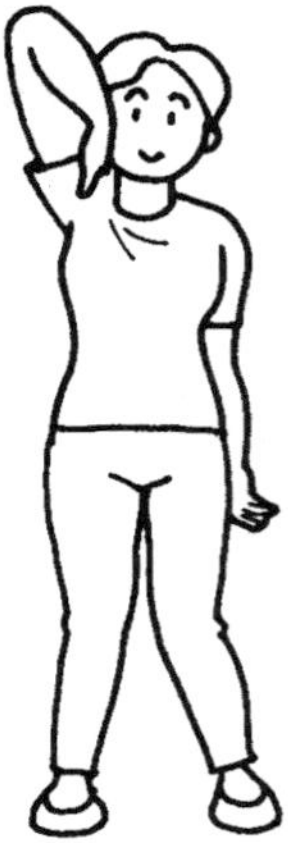

図2―3

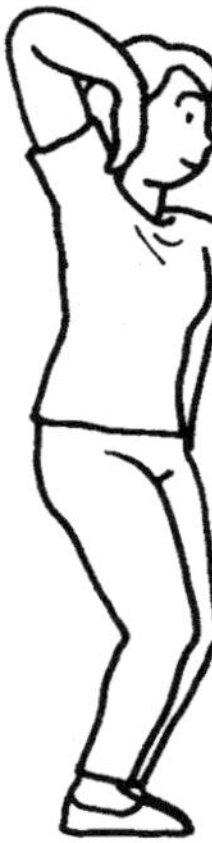

図2―4

を見ます（図2―1、2―2）。

右ひじを先に右肩と一緒に直線上に上げます。できるだけひじを頭より高く上げるようにします（図2―3、2―4）。

同時に腰を中心に股関節、膝関節、足関節も右を向きます。右手は脇下から腰の方へ下りていき、左手は後方から下へさらに前へ移動して両ひざの間にくるようになります（図2―5）。左右交互に行います。

効果＝手足の六大関節（肩関節・肘関節・腕関節・股関節・膝関節・足関節）を動かし、関節の気血のめぐりを良くします。腰背痛や関節疾患の予防となるばかりか、外からの動きを内に伝え五臓六腑のマッサージになるので、腹部飽満、食欲不振、便秘、消化不良等

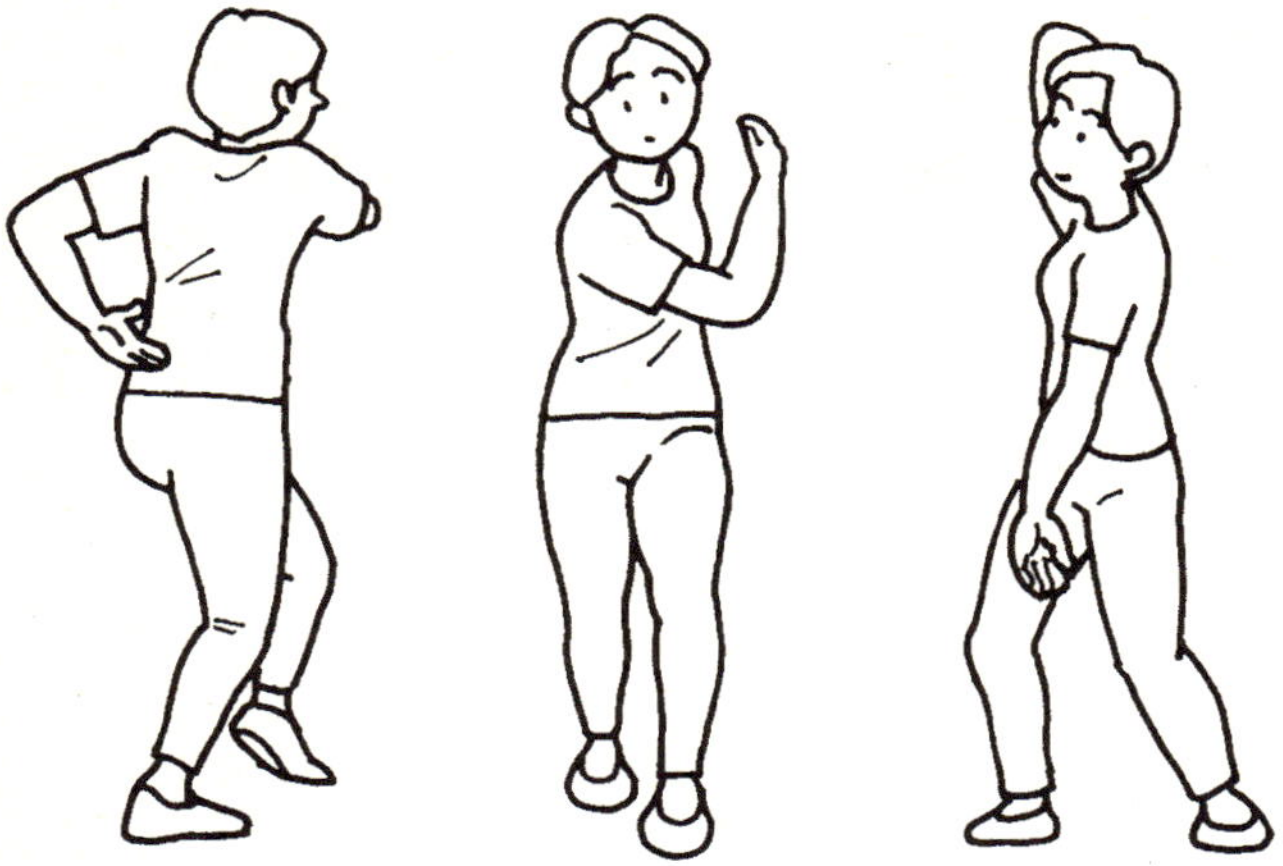

図3－2　図3－1　図2－5

の胃腸疾病に有効。

③転丹田（丹田を転じる＝猫が顔を洗う）

左足を半歩前に出し軽く着き（虚歩）、右足はひざをやや曲げて右足に体重をかけます。腰を軸として左へ九〇度ひねり、右手は手の平を左「太陽穴（こめかみの凹）」に向け、手の平と太陽穴の間は約一〇センチとします。左手は手の平に向け、腰部外側におき、頭部は前を向き、目も前方を見ます（図3―1、3―2）。

効果＝本部の動作は肩関節と同時に各関節を動かし、帯脈（腹部、腰部を循環させる奇経八脈の一つ）を動かすので、肩関節周囲炎、頸椎疾患、腰部疾患に有効なばかりでなく、虚歩の姿勢の練習により、下肢の力をつけ、功法のレベルアップの基礎づくりとなります。

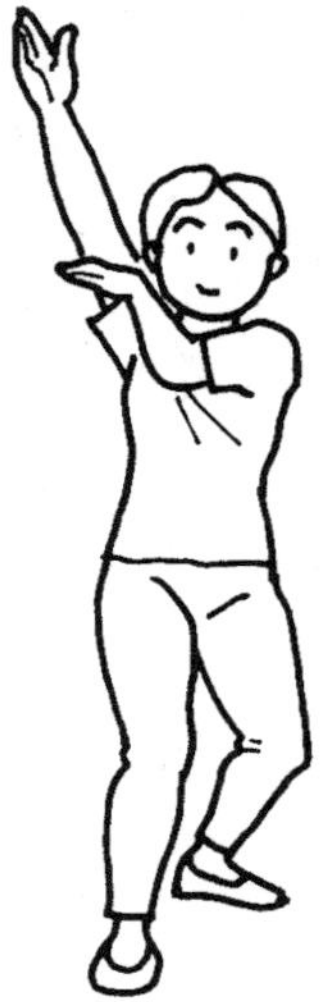

図4－1

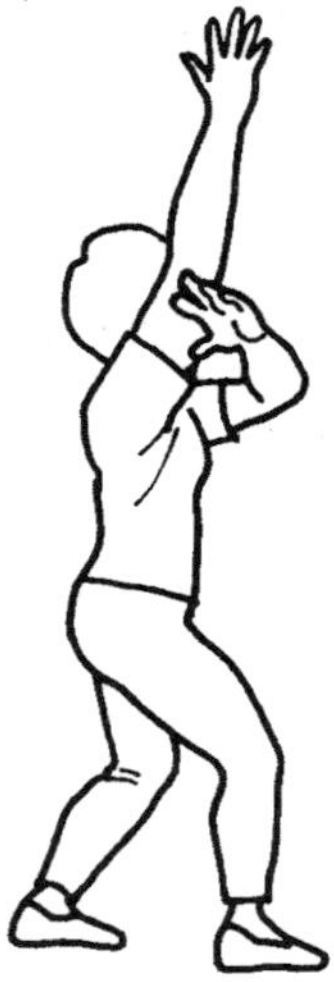

図4－2

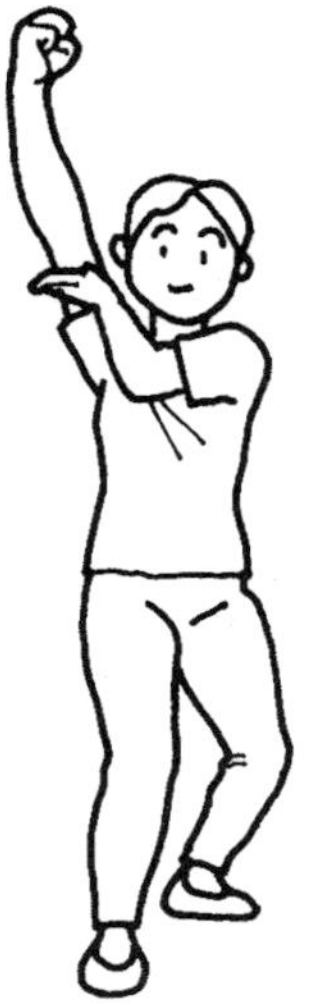

図4－3

④圧丹田（丹田を圧する＝鷹が天に輪がないのを恨む）

右足を半歩前に出し右ひざを曲げます。右手は五指を合わせて右耳側面から上へ真直ぐ伸ばします。ちょうどアコーディオンを引き伸ばすように右肋骨全部を引き伸ばすようにします。左手は手の平を下にして右ひじの下へおき、右手を保護するようにし、同時に息を吸います（図4―1、4―2）。

つぎに手を鷹が爪で物をつかむように握り（図4―3）、垂直に上から真下へ下ろすようにします。このとき、肋骨の間全部がアコーディオンが縮まるように小さくなります。同時に両足を真直ぐ伸ばす。胸を張り、下へ圧

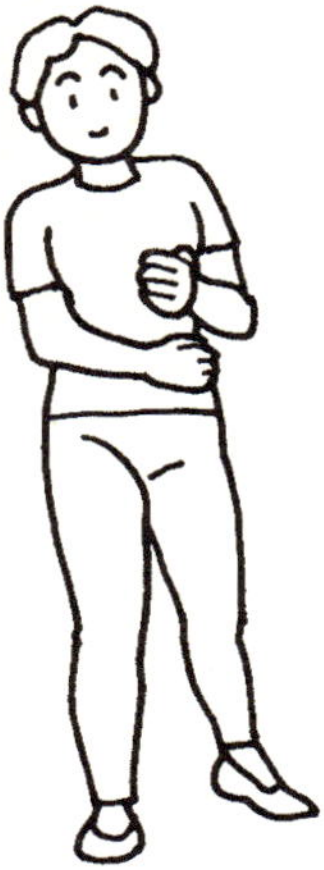
図4―4

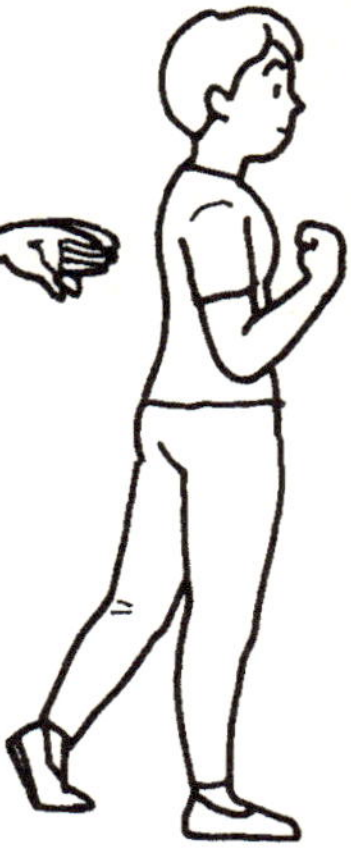
図4―5

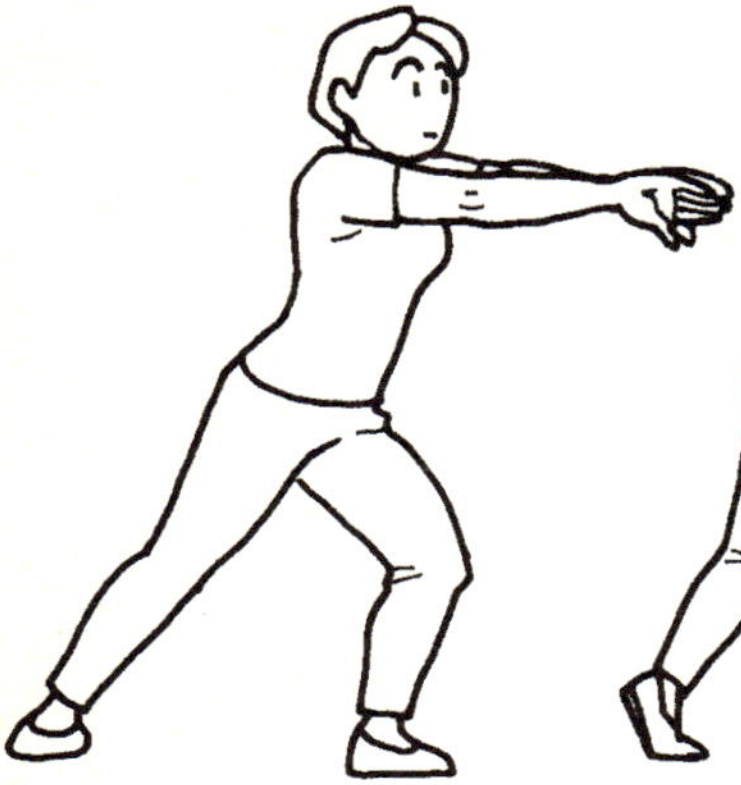
図5―1

力をかけ、素早く「ハアー」の音をさせて口から息を吐きます（図4―4、4―5）。

効果＝腹筋の収縮及び横隔膜の大幅な運動により、肺活量を拡大させ、胸部筋肉および上腕二頭筋の筋力を増加させる。肥満解消にも有効です。その他慢性気管支炎、喘息等の治療および予防にも有効。

⑤提丹田（丹田をもち上げる＝野馬が飛び出す）

両足を六〇度角にして真直ぐ立ち、左足を前に大きく一歩踏み出し、ひざを曲げ右足は伸ばします。両腕を左足方向に伸ばし、十指はリラックスさせ、手の甲を合わせます。上身は出した足の方向にやや傾き、目は真直ぐ前を見ます（図5―1）。

両手の平を下に向け、両側後方へ最大限度

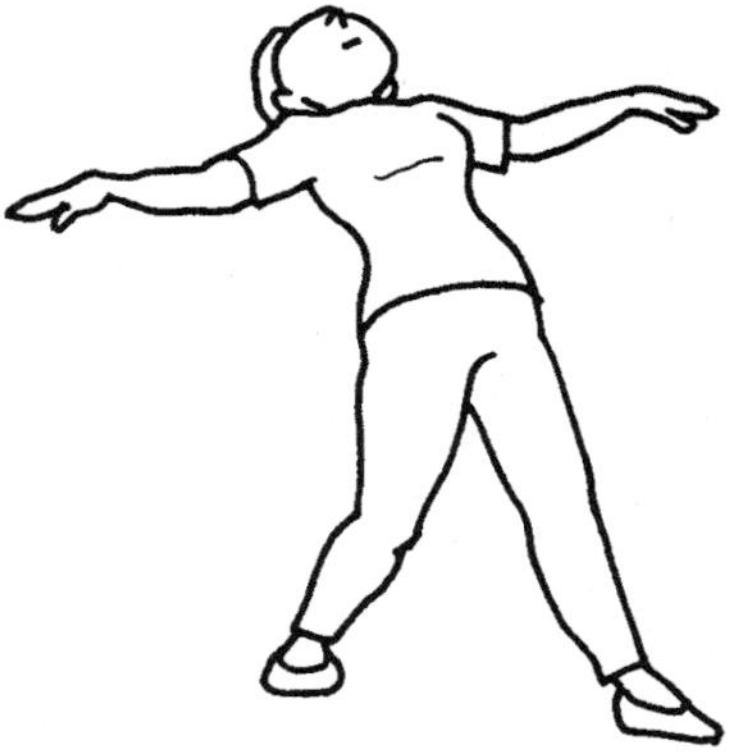
図5−2

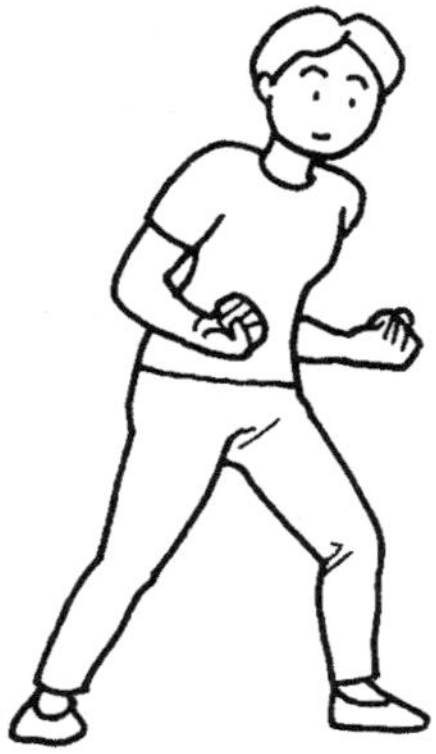
図5−3

に広げ、同時に鼻で息を吸い、重心を後ろに移動し、右足のひざを曲げ、左足を真直ぐ伸ばします（**図5—2**）。このとき上半身はやや後へ反るようになります。両手を握って拳にし、脇下を通り（**図5—3**）、出した足の方向へ素早く下から上へ突き上げるようにします。両前腕はやや外側にひねり、両拳眼は外を向きます（**図5—4**）。

出した拳は左側が右側よりやや高く、このとき同時に短い声を「ハッ」と出して、息を吐きます。目も右前を見ます。

効果＝新陳代謝を促進して、肺気腫、胸膜癒着《ゆちゃく》、腸粘連、胃下垂、腎下垂等の疾病に有効。足が腰を押し、腰が肩を押し、肩が肘を押すという連動で導引し、体の中の気をあげ、

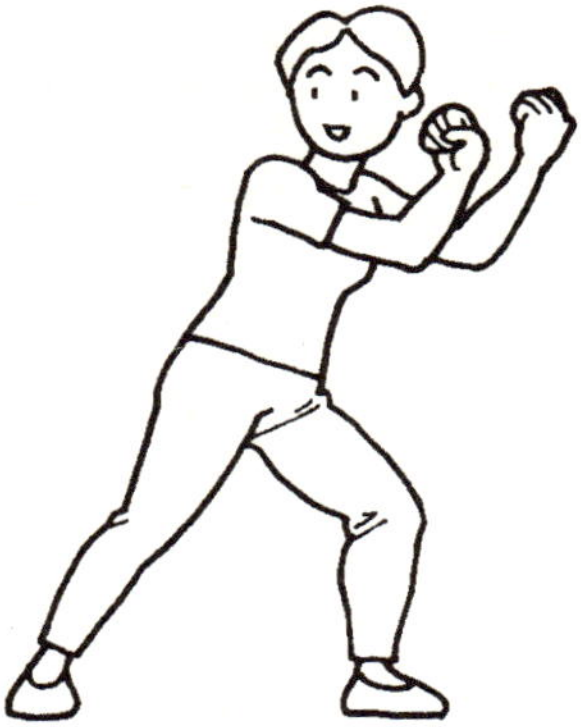

図5―4

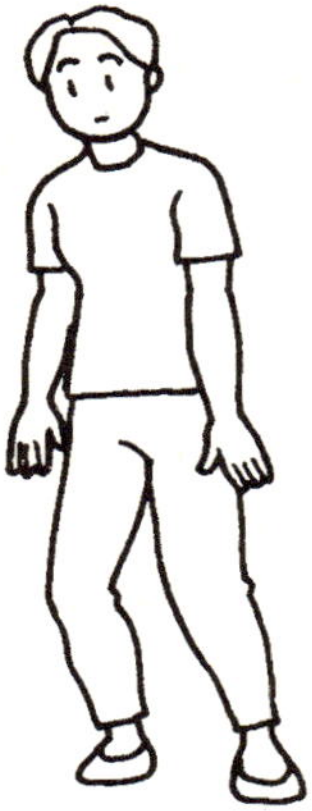

図6―1

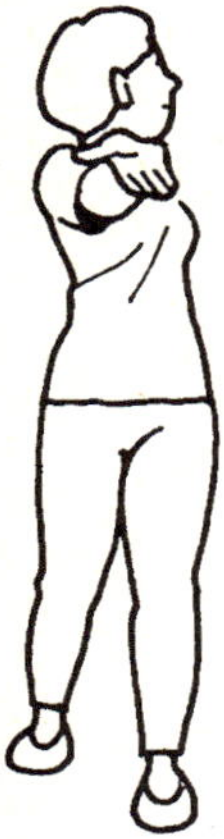

図6―2

同時に、四肢、腰をきたえ強くします。

⑥拉丹田(丹田を平衡にする)

左足を前に出し、両足先を前に向けます。重心は両足の間におとし、両手は自然にたらします（**図6―1**）。

右へ体を九〇度回し、手の平を上にして両手をゆっくり上げ真直ぐにします。左手は前、右手が後ろで、目は後ろの右手の労宮穴を見ます（**図6―2、6―3**）。

さらに両手の平をひっくり返して反対に右手が前、左手を後ろに。停止したときは胸を張り、手の平が上を向き、目は後ろの左手の労宮穴を見ます。

効果＝頸椎、腰椎は人間のトラブルの起こりやすいところです。常に腰と頸部の回転に

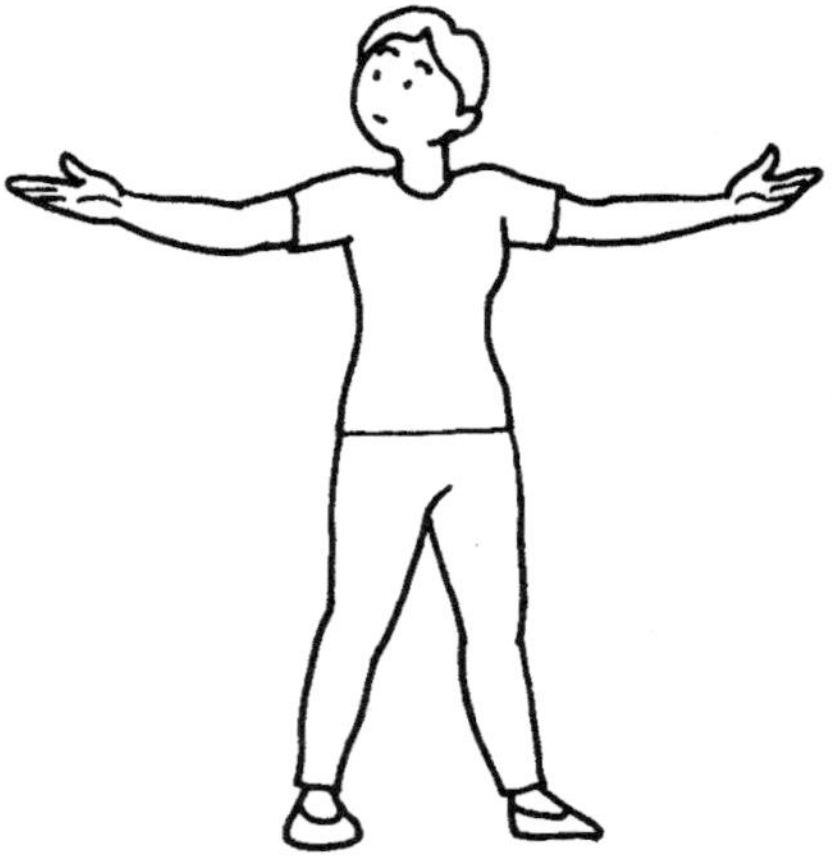
図6—3

心がけると督脈、任脈、帯脈を疎通させ、脊柱を円滑に機敏に活動させることができ、全体のバランスを図ることができます。めまい、喉頭炎、頸椎障害、腰痛、骨質増殖症、強直性脊椎炎等に一定の療効があります。また両手を広げ、胸部を広げ、両足を屈伸させるので、上肢、下肢の筋力の弾力を強め、血圧を降下させます。そのため、この動作は高血圧、肩関節周囲炎、胸膜粘連、肺気腫等の疾病にも一定の効果があります。

⑦搓丹田（丹田をこする）

両足を六〇度に開いて真直ぐ立ち、左足を前へ大きく一歩出し、ひざを曲げます。左手の平を上にして、左ひざの上におき、右の手の平を下にして左手の上におきます。手の指、頭、頸、腰、背中を自然にリラックスさせます（**図7—1**）。

腹部を収縮させて気をもち上げ、右手は左腕内側を下から上に上げて、さらに胸部全面から右肩まで上げます（**図7—2**）。

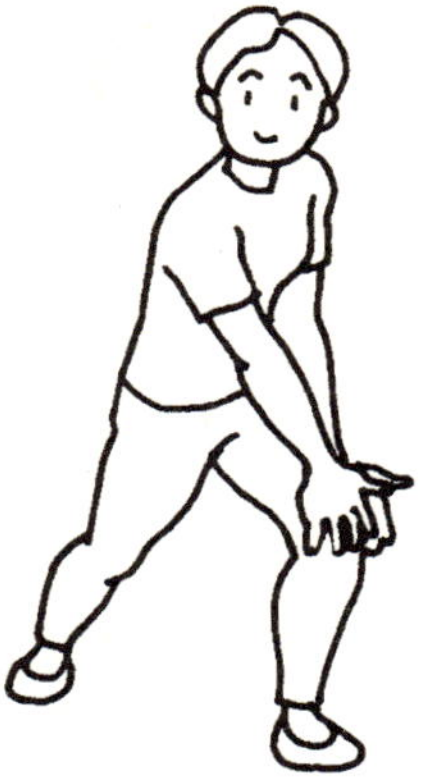

図7—1

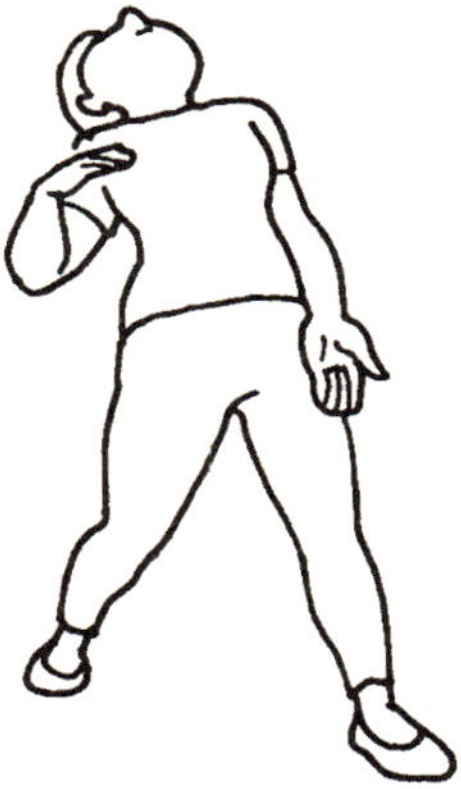

図7—2

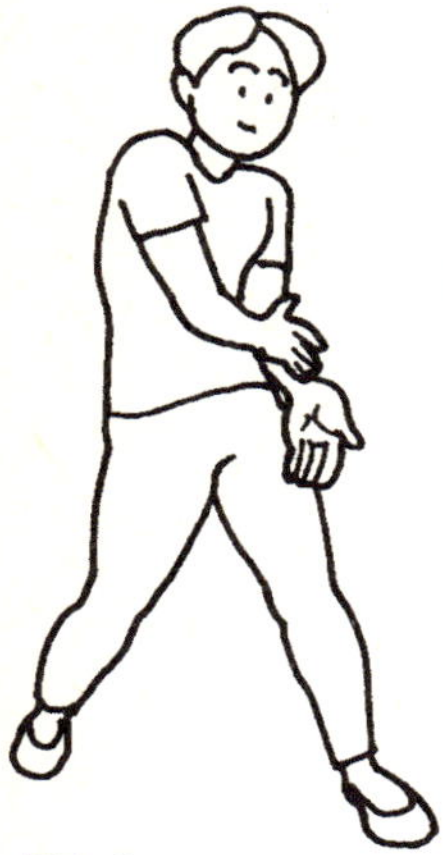

図7—3

同時に鼻で吸気し、息の音を出します。つぎに息を吐きながら右手を左手の上まで返します（**図7—3**）。

効果＝この動作を「吐納功《とのうこう》」ともいい、上げ、下げの動作で内勁が走り、手の三陰経の気血のめぐりをよくし、内臓の気血のめぐりもよくします。細く、深く、長く、均一のとれた息によって体内の病濁気を吐き、清気を入れるので「調息功」ともいいます。神経衰弱、呼吸器疾患、めまい、体質改善に役立ち、胸腺の免疫機能を高めます。また頭脳労働者の疲労回復にも役立ちます。

⑧曲丹田（丹田を曲げる＝黒い牛が頭をふる）

左足を左側へ横に大きく一歩出し、重心は両足間におきます。目は真直ぐ前方を見ます。

右手の平を下にして右耳の下におき、左手の平を下にして下腹部におきます（図8—1）。

つぎに右ひざを曲げ、左足は真直ぐ伸ばし重心を右に移します。上体は右側に最大限に曲げ、右手の平を下にして右耳の下あたりにおきます。左手は下丹田部を保護します。頭は右へ曲げます（図8—2）。

反対側も行います（図8—3）。

注意＝高血圧や心臓病の患者はこの動作は行わないこと。

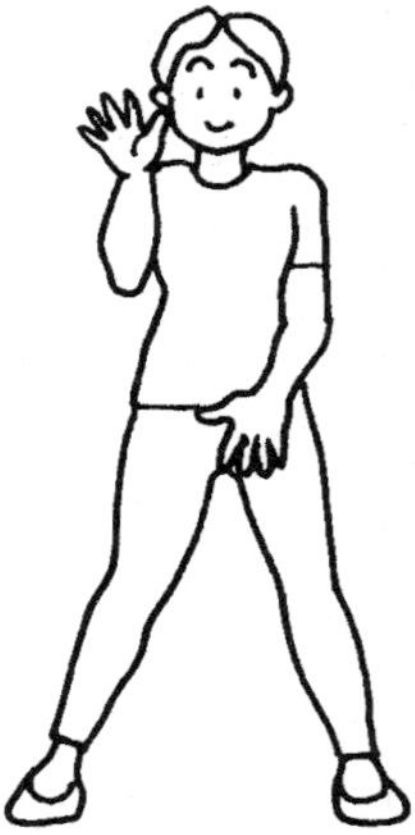

図8—1

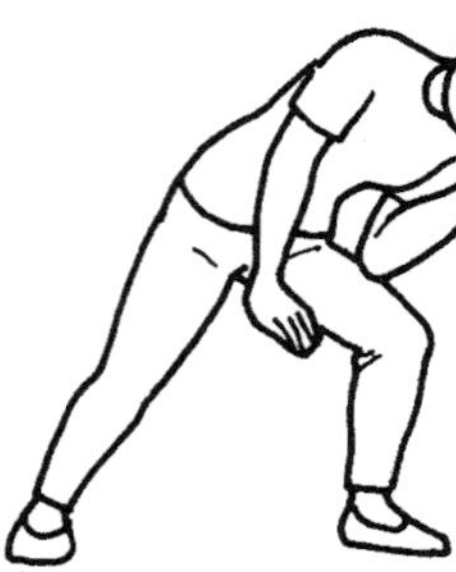

図8—3

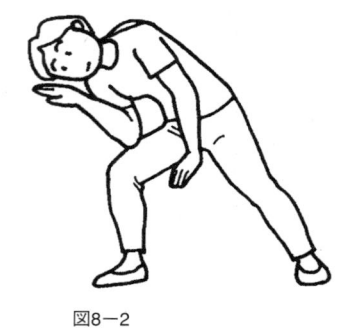

図8—2

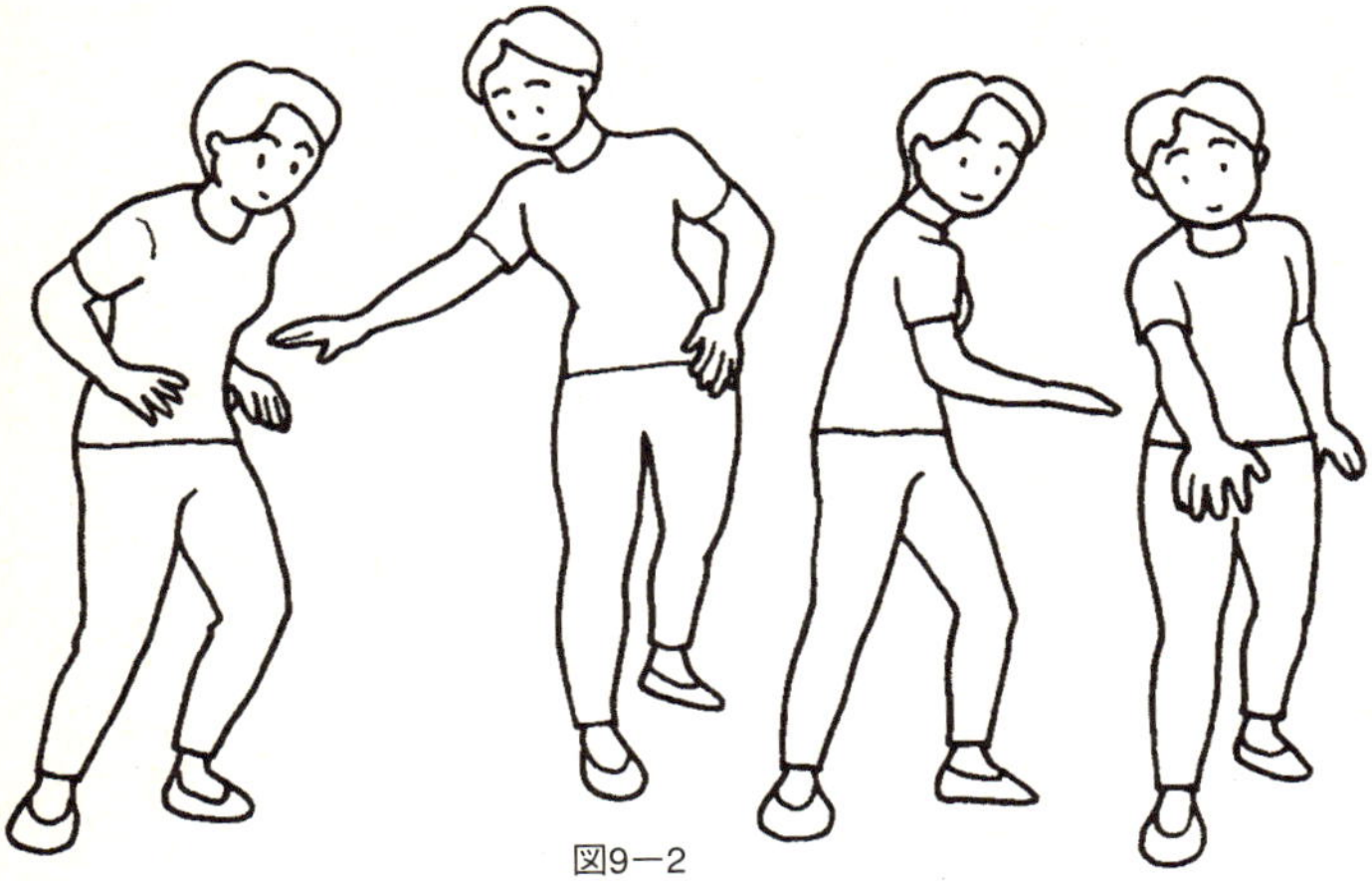

図9—3　図9—2　図9—1

効果＝この動作は比較的大幅度の左右側彎運動で、腰、腹部、背部、脊柱等の筋肉、靱帯を鍛える。また任脈を調整し、足腰や肝、腎を強くします。

⑨磨丹田(丹田を回す)

両足を九〇度角に開いて立つ。右足を一歩前に出し、ひざを曲げます。右手の平を下に向け、五指をリラックスさせて右腰前一〇センチのところにおき、左手も手の平を下に左腰につけます。頭部、頸部を真直ぐにし、目は右手の外労宮穴を見ます（**図9—1**）。

つぎに右側へ外回しに水平に円を描きます（**図9—2、9—3**）。

外回しを五回して後、内回しを五回し直立の姿勢に戻ります。

効果＝この動作は帯脈を動かし、肝を落ち着かせて正常にし、気を通し、正しく陰陽のバランスをとります。大地の情報を手でキャッチし、外気を内に取り込みます。空気のよいところを選んで繰り返し練習しましょう。

2 馬歩站桩功

馬《ま》歩《ほ》站桩《たんとう》功《こう》は少林気功内勁一指禅の基礎をなす築基功《ちっきこう》です。その原理は「体外反搏」の原理に似て、馬歩站桩で立つと特定な「上虚下実」の姿勢を保つため、心臓および上半身各部へ気血の回流量を増加させ、「側支循環」をうながします。

また微循環を改善させるので全身の気血を調和し、陰陽のバランスをとることができます。

特に現代のように情報過剰で頭脳の疲労のある人は往々にして、頭がかっかとして、手足が冷たい、つまり上実下虚の状態になりやすいので、心を安定させ、頭寒足熱、すなわち上虚下実の落ち着いた状態に戻すためにこの馬歩站桩功の鍛練が必要でしょう。

●馬歩站桩功のやり方

①両足を肩幅と同じく平行にして立つ。
②両足先はやや内へ（約一〇度）むける。
③足の十指はしっかり地をつかんで立つ。ただし力を入れすぎないようにする。
④膝関節を曲げ、かがむようにするが、膝頭が足先より前に出ないようにする。
⑤腹を縮め、肛門を上げる。

⑥股は円形にし、腰や股関節をリラックスさせる。
⑦首はリラックスして伸ばす。
⑧舌は上あごの歯ぐきにそっとつける。
⑨胸を張らず、背中は自然に伸ばす（含胸抜背）。
⑩目は真直ぐ前を見る。
⑪鼻先と臍を結ぶ線が地面と垂直になるようにする。
⑫百会（頭頂のツボ）と会陰を結ぶ線が地面と垂直になるように。
⑬腋下を虚にする（卵を一つ脇の下に挟めるくらい空けておく）。
⑭肩と肘は沈める。
⑮前腕と地面が平行になるように。
⑯前腕どうしがお互いに平行になるように。
⑰中指（の付け根）と前腕が一直線になるように。
⑱手の平は瓦のように少し丸みをもたせる。
⑲手指は横から見ると階段状になり、親指と人差し指がアヒルの口状になる。
⑳上虚下実、顔は笑顔で、自然呼吸。

馬歩站桩で大事なことは動作姿勢を正確にすることです。

時間は毎回二十分間くらい行います。初心者の場合は短時間から徐々に長時間できるようにしていくといいでしょう。

姿勢を低くすると「体外反搏」の作用が強くなり爆発力も大きいが、初心者または虚弱体質の人は無理して姿勢を低くしてはいけません。毎日少しずつ努力して鍛練することが大切です。

一～二カ月続けていくうちに快眠、快便、快食はもちろんのこと、意志力が強くなり、何事も落ち着いて楽しく行動できるようになります。

また潜在能力の開発にも役立ち、集中力、記憶力も増強します（馬歩站桩功は**次頁図10**を参照）。

3 扳指法

扳指（趾）法は本功法の一大特色であり、キーポイントでもあります。

練功中、馬歩站桩功を二十分前後行った後、人差し指、薬指、親指、小指、中指の順にリズミカルに動かします。同時になるべく相応する足の指も地を押さえるように下へ押さえます。体中に暖かいものが流れ、手に気感があり、脳は休まります。

三～六カ月繰り返して行うと疾病は改善されるばかりか、体力が増加し、思考が素早く、敏捷になり、精力、気力、精神力が増大し、全身にはかりしれない気力がわいてきます。

●扳指のやり方

両手を平らにし、手の平を下に向ける。手指はリラックスして自然に伸ばし、同時に足の指も同じようにします（**図10**）。

人差し指の指掌関節を曲げ、指全体を伸ばしたままにし、徐々に下へ押さえるように曲

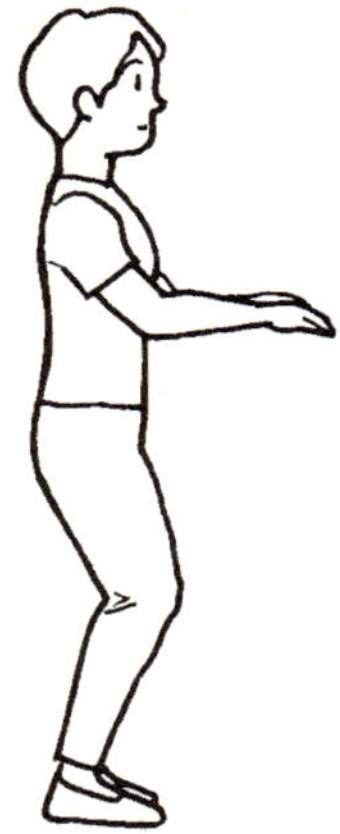

図10

げます（約四五度）。（92頁図16を参照）

指は下へ押さえたまま、一分から一分半じっとして、それから人差し指を徐々に上げて元より高いところまで上げ、それから元へ戻します。一～二秒後順序によってつぎの指を動かします。五指全部を動かすのを一回として、三～五回行います。

さらに継続して馬歩站桩を五分間前後行ってから収功します。

●注意すること

①扳指法を行うとき各指の前後の順序を間違えないように行います。

②どの指も忘れて抜かしてはいけません。また多く動かすのもいけません。

③指を動かすとき、また持ち上げるとき、速度はゆっくり行うこと。早すぎると意外なことが起こるので、これを防ぐためです。

④指を動かすとき、足も手に相応して同時に地を押さえます。

⑤もし頭がふらついたり、立ちくらみがしても不安がらないこと。収功をして休憩し、熱いお茶を飲めばすぐよくなります。

5 太極気功18式

無病強靭の心身を得るために

林厚省作

この気功法の創始者である林厚省先生は少年時代から少林内勁一指禅功を学び、後に上海体育学院で武術気功を学びました。卒業後、上海気功科学研究所副所長、上海中医学院教授を経てアメリカ・サンディエゴ州立大学客員教授、国際気功連合総会々長を歴任されました。手から出す外気が強く、気功麻酔ができる唯一の気功師でもあります。

一九七九年から大極気功十八式「その一」、「その二」、「その三」を創作され、日本、アメリカ、東南アジアに広く普及されました。ここでは十八式のうち「その三」を紹介します。

大極気功十八式「その三」は「その一」、「その二」の基礎の上に疾病別につくられました。ゆったりした美しい動作を選び、意識で気をリードし、経絡の気を疎通させ、気血を調和させて疾病の治療に役立て、無病強靱の健康な心身にするためつくられたものです。

一九九五年に林厚省先生が名古屋に来られました折、大極気功十八式「その三」を教えていただきました。日本ではこれから普及していくことでしょう。

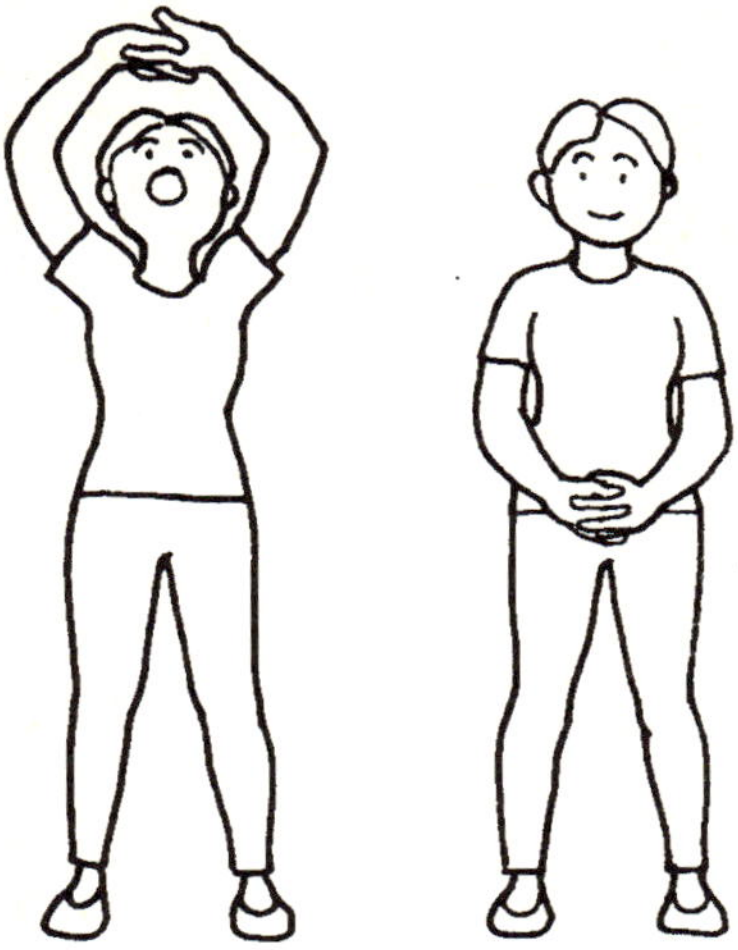

図2　　図1

頂点立地疎筋骨《ディンティエンリーティスウチンクー》

1 しっかり地に立ち、天つくように背骨を伸ばす

姿勢＝自然にリラックスして立つ。両足は肩幅と同じくらいに開けるか肩幅よりやや広いくらいにして、両足を平行にして立ちます。上半身を真直ぐにし、目は前を見る。含胸抜背《がんきょうばっぱい》（胸をはらず）で両手は自然と両側にたらします。

①両手の指を交差して組み、下腹部の前におき、両手の平は腹部に向けます。つぎに両手の平をひっくり返して徐々に胸前へ上げていき、頭のてっぺんにもってきて、両手の平を上に向けます。目は上を見て、同時

に息を吸います（図1、2）。

②上半身を真直ぐにし、両手の平を内に回して、ゆっくり腹前まで戻します。目は前を見て、同時に息を吐きます。

要点＝両手を組んで上に上げたり、下に下げたりするとき、手は胸部、面部からあまりはなれないように。また上まで伸ばしたとき、なるべく全身を上に伸ばし、かかとは上げないように。手を下まで下ろして腹前にきたとき、全身をリラックスさせます。

イメージ＝高い山の上に立っていて、雑念が払われ、天をつくように真直ぐ立つことをイメージするか、または噴水の水のごとく、たゆまず気が上下に流れ、経絡を疎通させ、気血を調和させることをイメージします。

呼吸＝両手を上に上げたとき吸い、下に下ろしたとき吐きます。

回数＝六回（一呼吸を一回とする）。

効果＝両手を上昇下降させ、体を伸ばしたり、リラックスさせたりして真気を発動し、経絡を疎通させ、気血を調和させます。人体の気は上昇下降して全身をめぐるので、頸椎病に治療効果があります。

2 胸を開け、心肺を強化

開闔胸懐強心肺《カイコーションファイチャンシンフェイ》

姿勢＝前の功法に続いて行います。

①両足を真直ぐ伸ばし、腹前で両手を挙にし、手の平を下に向けて、両手を平行に胸前まで上げていきます。つぎに手の平を下にし、

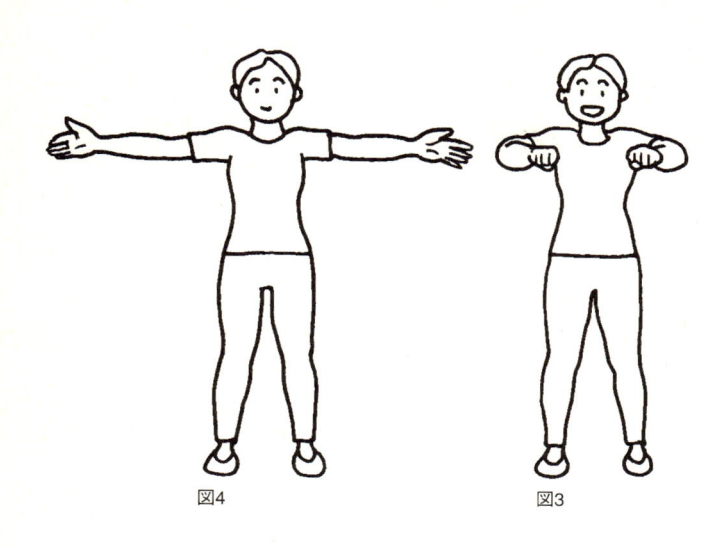

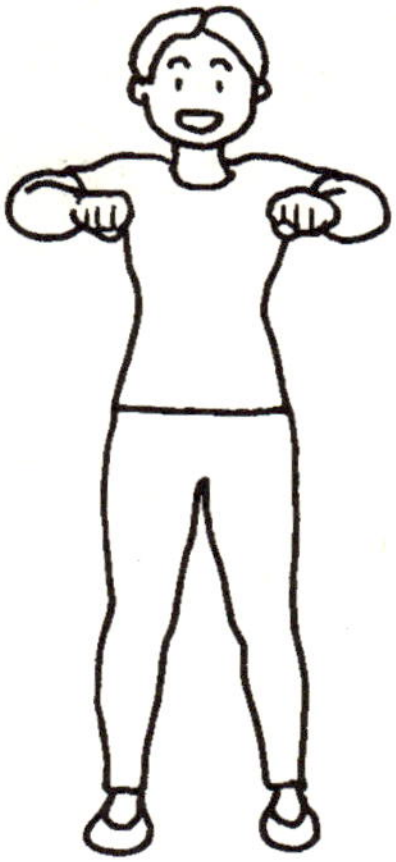
図3

図4

ひじを曲げて両側へ引っぱって胸を広げるようにし、同時に息を吸います（図3）。

②両拳をほどいてひじを伸ばし、手の平を相対してまた両側へ引いて、なるべく伸ばし、同時に息を吐きます（図4）。

③両側の手を手の平を内にして中央へよせてきて胸前で両手をまた拳に変え、ひじを曲げて横に引き、再び胸を広げる動作をし、同時に息を吸います。

④②と同じ動作を行います。

要点＝胸を広げる動作をするとき、両足は真直ぐ伸ばします。両手はゆっくり、リズムに従って動かし、目は真直ぐ前を見ます。

イメージ＝胸を広々させ、あたかも高い山の上に立って、深呼吸をし、遠くを見下ろし、理想をふくらませる思いで行います。

呼吸＝両手のひじを曲げて胸を広げるとき息を吸い、両手を伸ばして両側に広げるとき、息を吐きます。

回数＝六回（一呼吸を一回とする）。

効果＝肺疾患、心臓疾患に効果がある。肺気腫、心臓病、胸内苦悶、動悸、神経症など。

3 左右に風吹き、胃腸を強く

左右風擺健脾胃《ツォユゥフォンパイチェンピーウェイ》

姿勢＝前の功法に続いて行います。

①左足を小さく一歩前に出し、かかとを先に地につけます。同時に両手の平を向かい合わせるようにして手と手の間を二〇センチくらい開けて先に左へ動かします。つぎに右足をかかとから小さく一歩前に出し、同時に両手を右に動かします。手の平は向かい合っています。このとき息を吸います。前に進むときも上半身は真直ぐにし、目は前を見て腰は少し回すようにします（図5、6）。

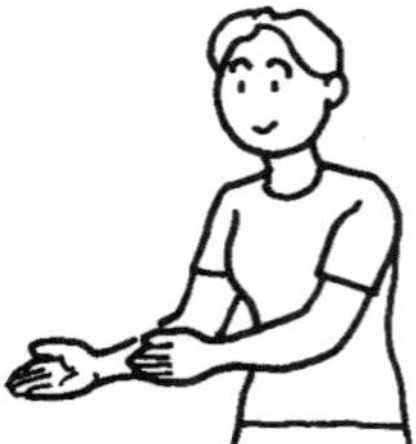

図5

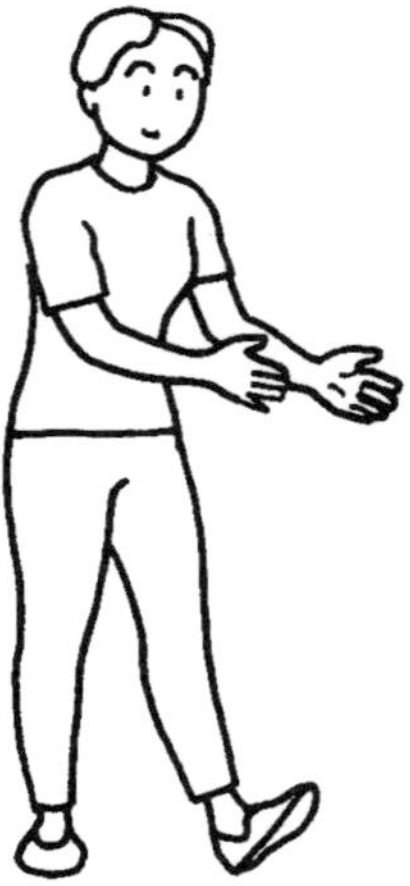

図6

②左足を小さく一歩後ろへ引き、足先から地につけます。両手は手の平を向かい合わせ左に動かします。つぎに右足を小さく一歩後ろに引き、両手は右に動かします。手の平は向かい合い同時に息を吐きます。足を動かして、後ろへ引くときも上半身は真直ぐにして目は前を見ます。腰部は少しやわらかく回します。

要点＝足を前に進めたり、後ろへ引いたりするとき、手の動作とバランスをとって協調して行います。両手を動かす幅は大きくてもよいが、足を出したり、引いたりする歩幅は小さくてよいです。

イメージ＝軽快に楽しく、左右に風が吹く動作を行います。ちょうど体内の脾や胃がマイルドにマッサージされるようイメージします。

呼吸＝前に進むとき息を吸い、後ろへ引くとき息を吐きます。

回数＝六回（一呼吸を一回とする）。

効果＝脾を健康にし、胃を強くします。

4 蓮の花開き、風湿を除く

荷花盛開祛風湿《ホーファーセンカイチイフォンスー》

姿勢＝前の功法に続いて行います。両足を平行にして、肩幅と同じく開いて立ちます。両手は体側に自然にたらしておきます。

①両手を伸ばし、手の平を相対させ、前上方へ伸ばして上げていき、頭の上へもっていきます。目は前上方を見て同時に息を吸い

ます（図7）。

②両足はかがむと同時に手の平を下にして指を相対させ大腿前部（ふとももの中央）におきます。上半身は真直ぐにし、同時に息を吐き、目は前下方を見ます（図8）。

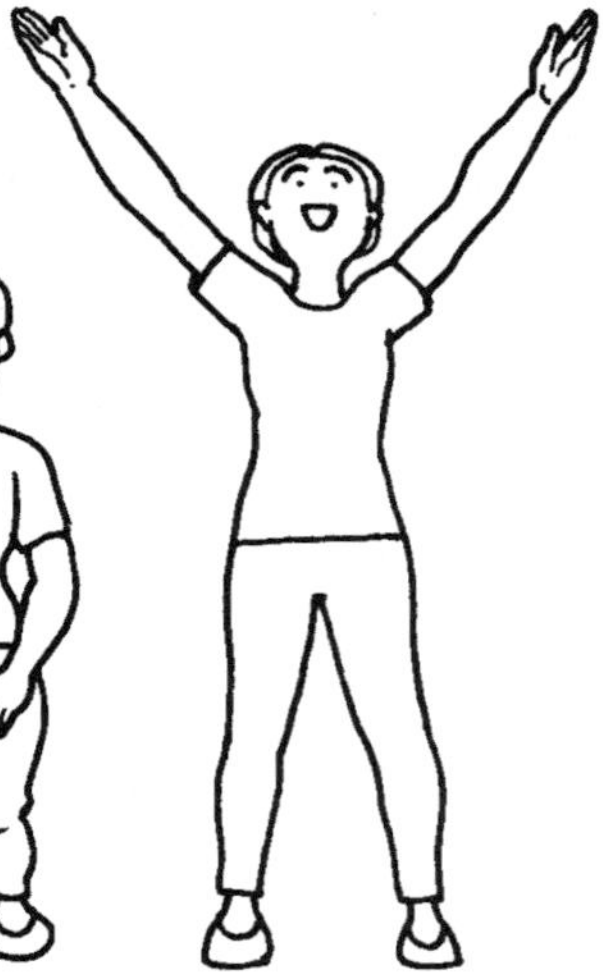
図7

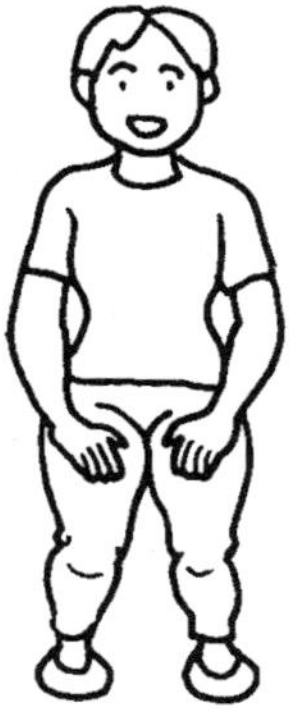
図8

要点＝両手を伸ばすとき、両足も伸ばします。この時胸を張るようにすること。下へしゃがむときは上半身をなるべく真直ぐにするよう注意します。

イメージ＝夏の蓮の花がさっと開くことをイメージし、陽気が昇り、寒気は下降します。そのため湿気や風がとり去られることをイメージします。

呼吸＝両手を伸ばして上に上げるとき息を吸い、両手を下げてしゃがむとき息を吐きます。

回数＝六回（一呼吸を一回とする）。

効果＝リュウマチ性関節炎、リュウマチ性心臓病に一定の効果があります。

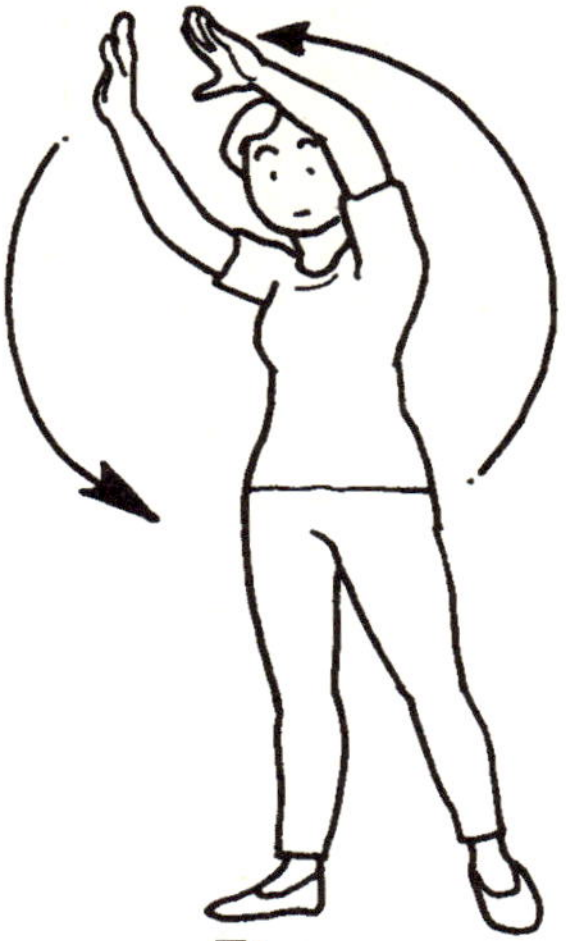

図9

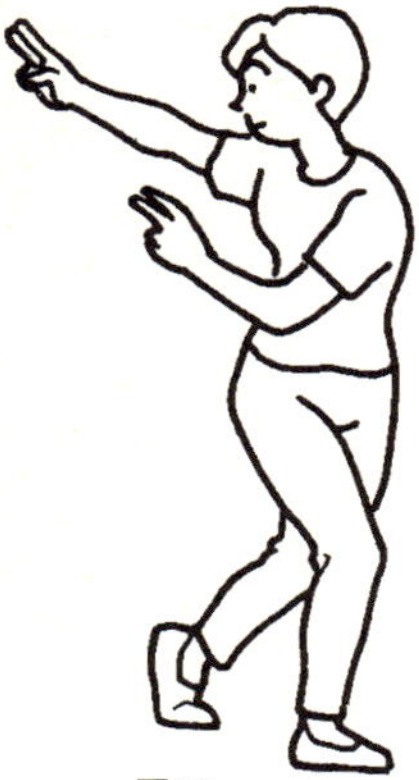

図10

5 夕日を望み腎を強くする

増精補腎望夕陽《ツェンチンプーセンワンシーヤン》

姿勢＝前の功法に続いて行います。

①両足を平行にして立ち、関節はリラックスし、やや曲げます。両手を伸ばし、左から右へ弧を大きく描き、腹前で両手を剣指に変えます。剣指のつくり方は人差し指と中指を合わせて伸ばし、親指と分け、薬指と小指は自然に曲げます。目は両手の動きに従って動きます。同時に息を吸います（図9）。

②腹前から剣指になり剣指の指心は下を向き、前から左後ろへ剣指で後ろ上の月をさすようにに動かし、同時に右足を左足の後ろにもってきて、左ひざを曲げます。目は左後方

を見て同時に息を吐きます（図10）。

③右足を元に戻し、同時に両手を下から右上方に移動し、目は手を追い、息を吸います。

④両手を上から下へ、続いて右後方へ円形を描くとき、両手剣指で右後方を指します。剣指の指心は下を向き、左足は右足後方に引き、足先を地につけます。右ひざは曲げ、しゃがむ姿勢になります。目は右後方を見て同時に息を吐きます。

要点＝両手で円形を描くとき手は伸ばします。緩慢に流れるように動かし、目は手の動きを追います。

足を後ろに引いてしゃがむ動作と、夕日を眺めるよう後ろへ手を伸ばす動作はバランスよく協調して行います。

夕日を眺めるとき、なるべく腰をひねって、できるだけ左へまたは右へ回すようにします。

イメージ＝夕日を眺め太陽の陽気を取り入れることをイメージします。

呼吸＝両手を上に上げるとき息を吸い、後ろへ剣指で月をさすとき、息を吐きます。

回数＝六回（一呼吸を一回とする）。

効果＝夕日を眺めるので陽気を上昇させ、腰部筋肉をつかって後ろを向くので精力を強くし、腎を補する作用があります。

6 肝胆を健康にし、海底の針を探す

平肝健胆海底針《ピンカンチェンタンハイティツェン》

姿勢＝前の功法に続いて行う。両足を平行に肩幅と同じに開けて立ちます。両手は真直ぐ伸ばして体側におきます。

①左手を伸ばして前から上へ上から後ろへとほぼ三六〇度大きく円形を描き、左足を一歩前に出して足先を地に軽く（虚歩）つけます。虚歩とは片足で立ち、片足は伸ばして足先を地につけ、かかとは上げています。重心を一方の足にかけ一方の足は虚（全部体重を足裏にかけていない）の歩法のことです。同時に右手を剣指に変え、剣心を左に向け、右手剣指で前上へ向け、目の高さから前下方に向け、左足先をさすようにし、目は剣指を見ます。同時に息を吐きます（図11、12）。

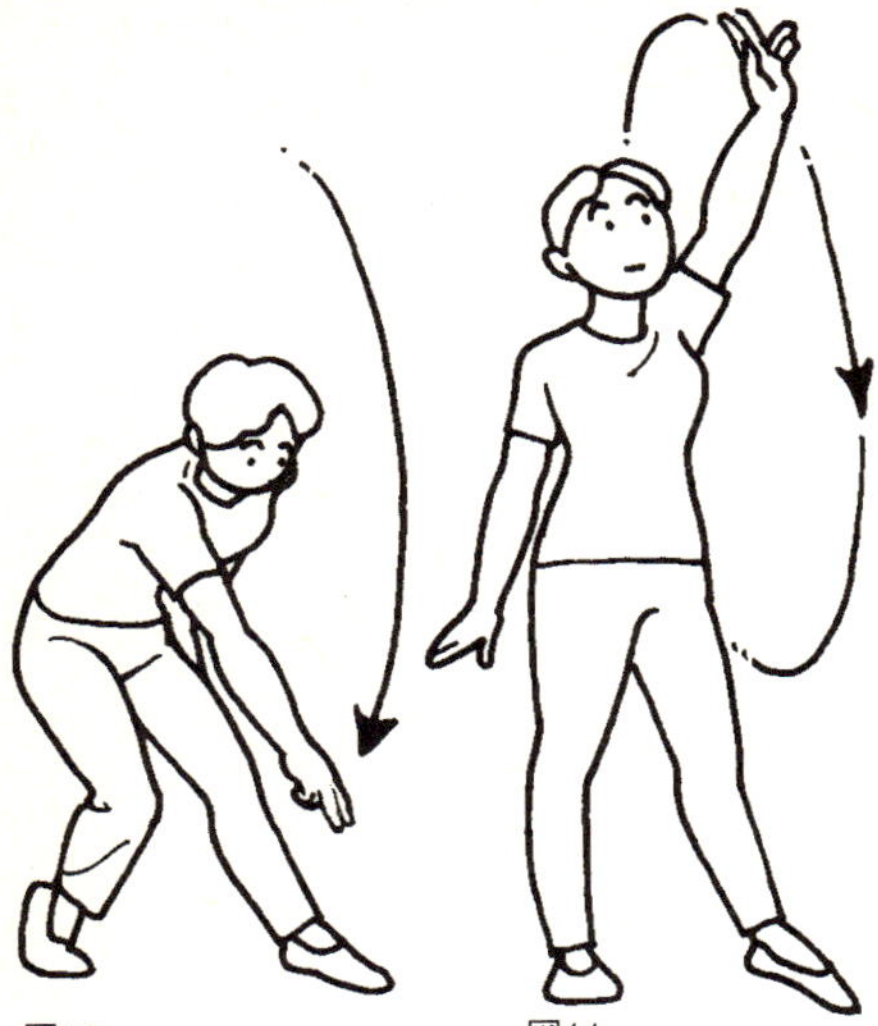

図12　図11

②右手を伸ばして上へ後ろへと円形を描くと同時に左足を元に戻し、つぎに右足を一歩前に出し、足先を軽く（虚歩）地につけます。同時に左手で剣指をつくり、剣心を右

に向け、この左剣指を前上に上げて、目の高さにきたら、前下方右足先をさすようにすし、同時に息を吐きます。

要点＝片方の手で円形を描くとき手を真直ぐに伸ばし、片方の手で下をさすとき、手はリラックスさせ、やや曲げます。虚歩の足を前に出す動作と、剣指で下をさす動作は一致させ協調させます。剣指はなるべく虚歩の親指に近づけるようにします。

イメージ＝海底にもぐり針を探すようにイメージし、気血を下げて肝を平らにし、気を静めることを意識します。

呼吸＝手を上げるときに息を吸い、剣指で下にさすとき息を吐きます。

回数＝六回（一呼吸を一回とする）。

効果＝気血を下げるので、虚火も下降して、肝胆を健康にし血圧を降下させる効果。

7 天を開き、地を開いて中枢を健康にする

開天劈地健中枢《カイティエンピーティチェンツゥンスー》

姿勢＝前の功法に続いて行います。足は肩幅と同じく開き、両足平行に立つ。両手は自然にして体側におきます。

①両手を伸ばして前上方に上げていき、手の平は相対します。目は前上方を眺め、同時に息を吸います（図13）。

②両手を伸ばし、相対していた手の平を上に向け、腰を曲げて徐々に手を下げ、両足の間を通って手を下後方に向けます。そのと

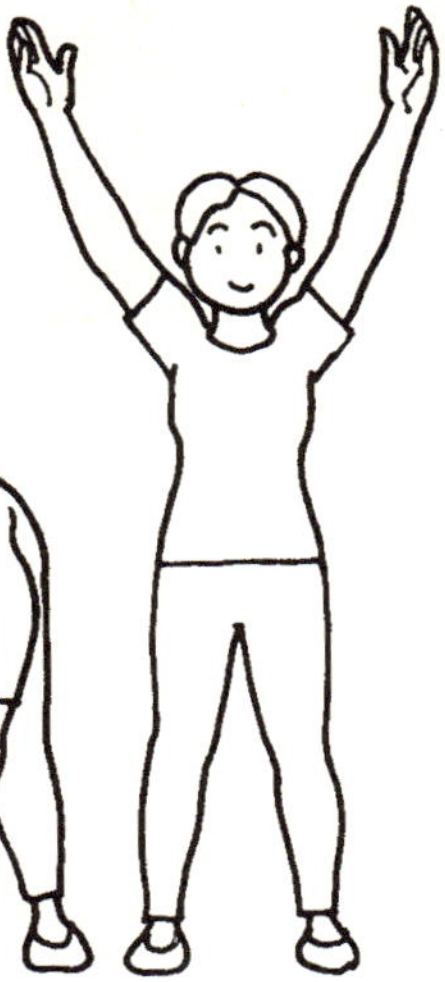
図13

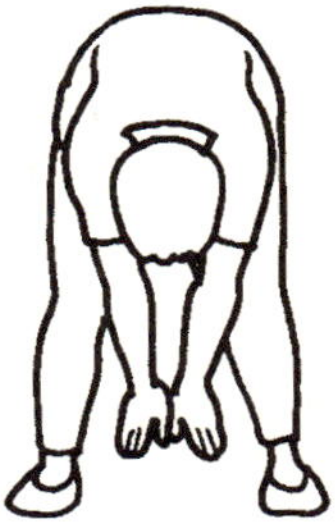
図14

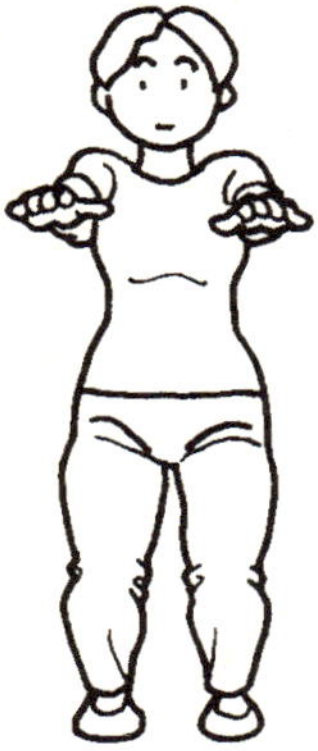
図15

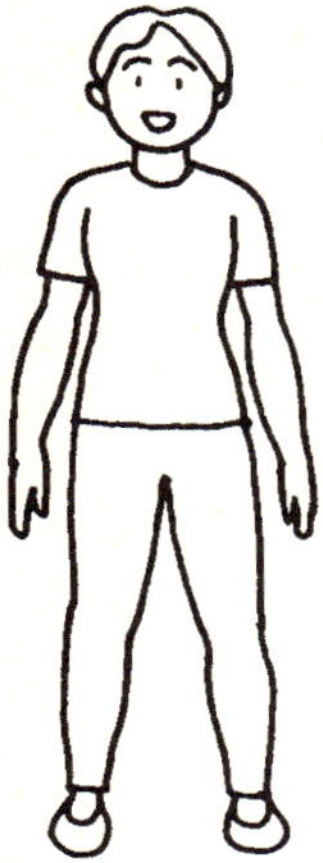
図16

き手の平は後ろを向く。目は両手甲を見て同時に息を吐きます（図14）。

③両手を伸ばし、後ろ下方から前にもってきて、両手は平行に真直ぐ伸ばします。手の平は下を向き、両足は膝を少し曲げて中腰になり同時に息を吸います（図15）。

④両足を伸ばして真直ぐに立ちながら、両手を体側にゆっくり戻し息を吐きます（図16）。

要点＝両手を上げるとき、下げるとき、体側に戻すとき、いずれも両手を真直ぐ伸ばします。頭をもち上げて上の手を眺めるとき、あまり頭をもち上げすぎてバランスを失わないよう適度にします。

手を下に下げるときは両足は真直ぐ伸ばし、両手を前に平行に上げるときと、しゃがむ動作は協調一致して行います。

イメージ＝青い空を飛び、海や山を越えて勢いよく、元気溌剌《はつらつ》をイメージします。

呼吸＝両手を上に上げるとき息を吸い、下げるとき息を吐きます。両手を平行に前に伸ばすとき息を吸い、体側に戻すとき息を吐きます。

回数＝六回（一呼吸を一回とする）。

効果＝天を開け地を開ける大きな動作によって中枢神経が訓練され、敏感度を増す。同時に中枢の陰陽（興奮と抑制）を調和させ脊椎を前後に整えます。

8 拳を鍛えて内力をつける

駕起衝拳展内力《チャーチツォンチェンツァンチィリー》

姿勢＝前の功法に続いて行う。両足は肩幅よりやや広くして、両足平行に立ち、両手は体側におきます。ここで使う馬歩の姿勢は両足を平行にして立ち、膝をやや曲げて下へしゃがみ、上半身は真直ぐに保ち、目は前を見て胸は張らない。ひざを曲げるがひざの頭が親指の先を越えないようにします。膝の曲げ具合で高位、中位、低位の馬歩に分けます。

①馬歩で立ち、両手は拳をつくり腰におき、拳心は上を向きます。上半身を左にひねり、同時に左手を曲げ、前腕の力で拳を外に返して左腰部につけ、拳心を上に向けます。目は左側を見て同時に息を吸います（**図17**）。

②馬歩で立ち、左拳を左腰部に戻すと同時に右拳を右腰部から、左側に向けて突き出し

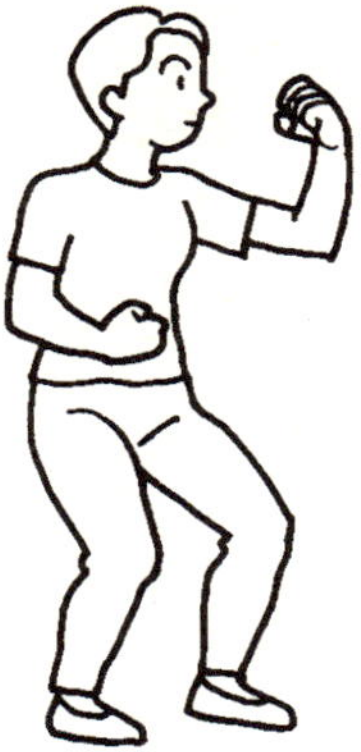

図17

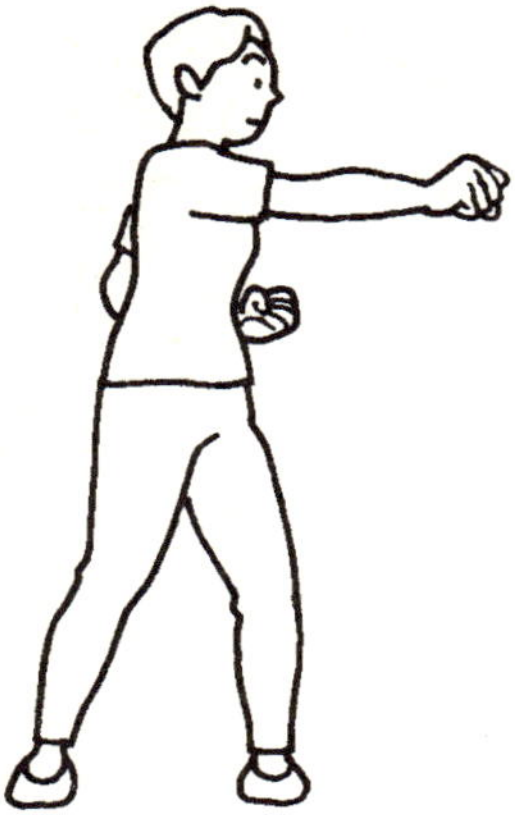

図18

ます。拳心は下を向き同時に息を吐きます**（図18）**。

③馬歩で立ちます。上半身を左へ回すと同時に右手を曲げて外へ倒し、右腰部に戻します。拳心は上を向き、目は右側を見て同時に息を吸います。

④馬歩で立ちます。右拳を右腰部に戻すと同時に、左拳を左腰から右側へ突き出し、拳心は下を向きます。目は拳の甲を眺めて同時に息を吐きます。

要点＝すべての姿勢は馬歩站桩の中馬歩の形を取ります。つまり両足は肩幅よりやや広くして両足平行に立ち、両ひざを曲げ、中腰になります（老人はひざを少しだけ曲げ、体重の重心をやや高くしてよい）。ただしひざ頭が足先を越えないようにします。

また拳を出すときは外力でなく内力（内勁）を使ってじわじわと内から動くようにします。握った拳は親指で中指、人差し指の上を押さえ、中指、薬指、小指は拳心にいれます。

イメージ＝拳を出したり戻したりするとき、気が体内を加速して運行する様子を想像します。

呼吸＝腰に拳をつけるとき吸い、突き出すとき息を吐きます。

回数＝六回（一呼吸を一回とする）。

効果＝すべて動作は外力を使わず、内力（内勁）を使うので、意識でもって気を引きだし、意識が動いて気が動きます。訓練によって、内力が増強します。

9 合掌して脊柱を左右に調整する

合掌擠腰整脊柱《ホーツァンチィヤオツェンチィーツゥー》

姿勢＝前の功法に続き、両足は肩幅と同じに開き、平行にして立ちます。

①両手を軽く合掌して顔の前におきます。指先を上に、中指の先を目の高さと同じにします。親指の先と鼻との間は約五センチ。つぎに体を左に曲げ、合掌した手は左に倒し、左肩にもってきます。指先は左上方を向き、腰は右へより、目は左前方を眺め、同時に息を吸います（**図19**）。

②体を右に曲げ合掌した手は右に倒します。手の位置は右肩の高さで、指先は右上方を

向きます。腰は左により、目は右前方を眺め、同時に息を吐きます（図20）。

要点＝両足は真直ぐにし、合掌した手を左へ、右へ倒します。このとき腰は左、右に追いやられ、動作は一致協調して行います。

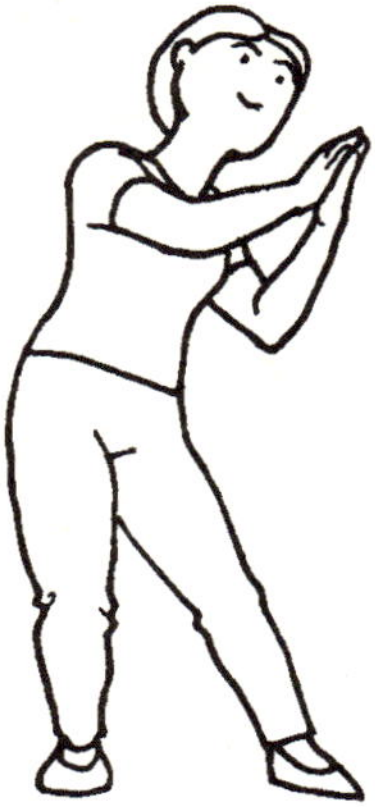

図19

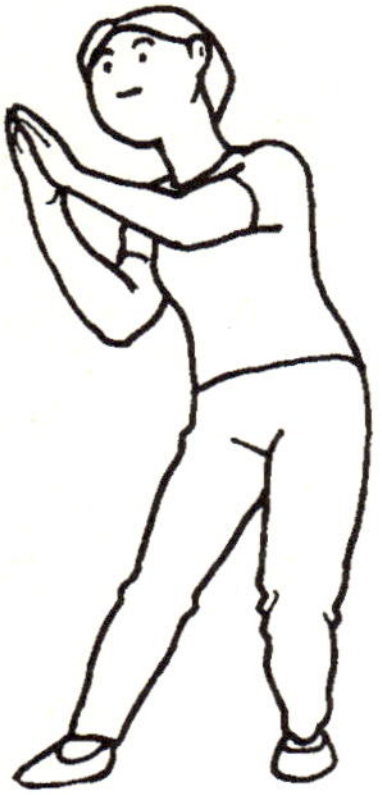

図20

イメージ＝腰を左右に動かし、自然に脊椎柱が左右に整復されることを想像します。

呼吸＝合掌した手が左へ倒されるとき吸い、合掌した手が右に倒されるとき吐きます。

回数＝六回（一呼吸を一回とする）。

効果＝頸椎、胸椎を左右に倒すので、腰椎もそれにつれて左右に追いやられます。脊椎が活動し、セルフコントロールするので、自然と脊椎が左右に整ってきます。

10 羽を広げて飛び肩、背中を活動させる

展翅飛翔活肩背《ツァンツーフェイシャンフォーチェンペイ》

姿勢＝前功法に続いて、両足を肩幅と同じく開いて平行に立ち、両手は体側におきます。

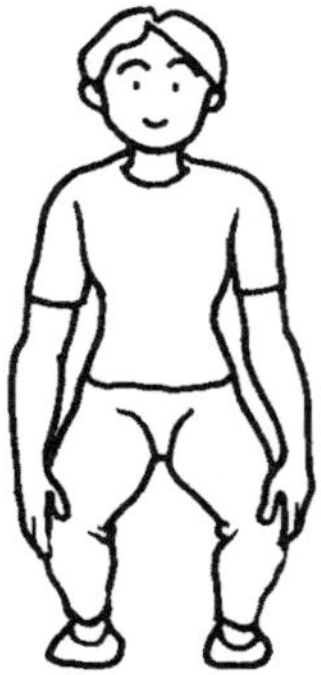

図21

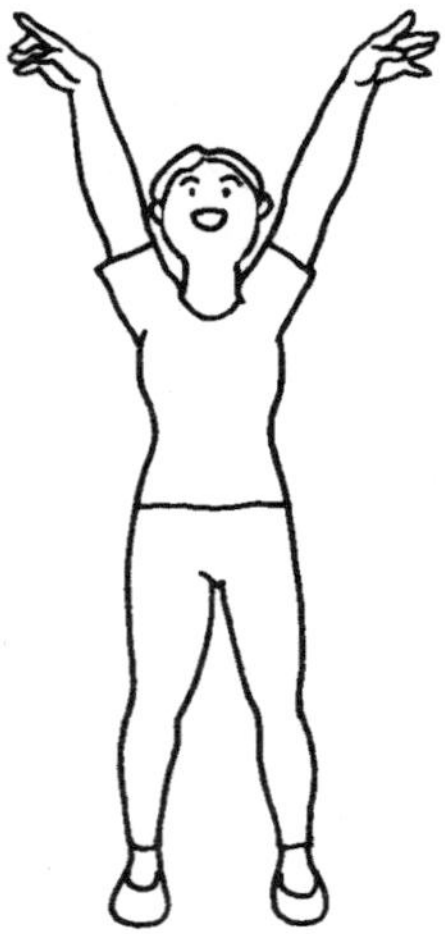

図22

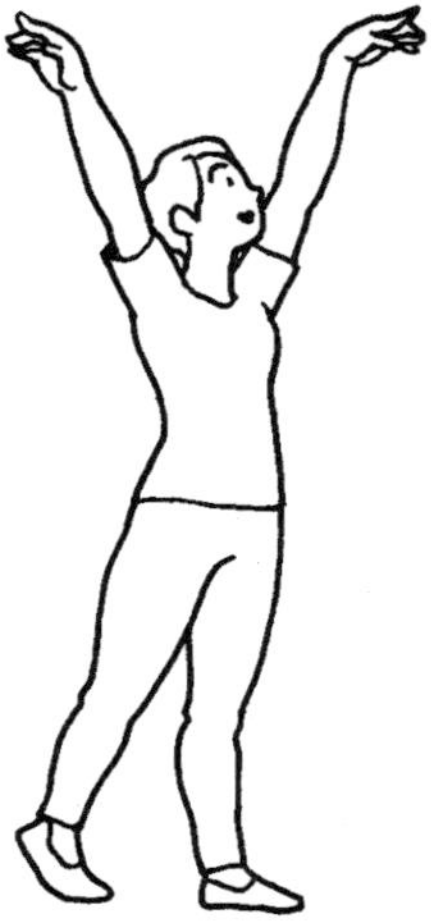

図23

①体を少し屈ませ、両手は両側か上に上げ、飛ぶように頭の上までもってきて、かかとは少し上げます。目は前上方を眺め、あたかも雁が前へ飛ぶようにし、同時に息を吸います（図21、22）。

②体を少し屈ませて、両手はやわらかく体の両側に下ろし、同時にかかとをつけ、目は前下方を見て同時に息を吐きます。

③上半身を少し左へ回し、重心を左足に移すと同時に両手を両側から上に上げ頭の上までもってきて飛ぶ動作をします。右足かかとを少し上げ、目は左前を見て同時に息を吸います（図23）。

④体は少ししゃがみ、両手はゆっくり、体の両側に下ろしていきます。かかとをつけ、

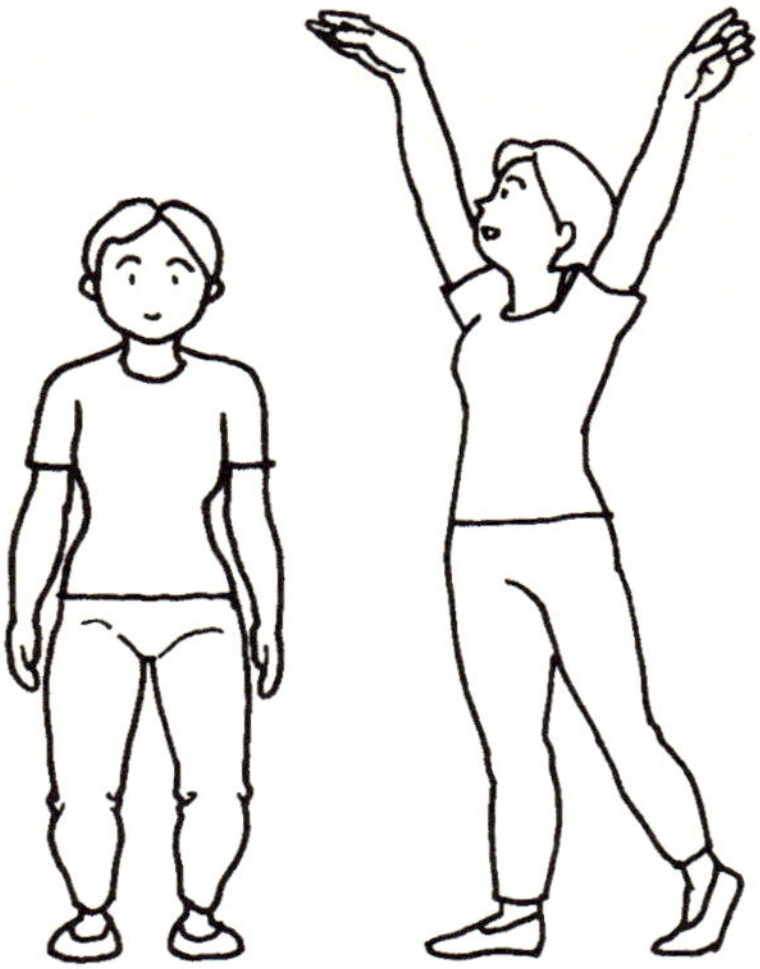

図25　図24

目は左前方を見て同時に息を吐きます。
⑤①に同じ（**図24、25**）。
⑥②に同じ。
⑦上半身を少し右に回し、重心を右足に移すと同時に両手を両側から上に上げ、頭の上までもってきて、飛ぶ動作をします。このときかかとを少し上げ、目は右前方を見て、同時に息を吸います。
⑧体を少し屈めて、両手はゆっくり体の両側に下ろし、足のかかとを着けます。目は右前方を眺め、同時に息を吐きます。
要点＝手首はやわらかく動かし、手を下げるときは腹前で交差しないように両側に下ろします。また手を上げるときは手と手は接触しないようにし、手の上げ下げと呼吸を合わ

せて行います。

イメージ＝大雁が天空を前へ、左へ、右へ自由に飛ぶことをイメージします。

呼吸＝手を上げるとき吸い、下げるとき吐く。

回数＝六回（一呼吸を一回とする）。

効果＝肩関節周囲炎に治療効果があるほか、精神の緊張を解除、めまい、頭重、頭痛、神経症に有効。また平衡機能を訓練します。

11 馬のたてがみをなで、糖尿を除く

野馬分鬃利糖尿《イエマーフンゾンリータンニャオ》

姿勢＝前功法に続いて、両足を平行にして立ち、両手を体側におきます。

①左足を右足によせ、左足先を地につけ、重心は右足におきます。同時に左手を下、右手を上にボールを右胸前で抱くようにします。目は右手方向を見て同時に息を吸います（**図26**）。

②左足を左へ一歩踏み出し、重心を左に移動し、左手を左へ、右手を右下方へ移動します。このとき内勁で動かします（特に左手は内勁を使って動かす）。左右の手をそれぞれ移動した後左手の平は内を向け、右手の平は下を向けます。目は左前方を見て同時に息を吐きます（**図27**）。

③右足を左足によせ、右足先を地につけ、重心は左足に。同時に右手を下、左手を上にしてボールを左胸前で抱きます。目は左手

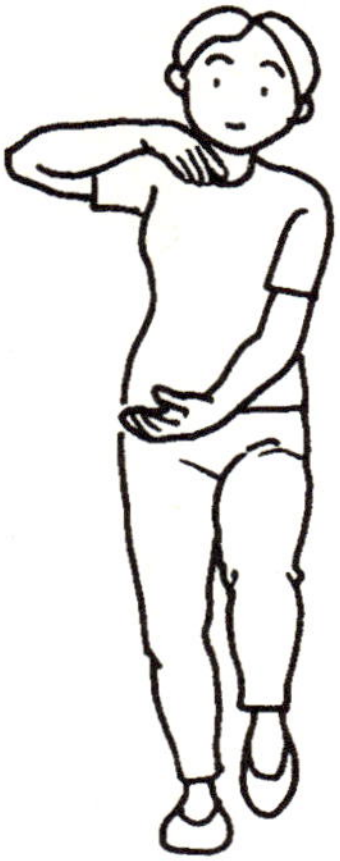

図26

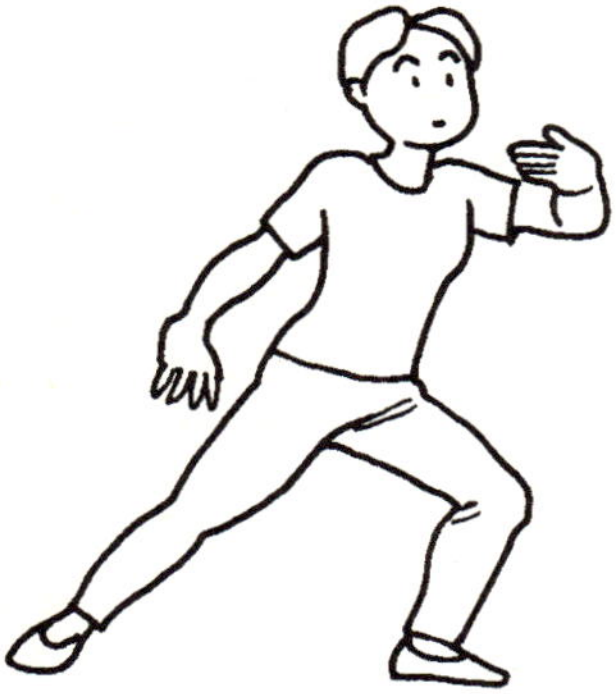

図27

方向を見て同時に息を吸います。

④右足を右に一歩踏み出し、重心を右足に移し右歇歩《シェプ》（止める）になります。同時に右手を右に出し、左手は左下へ引きます。同時に両手の平は一・五センチくらい離して接するようにし、右手は内勁を使って動かします。目は右前方を見て同時に息を吐きます。

要点＝左右に足を踏み出すのと、両手を左右に引くとき、動作は協調一致すべきで、左歇歩のとき左手左足を曲げます。右手右足は伸ばします。右歇歩のとき右手右足は曲げ、左手左足は伸ばします。

イメージ＝馬の鬣《たてがみ》をなでるように規則正しく、体内の余分な糖分を分解するように。

呼吸＝両手でボールを抱くとき吸い、両手を両側に引くとき吐きます。

回数＝六回（一呼吸を一回とする）。

効果＝腎臓と膀胱の機能をよくし、糖尿病に一定の効果があります。

12 両手を押し出し腰背を真直ぐに

双手推掌挺腰背《スァンソウトエツァンティンヤオペイ》

姿勢＝前の功法に続いて行います。

①馬歩で立つ。両手の平を上にして腰に。目は真直ぐ前を。同時に息を吸う（**図28**）。

②馬歩で立つ。両手を手の平を外へ向け、立掌の形で腰から前へ押し出す。目は前を見る。同時に息を吐く（**図29**）。

要点＝馬歩站桩の形で立ち、上半身を真直ぐにして同じ姿勢を保ち、両手は押し出すとき内勁を使って押し出すようにします。姿勢は中位馬歩にし、高齢者は高位馬歩がよいでしょう。

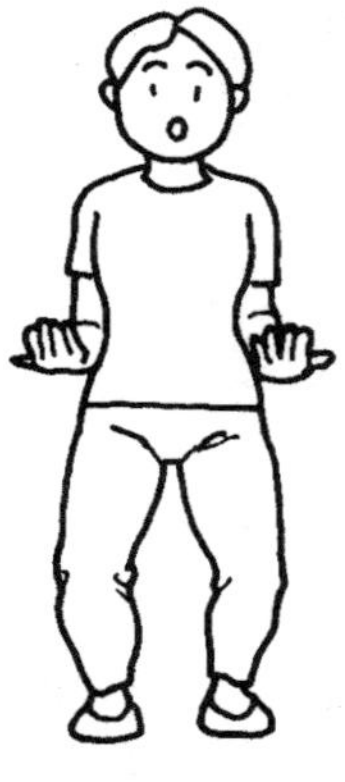
図28

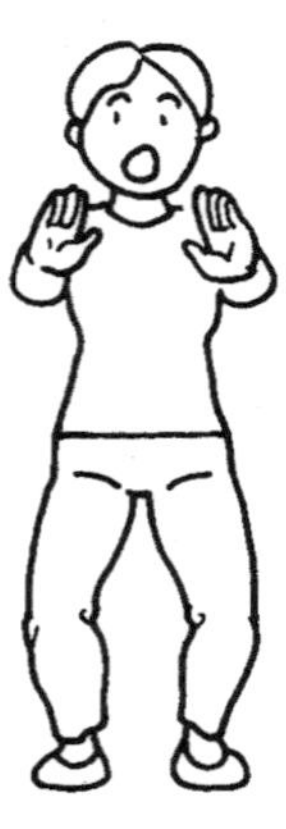
図29

イメージ＝馬歩で手を前に押し出し、身体を鍛錬して腰背を鍛えることをイメージ。

呼吸＝両手を腰に戻すときに息を吸い、前へ押し出すときに息を吐きます。

回数＝六回（一呼吸を一回とする）。

効果＝両手を内勁を使って押し出すとき、上半身は真直ぐにした姿勢を保つよう心がければ腰背部を真直ぐにし、脊椎柱の老化、前湾、猫背の予防になります。

13 丹田をマッサージして胃腸を丈夫にする

丹田按摩補腸胃《ダンティェンアンモープーツァンウェイ》

姿勢＝前功法に続いて行います。

①立った姿勢で男性は左手を内に右手を外に、女性は逆にして軽く重ねて下腹部右下におきます。つぎに右上方へ、左上方へ腹部を軽くマッサージします。目は前を見て同時に息を吸います（**図30**）。

②両手を重ねて左上腹部におき、左下方から右下方へマッサージします。目前を見て同時に息を吐きます（**図31**）。

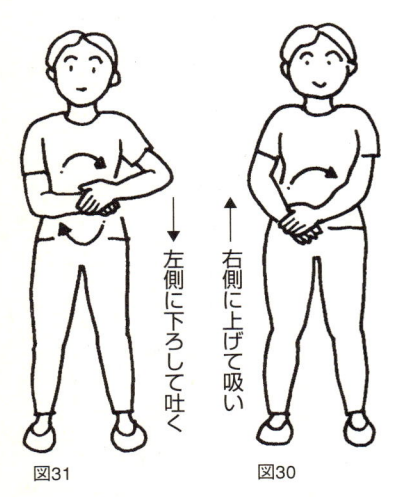

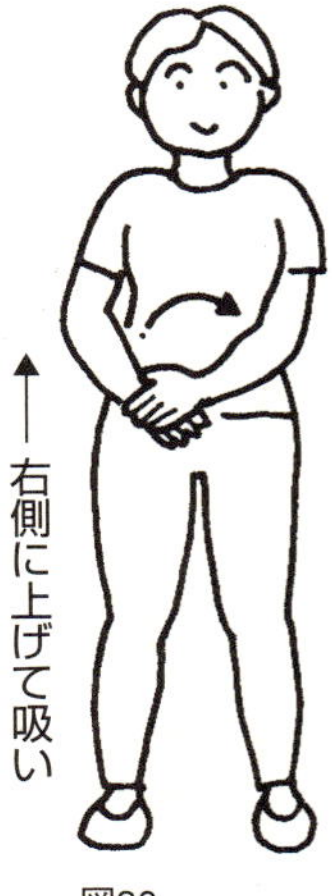

図30

図31

要点＝すべての動作は立って行います。両手を重ねて腹部におき、按摩はあまり軽すぎても重すぎてもいけません。マッサージの動作は連続して円形に行います。上腹部膻中穴を中丹田とし、下腹部気海穴を下丹田と呼びます。

イメージ＝腹部マッサージにより、腹部が暖かくなり、胃腸の蠕動がよくなり、胃腸を丈夫にすることをイメージします。

呼吸＝両手で右下方から右上方、左上方にマッサージして上げていくときに吸い、両手で左上方から左下方さらに右下方になで下ろすとき吐きます。

回数＝各六回（一呼吸一回とする）。

効果＝両手の外気で自分自身でマッサージすると、腹部の胃腸は蠕動を強化し、胃腸機能を調整して胃腸疾患を治療します。

14 正気を取り入れ、邪気をだす

採《ツァイ》入《ルー》正《ツェン》気《チイ》祛《チイ》邪《シェ》気《チィ》

姿勢＝前の功法に続いて行います。両足を平行にし、肩幅と同じくらい開けて立ちます。

①手の平を相対して、両手を平行に頭の上まで上げていきます。目は前上方を見て同時に息を吸います（**図32**）。

②左足を前に出し左弓歩になると同時に、両手を平行に前上方から左後ろへ動かし、あたかも邪気を捨てるかのようにします。目は手とともに左後ろ下方を見て同時に息を

吐きます（図33）。
③左足を元に戻し両手の手の平を相対させ前上方に平行に頭の上まで上げます。目は前上方を見て同時に息を吸います。
④右足を一歩前に踏み出し右弓歩《きゅうほ》になると同時に両手は前上方から右後ろ下方に動かし、あたかも邪気を捨てるかのようにします。目は右後ろ下方を見て同時に息を吐きます。

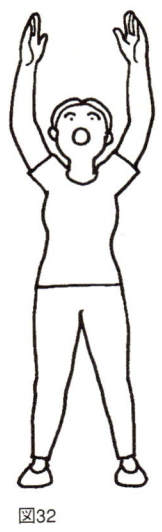

図32

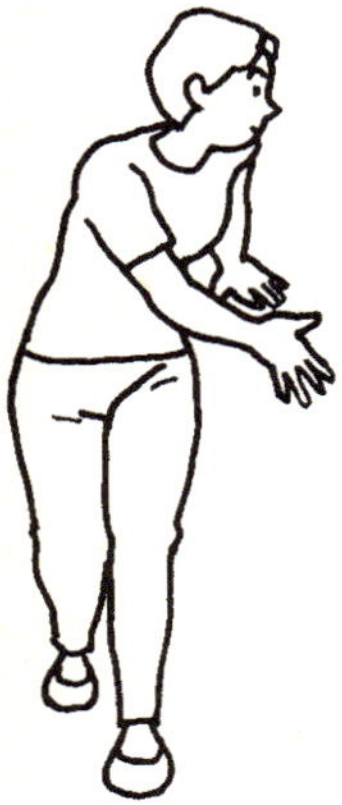
図33

要点＝真直ぐ立って、両手を前上方へ上げていく動作をします。または足を前に一歩踏み出して、手を後方へ動かす動作とともに足と手の動作は同時に行います。
弓歩とは一方の足を前に踏み出し、ひざを曲げて弓形になることをいいます。大腿と下腿でつくる角度は一二〇度くらいで、後ろの足は真直ぐ伸ばします。
イメージ＝両手を伸ばして大量の正気を取り入れ、それから大量の邪気を体の両側後方へ排出することをイメージします。
呼吸＝両手を上に上げるときに息を吸い、

後方へ両手を動かすときに息を吐きます。

回数＝六回（一呼吸を一回とする）。

効果＝大量の正気を取り入れ、大量の邪気を出すので、人体の免疫作用を増し、「扶正祛邪《ふせいきょじゃ》（正気を補って邪気を除去する）、増進健康」の作用があります。

15 経絡に気を通して、病気の根元を取り払う

通経活絡鏟病根《トンチンホーローツァンピンケン》

姿勢＝前の功法に続いて行います。両足を平行にして肩幅を同じくらい開けて立ちます。両手は自然に体側におきます。

①左手を伸ばして前から後ろへ輪を描き、左体側へもってきます。右手を伸ばし、手の平は左へ向け前上方へ、頭上へ上げていきます。目は右手を見て、同時に息を吸います（**図34**）。

②左足を伸ばして足先を軽く（虚歩）地につけ、同時に右手を伸ばして、手の平を左へ向け、右胸から左下方にそって大腿内側から下腿内側、足の内側にずっと右手をスコップにたとえ、病の源を掘り出してしまうようにします。目は前下方を見て同時に息を吐きます。つぎに右手を伸ばし、右足を前に伸ばします。逆方向で同じ動作を行います（**図35**）。

要点＝輪を描いて上に上げる手、下にスコップを下ろす手、両手の動作と足の動作が連続して、バランスよく行います。

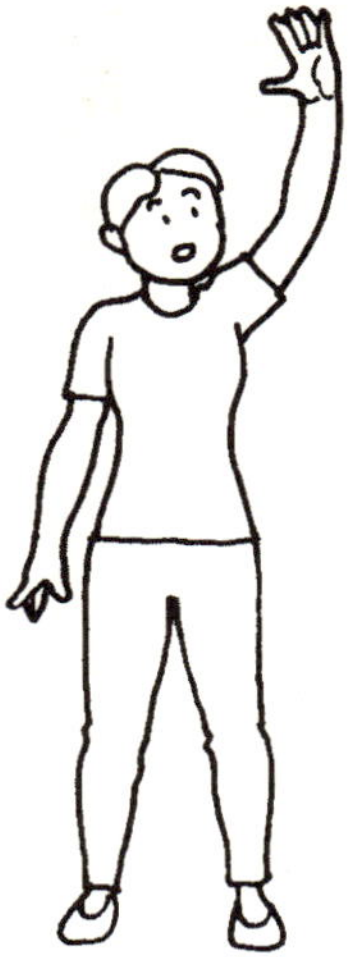

図34

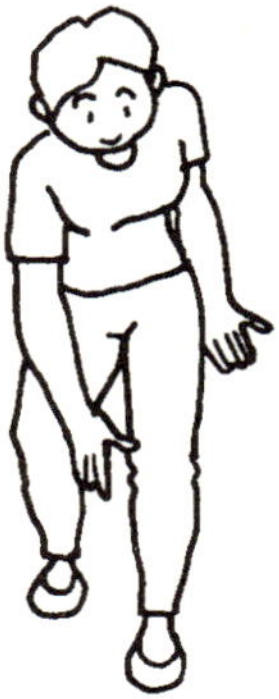

図35

呼吸＝手を上に上げるとき息を吸い、手を下に下げるとき吐きます。

回数＝六回（一呼吸を一回とする）。

効果＝経絡を疎通させ、体質を増強させ、疾病を治癒し、病の根源を除去します。

16 全身に気を運び身心を強くする

周身運気強身心《ツォーセンインチイチャンセンシン》

姿勢＝前の功法に続いて行います。両足は肩幅と平行にして立ち、両手を体側におきます。

①上半身は真直ぐに保ち、少ししゃがんで、両手の平を相対して、左足関節の外側から下腿左外側、腹部左外側から胸部左外側を通って徐々に手も上げ、膝も真直ぐにしていきます。目は左前方を見て同時に息を吸います（**次頁図36**）。

②両手の平を相対させ方向を変えて、また胸部左外側から右外側へ徐々にひざを曲げて

屈んでいくと同時に手を下へ下ろしていきます。胸部右外側から腹部右外側、右大腿外側、下腿外側、右足関節外側にもっていきます。目は右前方を見て、同時に息を吐きます（**図37**）。

③徐々に起き上がると同時に、手の平を相対させ上へ上げていきます。右足関節外側から下腿右外側、大腿右外側、腹部右外側から胸部右外側まで両手を上げてくる。目は真直ぐ右前方を眺めて、同時に息を吸う。

④両手の平を相対させたまま、上へいく方向を下へ変え、胸部外側から左腹部外側、左大腿外側、左下腿外側の順に左外側をずっと左足関節外側まで手を下ろしていく。目は真直ぐ左前方を見て、息を吐く。

要点＝しゃがむときなるべく低くしゃがみ、上体が前倒しにならないようできるだけ上半身を真直ぐにする。

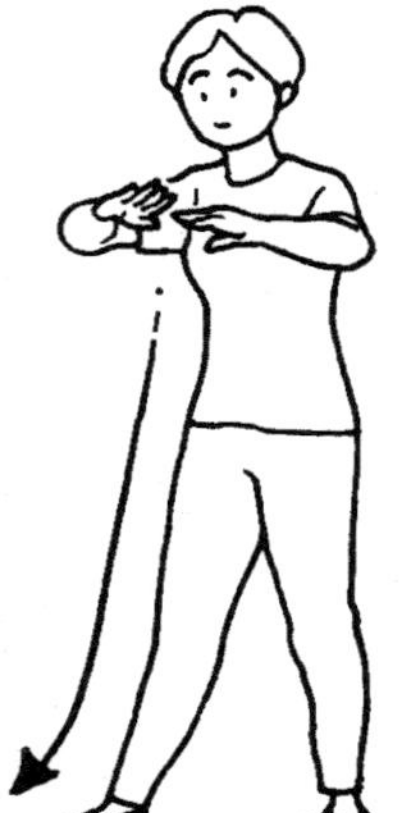

図37

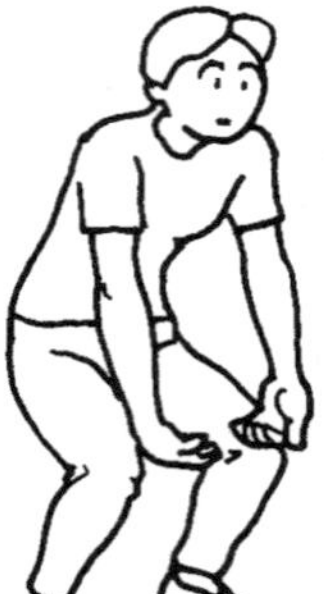

図36

イメージ＝あたかも生命エネルギーの気が体中十二経脈の内を流れ、気が大周天しているように思う。

呼吸＝手を上に上げるとき息を吸い、手を下に下げるとき吐く。

回数＝六回（一呼吸を一回とする）。

効果＝神経系統疾病及び心臓病に一定の効果がある。

17 天を喜び地を喜んで睡眠をよくする

歓天喜地益睡眠《ファンテンシーティイースイミン》

姿勢＝前の功法に続いて行います。両足平行にして立ち、両手を体側におきます。

①左足を上に上げ、左手を伸ばして手の平を前に向け、親指は下を向けます。左手は右上から左に向けると同時に右足は軽く飛び上がり、左足をもち上げ、左足を着地させます。左手は体側に戻します。右足は左足の前で交差して左へ進み、つぎに左足も左へ一歩進めます。目は真直ぐ前を見て、同時に息を吸います（**次頁図38、39、40**）。

②右足を上に上げ、右手を伸ばして、手の平を前に向け、親指は下を向き後ろ左上に向けます。右へ手を動かすと同時に左足は軽く飛び上がり、右足も上に上がり、そして右足着地します。右手を体側に戻します。左足は右足の前で交差させ右へ進み、これにつれて右足も一歩右へ進みます。目は真直ぐ前を見て、同時に息を吐きます。

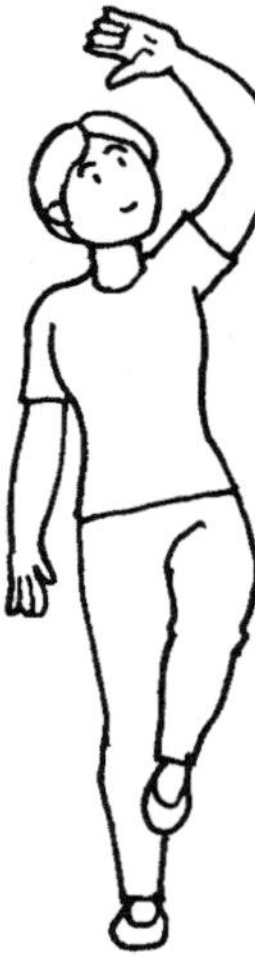
図38

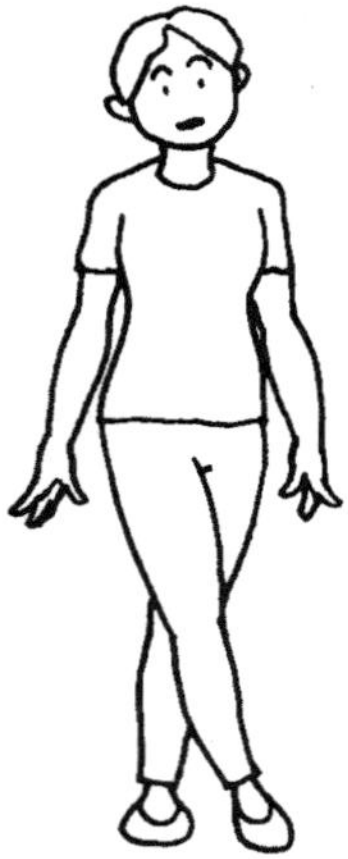
図39

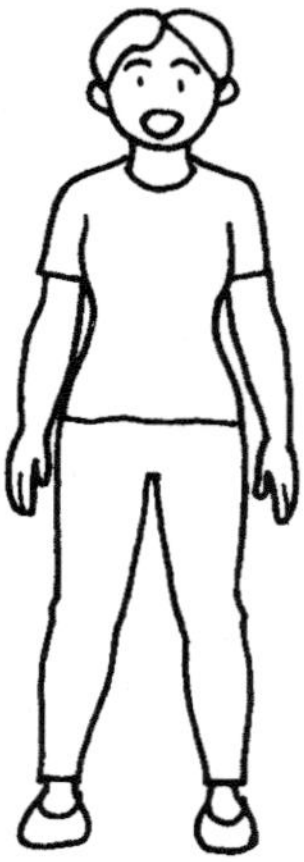
図40

要点＝手を動かすのと足のステップが協調一致して、リズム的に行います。全体の動作は連続して流れるように行い、天や地の自然を喜ぶ活発な様子を表わします。

イメージ＝生きた龍、生きた虎のように自然に活発で、天地の自然を喜ぶ愉快な境地を想像します。

呼吸＝左へ動くとき息を吸い、右へ動くとき息を吐きます。

回数＝六回（一呼吸を一回とする）。

効果＝雑念を払って、非常に愉快な心境になれるので、神経症、神経衰弱の治療に効果があります。また精神の緊張を除去して睡眠をよくする効果があります。

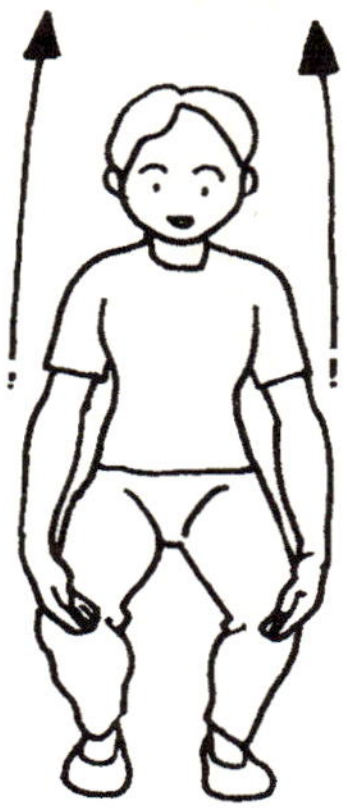

図41

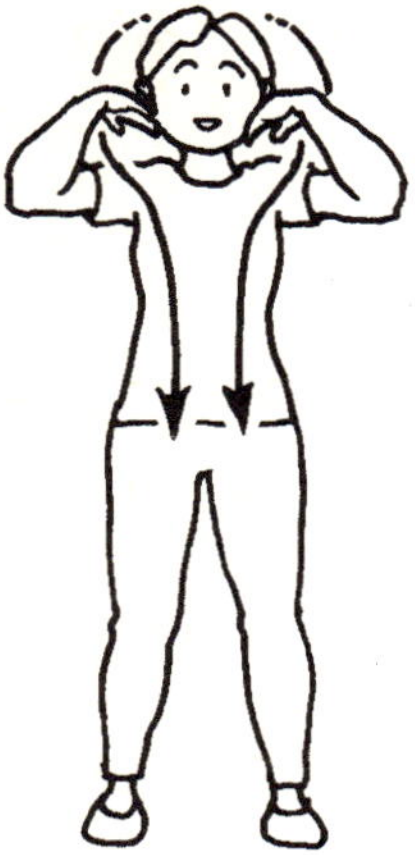

図42

18 手を下へ下げて気を落ちつかせ、楽しい気分

按掌平気楽滋滋《アンツァンピンチーローツーツー》

姿勢＝前の功法に続いて行います。両足を平行にして、肩幅と同じくらい開けて立ちます。手は両体側におきます。

①上体を真直ぐにして、しゃがんでいき、両手は手指を相対して、手の平を上に向け、腹前から胸前、顔の前から頭の上まで上げていきます。このとき息を吸います（**図41**、**42**）。

②手の平を返し、両手指が相対し、手の平が下を向き、頭部から頭部両側を下降して（耳の後ろ）頸部に、さらに肩前から胸前、

下腹部まで下ろしていき、同時に息を吐きます。

要点＝手はゆっくり上げていき、体もゆっくり立ち上がります。両手が頭を越えたら手の平を下に向けて、頭部両側から肩へと下げていき、体もしゃがんでいきます。そのとき上半身をなるべく真直ぐに保つようにします。

イメージ＝心を落ち着け気を沈めて、気を調和させ、安らかになります。たいへん楽しい気持ちで収功を行うことをイメージします。

呼吸＝手を上げていくときに息を吸い、手を下げていくときに息を吐きます。

回数＝六回（一呼吸を一回とする）。

効果＝高血圧、心臓病、肝臓疾患、神経症、糖尿病に一定の効果があります。

最後に両手の平をこすって終わりとします（**図43**）。

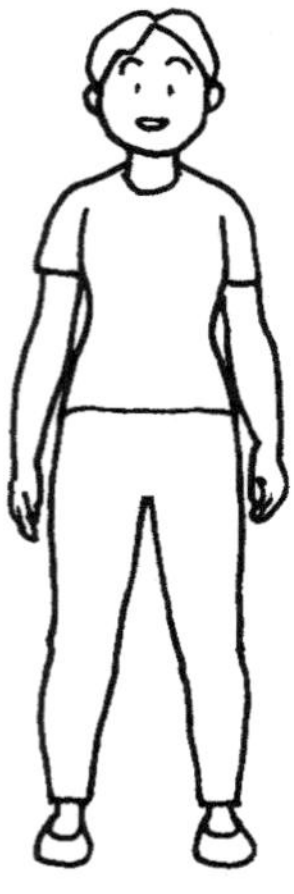

図43

第二章

プラス思考に意識変革する功法

1 あいうえお吐音法

気持ちを明るくする

林茂美編

1 あいうえお功法

孫思邈の養生功である吐音法は、五臟六腑に声波をひびかせて健康を守る功法で、古く千五百年前からありました。それを完成して六字法として広まってきたのが馬礼堂先生の「六字訣」です。しかし日本人にとっては中国語音の発声がむつかしいということで、六字訣を参考に「あいうえお功法」をつくってみました。

はじめの動作

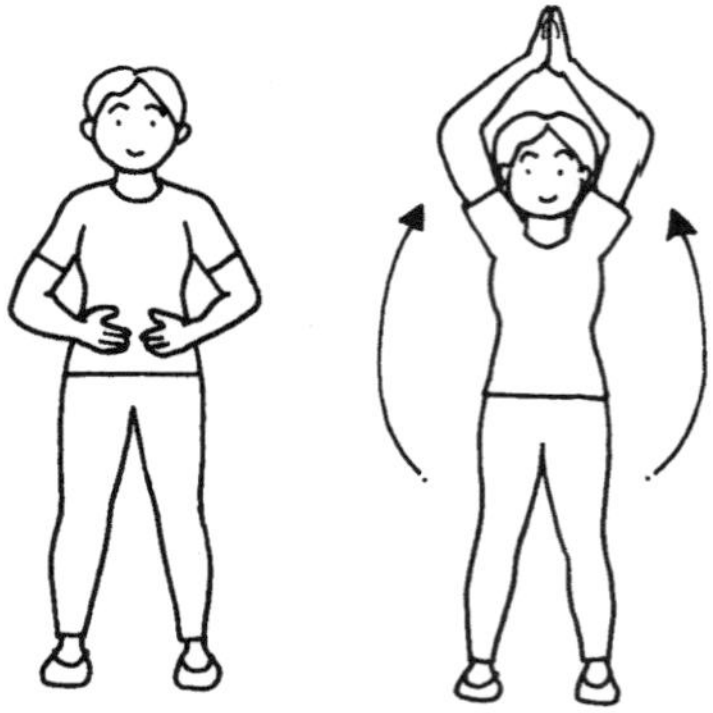

両足を肩幅にして静かにリラックスして立ちます。息を吸いながら、両手を頭上にもっていき、合掌し、息を吐きながら合掌した手をそのまま下ろして下丹田に向けます。

あ　字功＝肺に効果

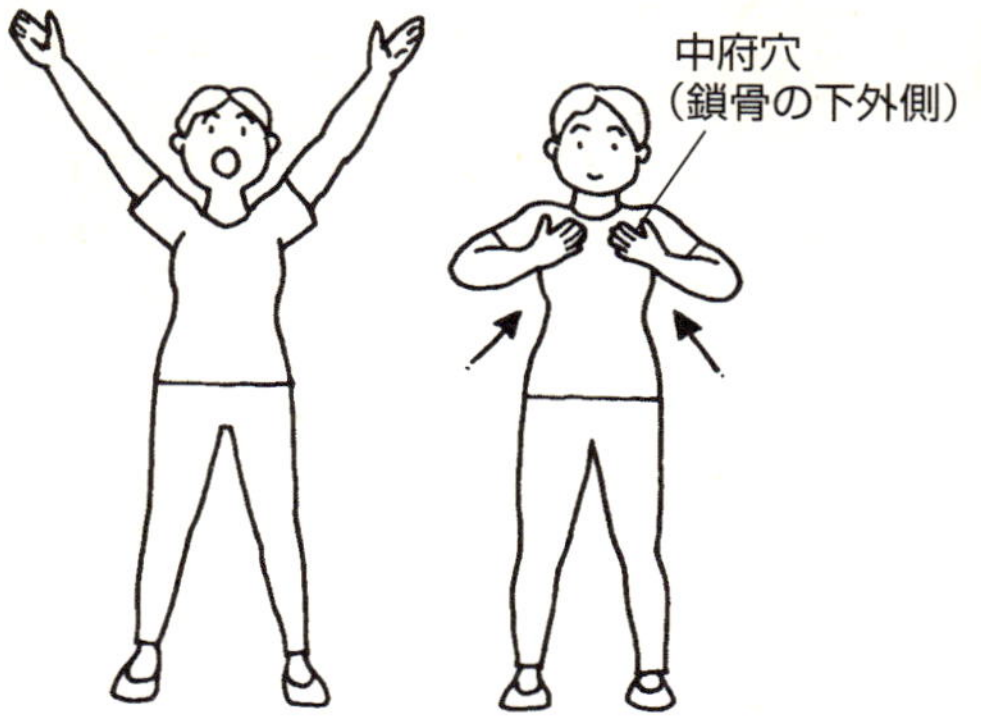

息を吸いながら両手を上げていき、手の平を中府穴に向け、その後、大きな口を開けて「あ〜」を発声しながら手の平を上に向けます。吸いながら、また両手の平を中府穴に下ろし、吐きながら体側に下ろします。

イメージ＝明るく強く。
効　　果＝免疫機能を高め、風邪、呼吸器疾患、鼻炎、皮膚疾患の治療と予防に有効。

い　字功＝腎臓に効果

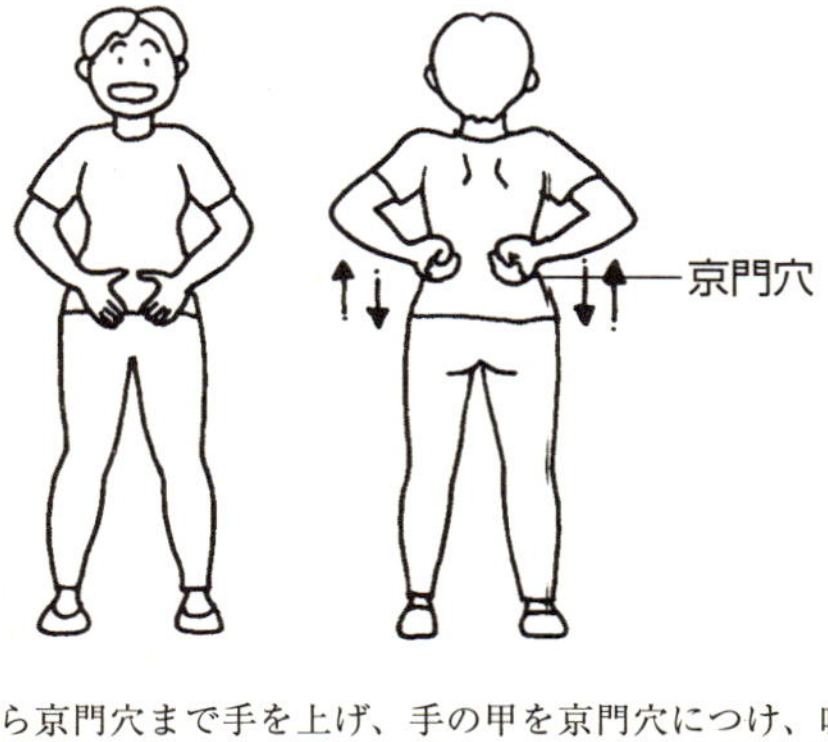

息を吸いながら京門穴まで手を上げ、手の甲を京門穴につけ、吐きながらその場でこすり下ろし、また吸いながらこすり上げ、手を肩の高さに上げます。「い〜」を発声しながら手の平を内下に向け、下腹部下丹田にあてます。

イメージ＝いつまでも元気……。
効果＝腎、膀胱、生殖器方面の疾患を防治する。

う

字功＝胃腸に効果

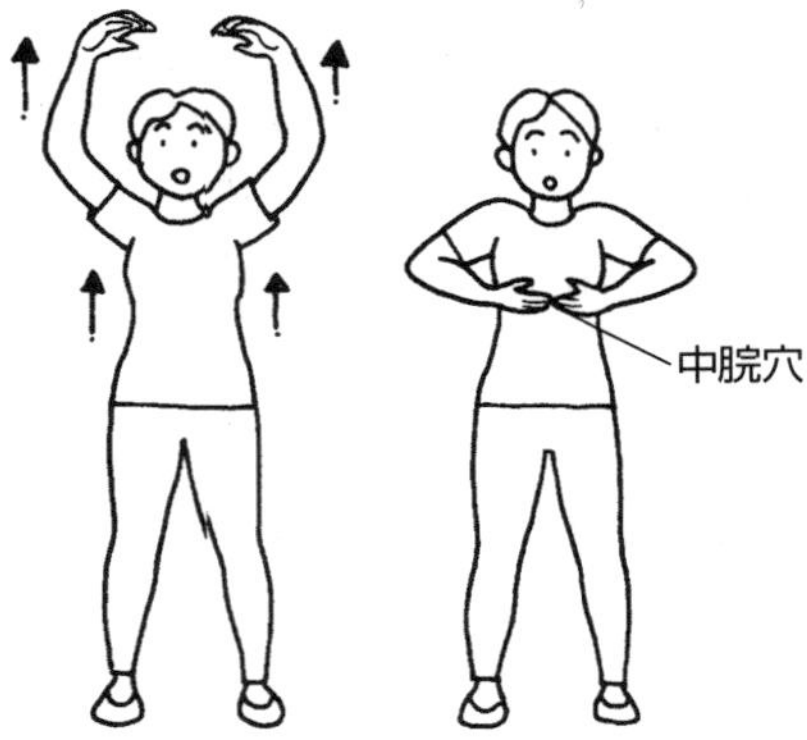

息を吸いながら中脘穴へ両手の平を内にしてもってきます。その後「う〜」を発声し、両手を振顫（しんせん）させながら両側に空へ鳥が飛び立つように手を伸ばしていきます。同時に息を吐きます。また吸いながら両手を中脘穴に戻し、息を吐きながら体側に下ろします。

イメージ＝上を向いて。
効果＝胃腸障害、食欲不振、下痢。

え

字功＝肝臓に効果

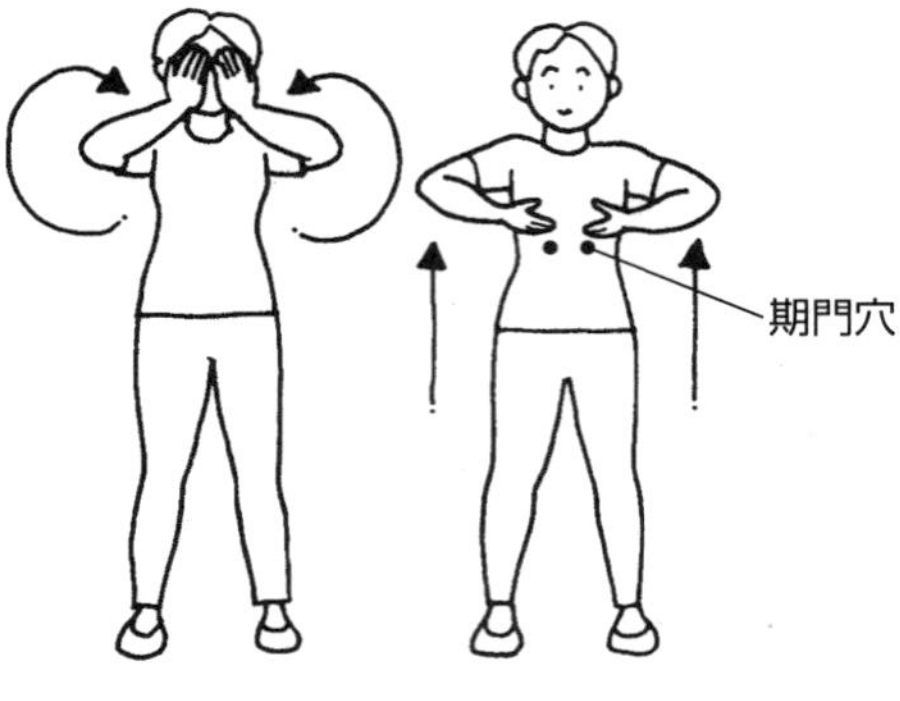

息を吸いながら両手の平を内にして期門穴まで上げ、息を吐きながら「え〜」を発声して両手で気を集めるようにして目の前にもってきます。気を吸いながら期門穴に下ろし、また息を吐きながら体側にもってきます。

イメージ＝笑顔たやさず…。
効果＝肝臓疾患、イライラ、不安など、めまい。

お　字功＝心臓に効果

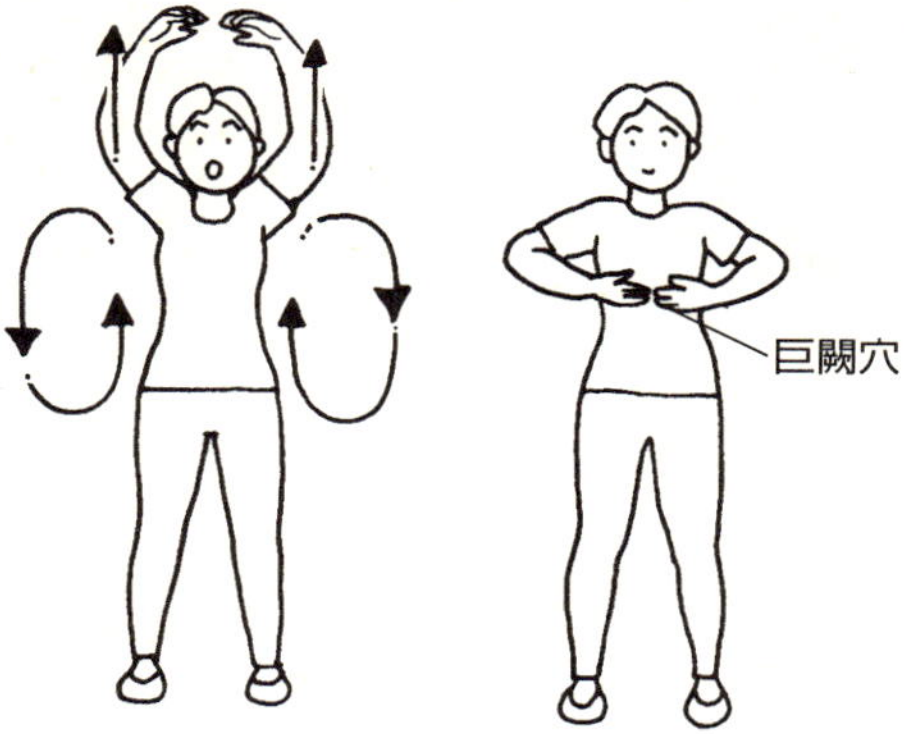

息を吸いながらみぞおちの下一寸の巨闕（こけつ）穴に手の平を内にして上げていきます。「お～」を発声しながら息を吐き、両手を振顫させながら両側に弧を描き、さらに上に上げていきます。吸いながら巨闕穴まで下ろし、さらに吐きながら両側へ下ろします。

イメージ＝大きく大きく羽ばたこう！
効果＝動悸、心臓疾患、ノイローゼ、不眠症など精神的疾患。

終わりの動作

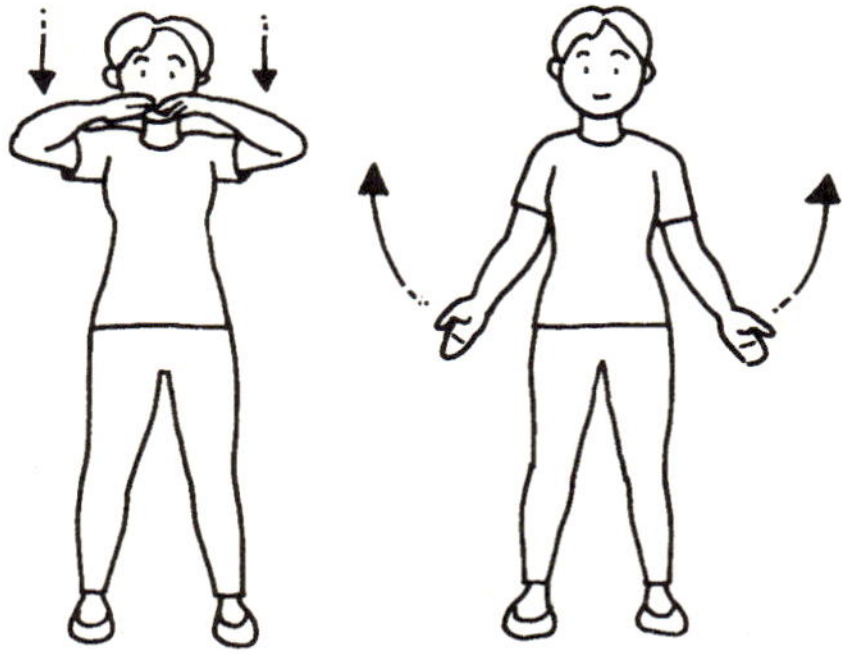

手を上に伸ばして息を吸い、額のところへきたら手の平を下に向けて下げながら息を吐きます。

一日一回「あ～お」まで一字を六回ぐらい順次繰り返して行います。また自分の弱い臓腑の字は六回から始めて三十六回ぐらいまで増やしていきます。

2 心をまるくする 天地玩球気功法

林茂美編

天地ボール遊び

私たち小宇宙と天地の大宇宙がとけあってお互いに物質や情報を交換し合いながら、天地人合一の気分で天と地、陰と陽を意識してボールを動かして遊ぶという功法です。手の平の労宮穴を意識し、労宮穴に気を感じながら行ってみましょう。練気入門としてもよく、また労宮穴を開けて気の出入りが感じられるようにもなるでしょう。なるべく静かな空気のよいところで練習してみてください。気がよい電磁波のように感じられると気の練習に熱心になります。

①立禅

両足を肩幅と同じくらいに開けてリラックスして立ちます。

両手を重ねて臍下丹田におき、下腹部で手の平の暖かみを感じます。

三回深長な腹式呼吸をします（図1）。

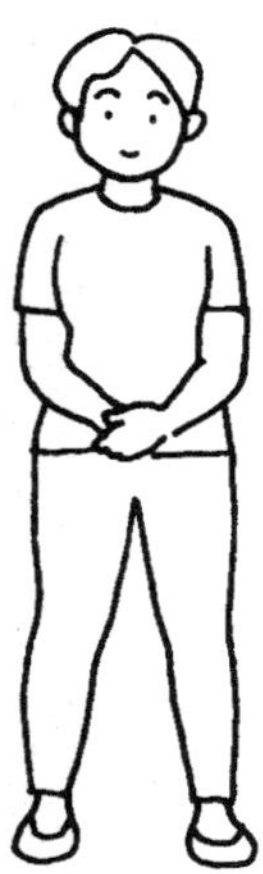

図1

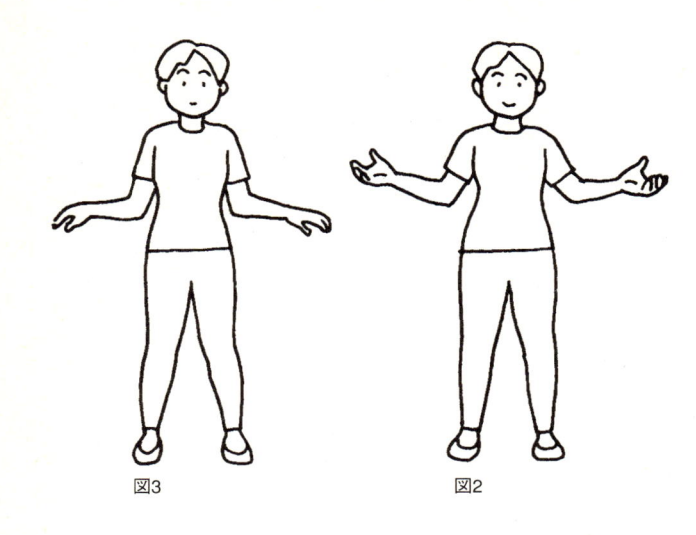

図2

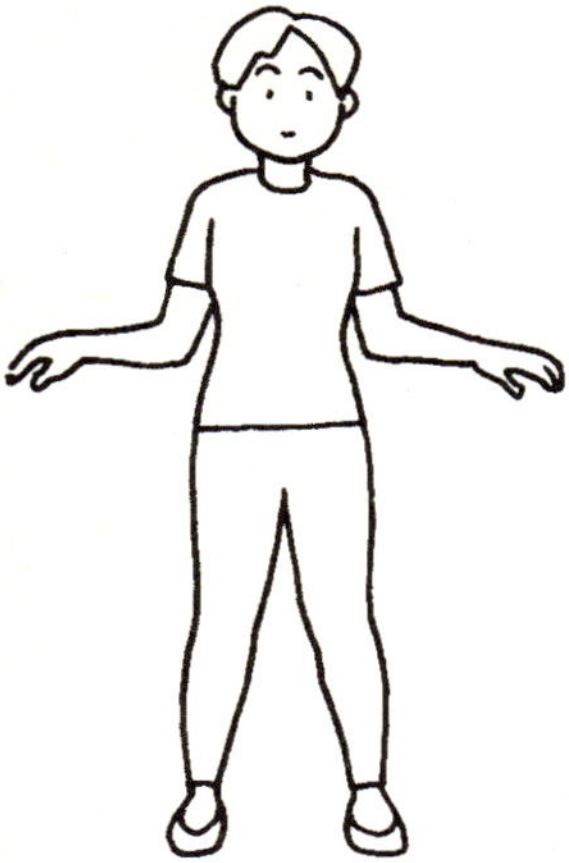

図3

②天の気を感ず

天の気を感じるように手の平を上に向け、徐々に上へ上げていきます（図2）。

自分が気持ちのいいと思うところにとどめ、はるか宇宙のかなたから注がれる天の気を感じます。

③地の気を感ず

手の平を下に向けて、地の気を感じるように、上から下へ徐々に手の平を地に近づけ、地の気のぬくもりを楽しみ、地の引力を感じとります（図3）。

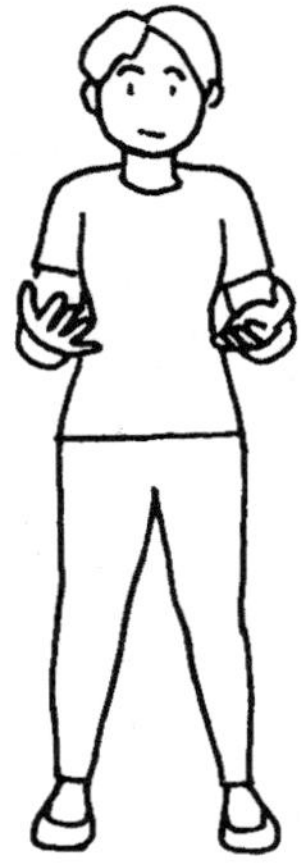
図4—1

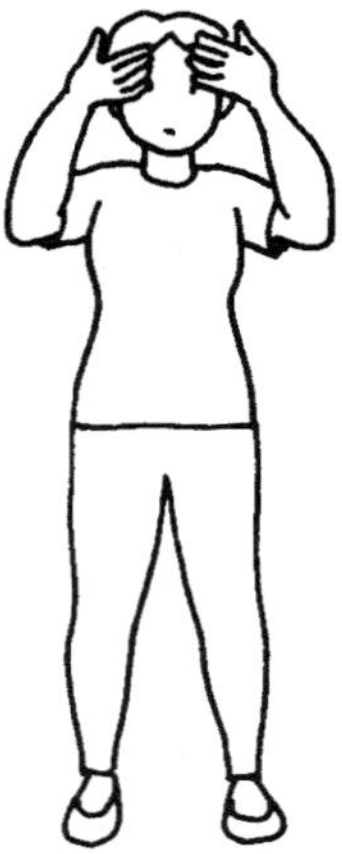
図4—2

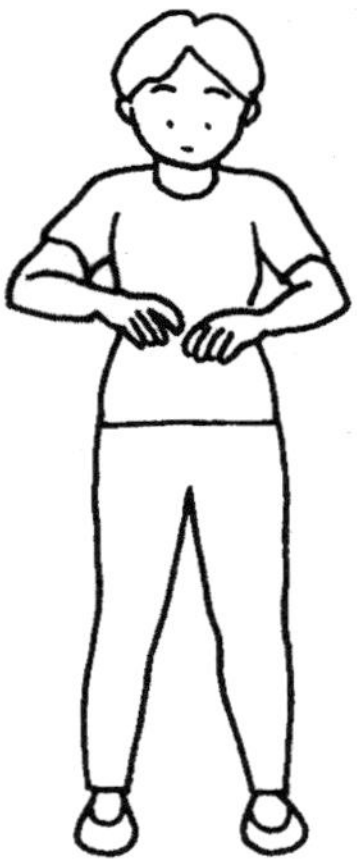
図4—3

④上下にボールを運ぶ

最初は軽い紙フーセンの小さいものから大きいもの、最後は鉄球を想像して、上下にボールを浮き沈みさせます。

温暖な太平洋の水につかってゴム風船でも手にのせているように想像して練習してみてください（図4—1）。

吸いながら上へ浮かせ、吐きながら下へ沈めます。

そうすると指に水圧を感じたりして意識が手にくるので頭は休まります（図4—2、4—3）。

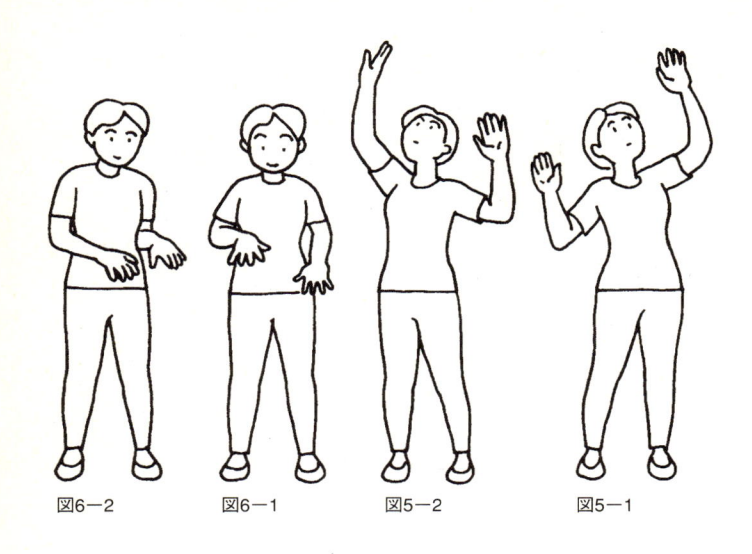

図5—1

図5—2

図6—1

図6—2

⑤天つき

両手の平を天に向け、交互に伸ばして、天をつくようにします（図5—1、5—2）。

特に気感の良いところを選んで行うとよいでしょう。

⑥地つき

両手の平を地に向け、手まりをはずませるようにします。

交互についても両手をそろえてついてもよいでしょう（図6—1、6—2）。

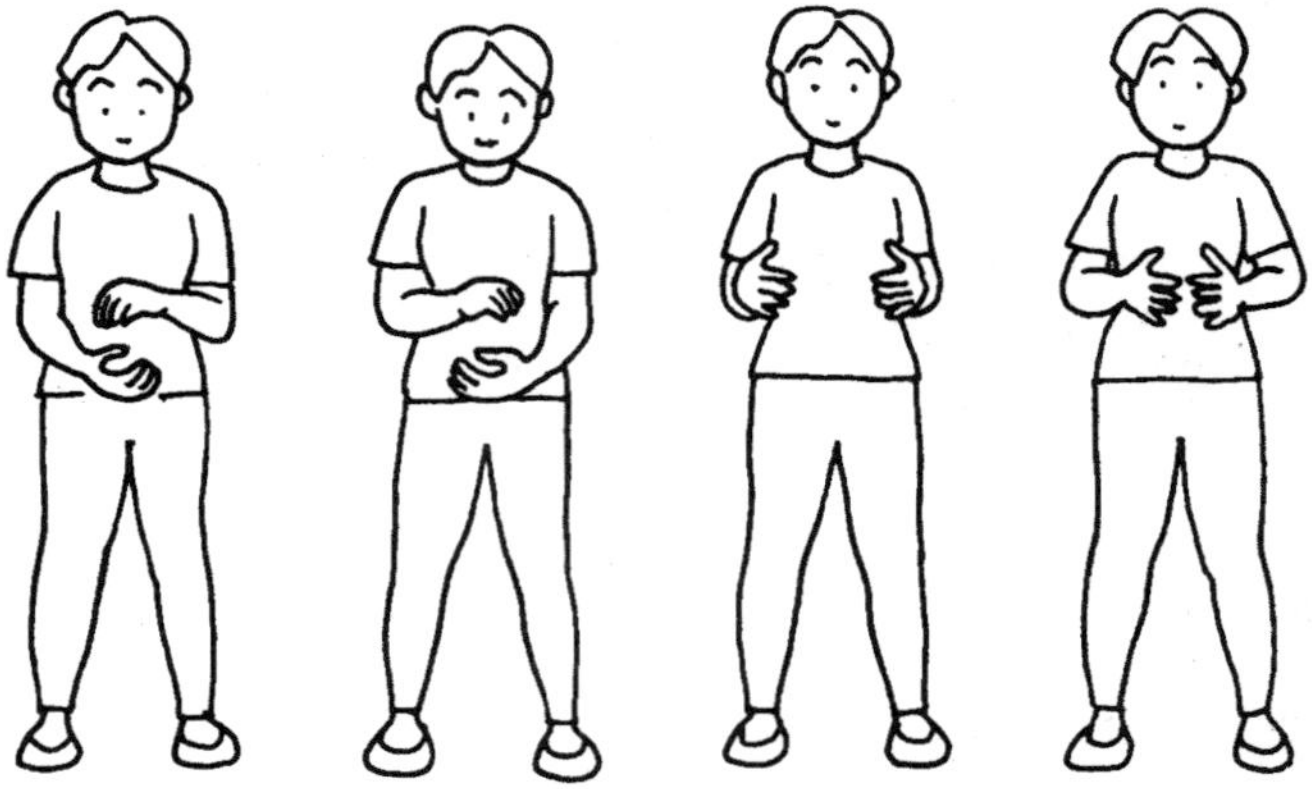

図7—4　図7—3　図7—2　図7—1

⑦練気

腹前で両手を近づけたり、遠のけたりして気を圧縮したり、拡散したりして練気します（図7—1、7—2）。

両手に磁力のような気感を感じるでしょう。胸腹前で右手を上、左手を下に縦に両手の平を向かい合わせ、遠ざけたり近づけたりして練気してもかまいません（図7—3）。

手の平に入ったボールをこねるように左から右へ、ひっくり返してまた右から左へ繰り返します（図7—4）。

手と手の間は一五センチくらいにします。

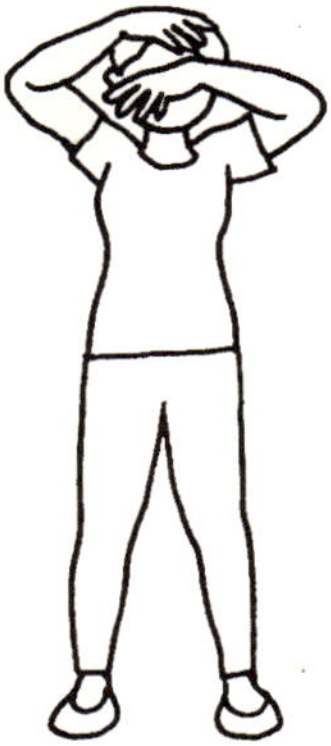

図8—1

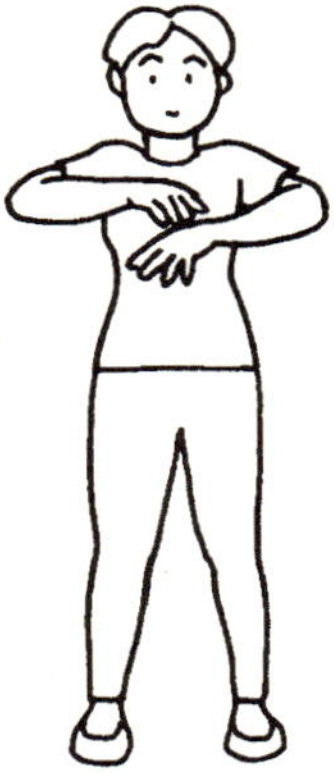

図8—2

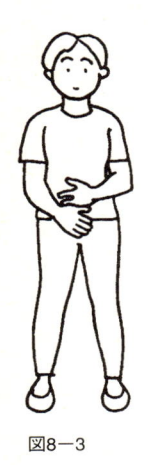

図8—3

⑧貫気

練った気をそれぞれ上丹田、中丹田、下丹田に貫注します。両手の平を内に向け、水か空気を自分に浴びせかけるようにやわらかく手を動かし、宇宙エネルギーが注がれるのを三昧気分で味わいましょう（図8―1、8―2、8―3）。

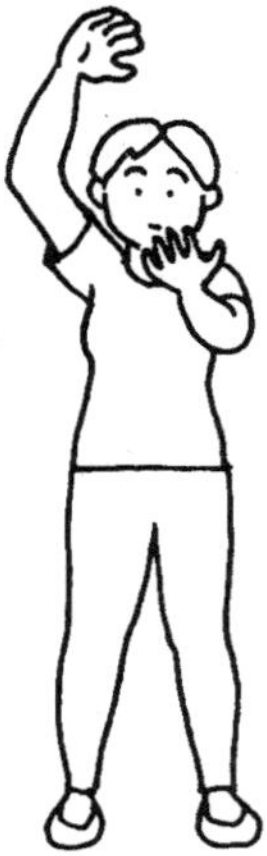
図9—1

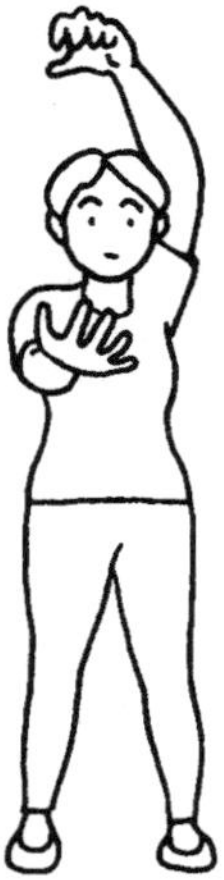
図9—2

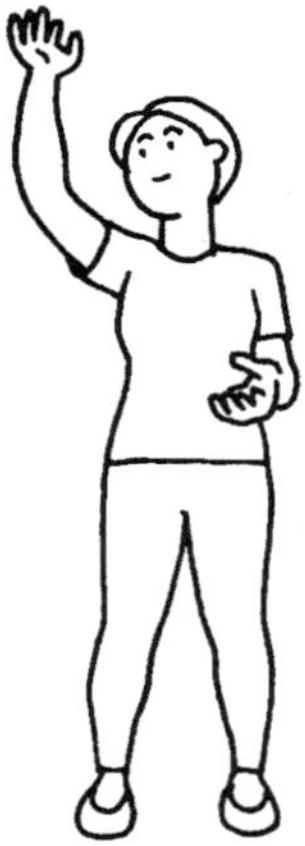
図9—3

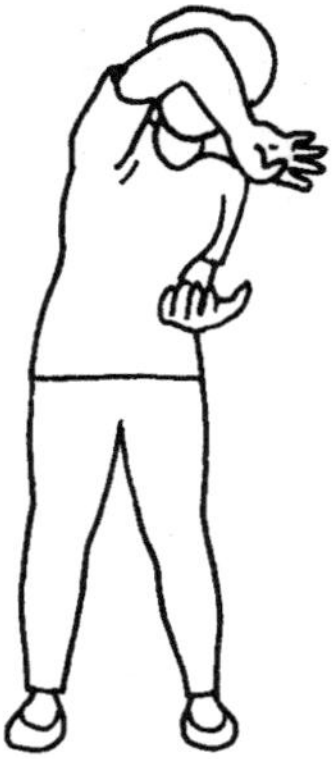
図9—4

⑨自由自在

自由自在に体が動くままに上下左右斜めばかりでなく、円形にラセン形にボールをあやつります（図9—1、9—2、9—3、9—4）。みかんを手の平にのせて練習してもよいです。

全身に気がくまなくいきわたって、心も体も軽やかな感じがします（図9—5）。

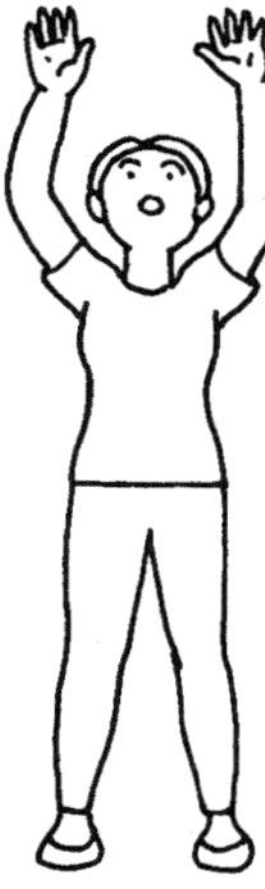
図9—5

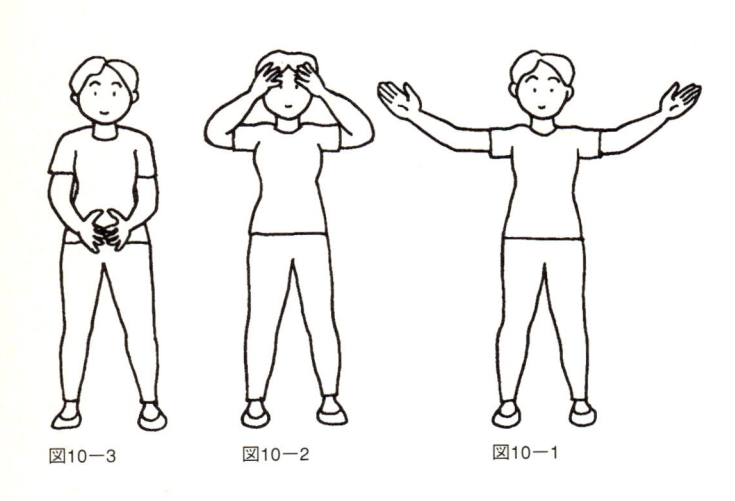

図10―1

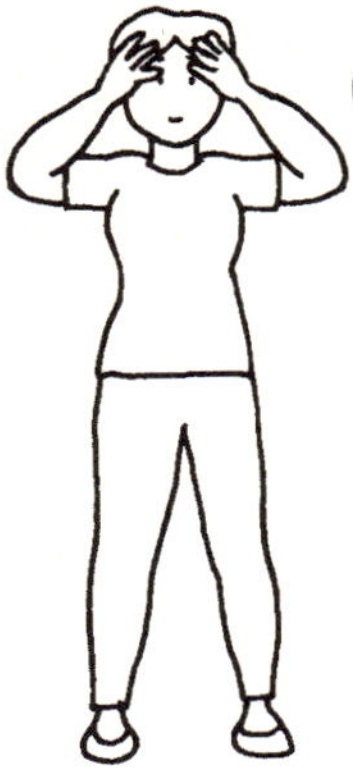

図10―2

図10―3

⑩収気して瞑想

両手を体側から上に上げ（図10―1）、宇宙のエネルギーを両手に集めて上から下へ（図10―2）、すなわち上丹田、中丹田、下丹田というように浴びせかけていくと全身の気が調和し、下丹田に集まる感じがします（図10―3）。最後にもう一度下丹田に気をしまい込むように両手を重ね（図10―4）、しばらく瞑想し、両手をほどいて体側にたらします（図10―5）。

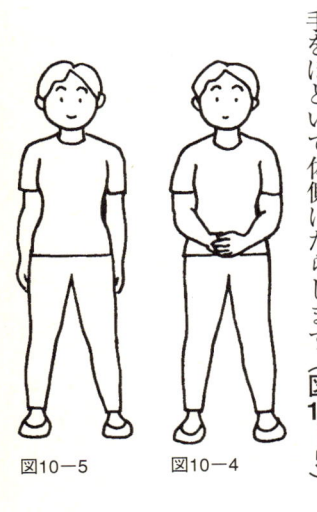

図10―4

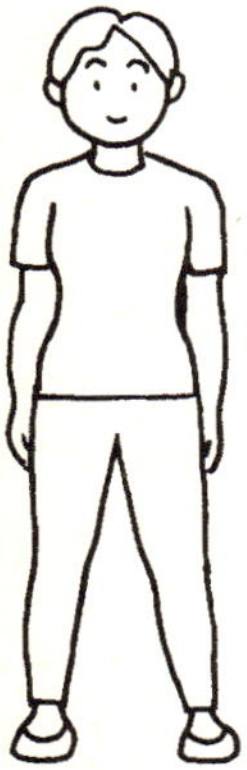

図10―5

第三章

潜在能力をもっと活用するための功法

1 大雁気功前64式

流れるような優美な動作で潜在能力を引き出す、現代健康気功の頂点

楊梅君作

●潜在能力開発の自然派気功

一九八六年に中国広州の広州大雁気功研究会を訪ねて、はじめて大雁《たいがん》気功の創始者・楊《よう》梅君《ばいくん》先生にお会いしました。

当時八十五歳でいられた楊先生は小柄でき りっとした超能力者でした。しかも日本からわざわざ大雁気功を学びにきた私にたいへんやさしく接してくださいました。

その後数回訪ねてお教えを受け、私が顔面神経麻痺を患った一九九六年三月、団体で北京へ教えを受けに出かけたとき、私の顔を気でなでてくださいました。帰路に写した写真では麻痺が治っていたので驚きました。

楊梅君先生はこの美しい大雁気功を末長く世界人類の健康と幸せのために広めてほしいといわれました。

環境が破壊され出した現代、なるべく自然環境や人間社会の環境を生きとし生けるものにとってより住みよく、より清らかに美しくするためにも、心身を鍛えて性命双修をし、人のため、世のためこの潜在能力開発の自然派大雁気功を、今後皆様のお力で広めていっ

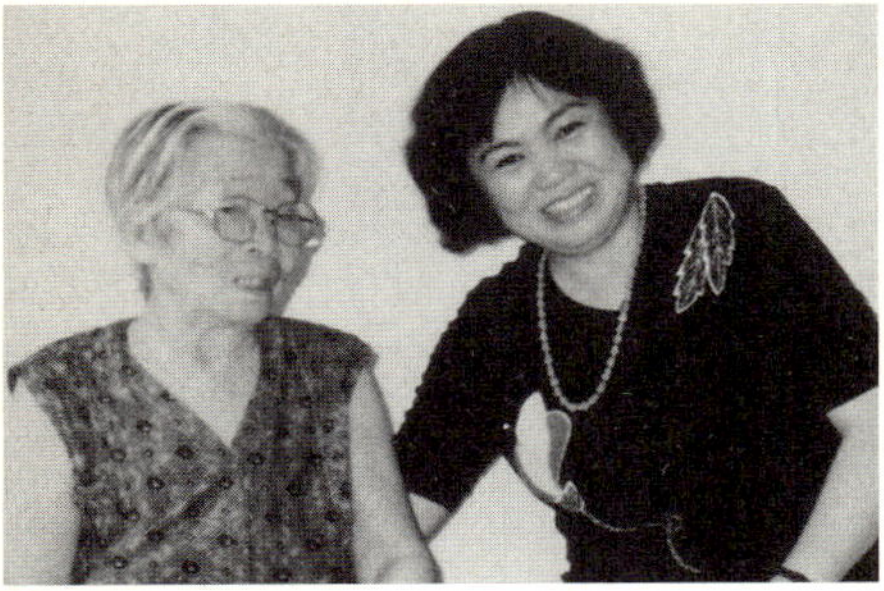

楊梅君先生と著者

てほしいと思います。

大雁気功は、約一八〇〇年前、三国時代の医師・華佗の五禽術から渡り鳥の動きをヒントに健康に役立てようとしてつくられました。その後、道家の伝統的な潜在能力を開発する自然派気功として取り入れられ、すでに一〇〇〇年の歴史があります。

今日のような型にまとめられたのが楊梅君先生で、私たちの気功の先生でもありますが、百歳をこえられる今もなお、お元気で気功の指導に励んでおられます。

大雁気功は、今日行われている気功のなかでも、最も洗練されたもののひとつといってもいいでしょう。それだけに、必ずしも簡単とはいえませんが、動きの優美さとだれにでも習得できて、偏差（副作用のようなもの）がない点で、特に優れた気功です。

美しい雁の群れが大空を飛び、海を渡り、銀河を越えて、月を眺めたりする動作は、まさに天地人自然合一の世界です。

成人病などの予防によいばかりでなく、大脳の気血《きけつ》のめぐりをよくし、頭の働きを高め、さらに、眠っている潜在能力を開発する効果もあります。

ここでは、楊梅君先生の大雁気功前64式をご紹介します。

1 始まりの姿勢 起式《チースー》

両足を肩幅と同じくらいに平行に開き、体を真直ぐにして立ちます。頭はややもち上げて両腕を自然にたらします。手の平は内側に向け、指は自然に、やや曲がった状態にしておきます（図1）。

口は軽く閉じ、舌も自然に上あごの歯ぐきにそっとつける状態にしておきます。目は真直ぐ前方を見ます。全身をリラックスします。雑念を払い、気を下に沈め、心が安らかに落ち着くまでじっと立ちます。できれば「入静状態」にまでもっていきます。

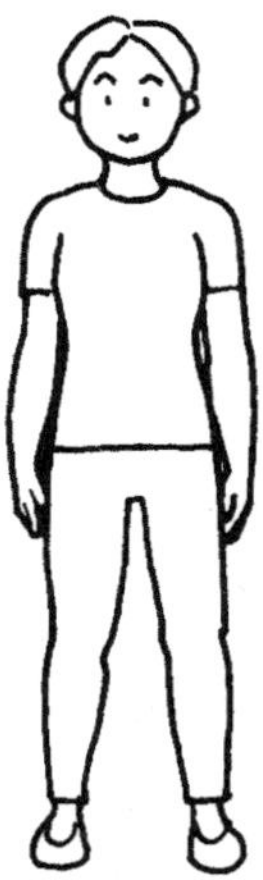

図1

2 つばさを広げる 展翅《ツァンツー》

両手を体の側から前にゆっくりと肩の高さまで上げます。このとき、手の平は向き合わせます（図2―1）。

そして、手の平を上に向け、胸を開くように両手で弧を描いて左右に広げます。同時に

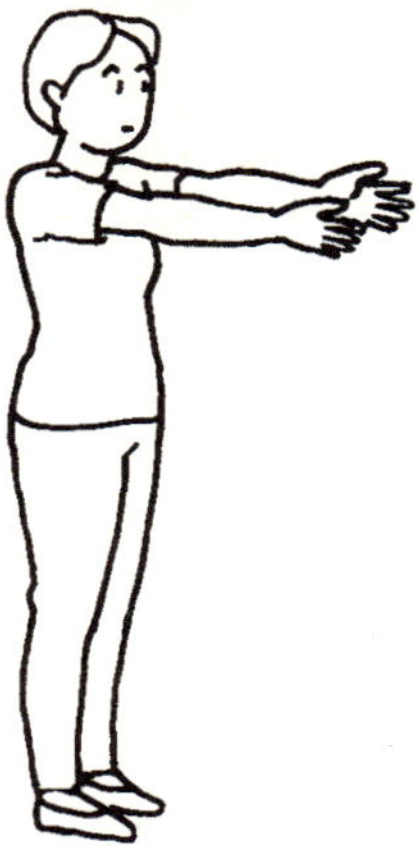

図2—1

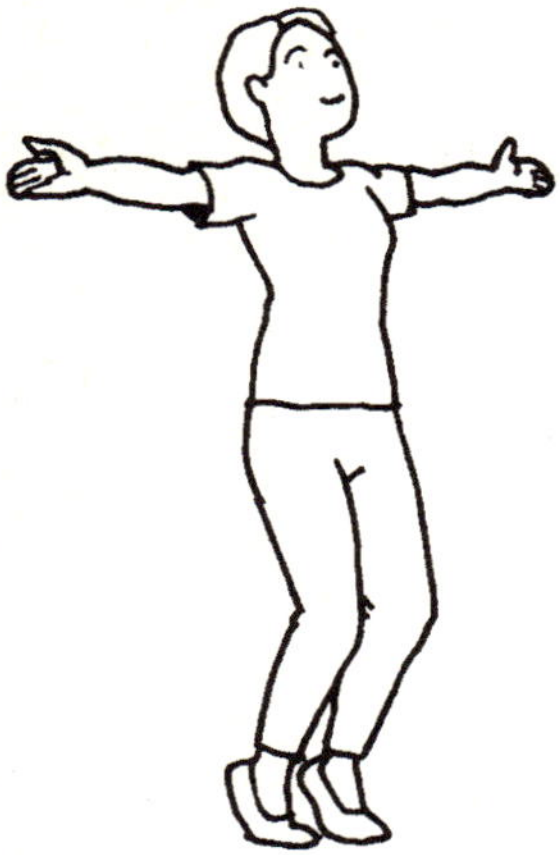

図2—2

体を後ろに反らせ、両ひざをやや曲げ、かかとを少しもち上げます。このとき、肩の力はぬき、目は前やや上の方を見ます（図2—2）。

体を反らせて、かかとを上げるとき、平衡を保ちふらつかないように注意しましょう。

両手を広げ、胸を開くときは、天の気を全身に浴び、両手の労宮《ろうきゅう》穴に天の気を感じる気持ちで、大きく開きましょう。労宮は手の平の真ん中にある重要なツボで、手を握ったとき中指と薬指の先があたるところです。

3 つばさを合わせる

合翅《ホーツー》

両手の上腕（肩から肘まで）を弧を描くように、内側に回しながら、抱くように、両手

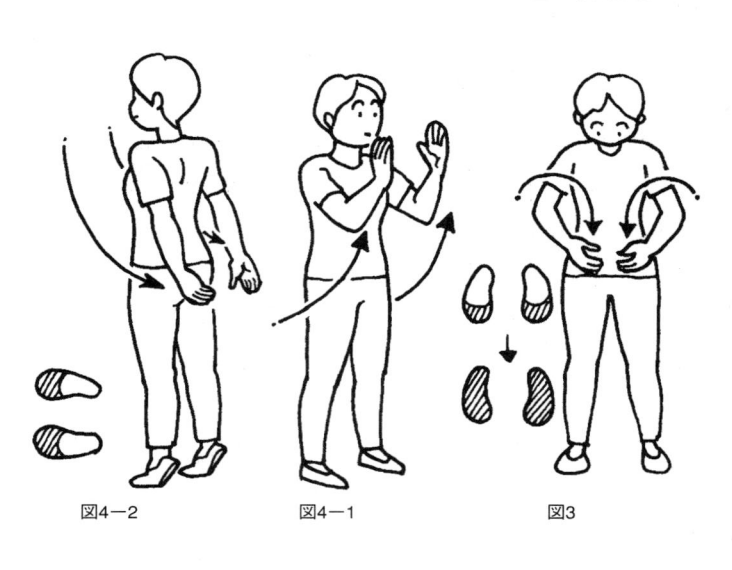

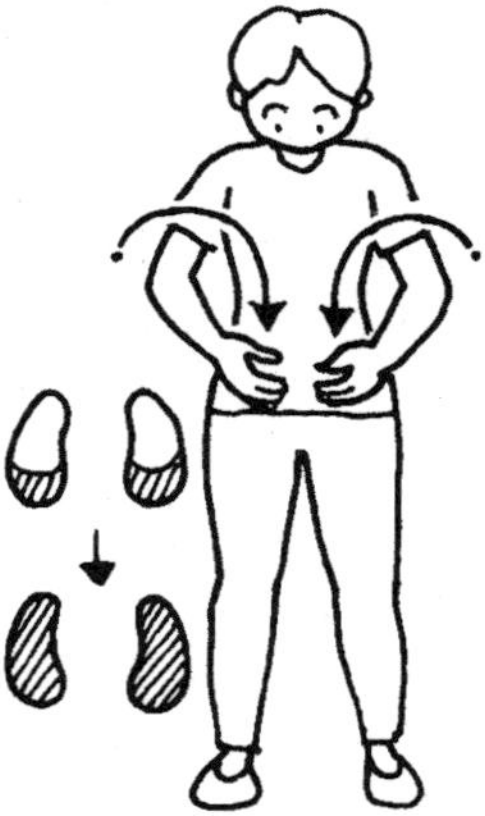

図3

図4－1

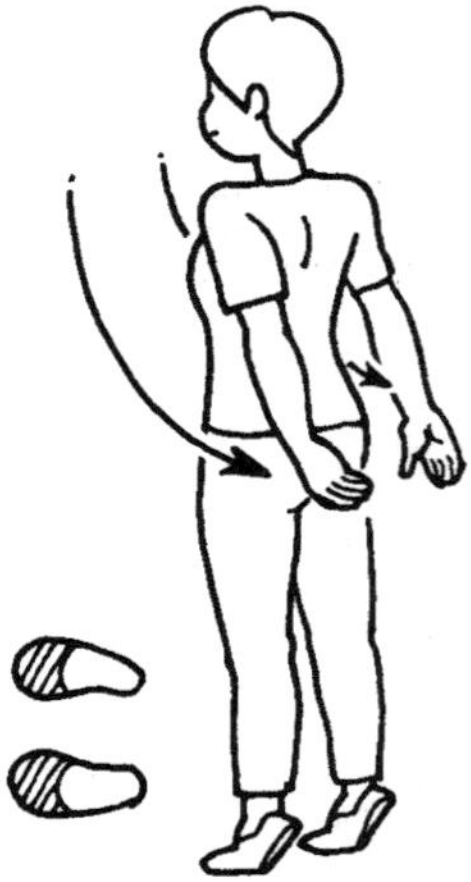

図4－2

をお腹の前（下丹田）にもってきて、合わせます。五センチくらい間をあけて、指先を向き合わせ、手の平はそれより大きくあけます。腹部との間にもあきをとっておきます（**図3**）。

そして背筋を伸ばし、真直ぐ立った状態に戻し、腹部を自然にへこませ、かかとを地面につけます。目は前やや下の方を見ます。両手で大気を丹田に集めるような気持ちで、行います。

4 わきをしめる　折窩《ツォーウォ》

両手をお腹の前から少し上げ（下丹田から中丹田まで）、その後手の平を返して上に向け、手首をやや立てて斜め上に伸ばしていきます

（図4—1）。

そして両手の上腕を内側に回しながら、手の甲が向き合うようにした後、手の平を外に向けて、弧を描くように、お尻の斜め後ろあたりまでもってきます。ここでは手の平は後ろを向いています。かかとは上げた状態で、肩の力をぬき、腕を脇にくっつけないで、脇の下にあき（虚《きょ》の状態）をつくります（図4—2）。

両手を後ろに動かすときは、雁が羽を折りたたむような気持ちで行います。

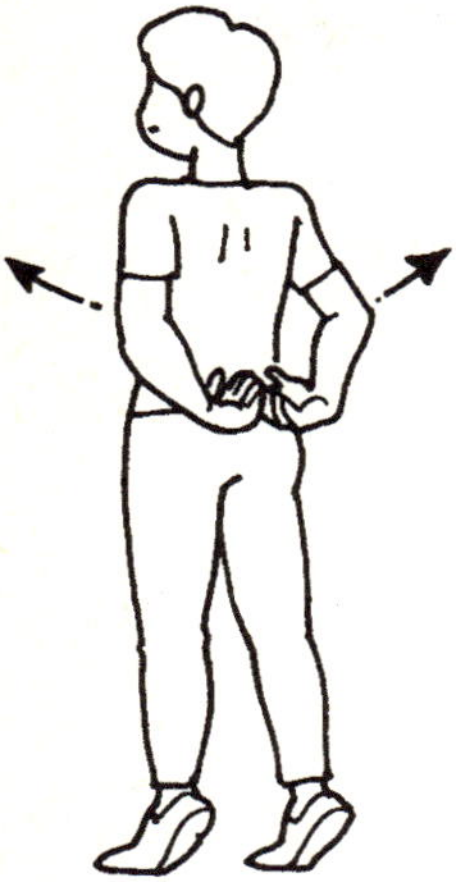

図5—1

5 つばさをふるわす　抖膀《トオパン》

両ひじを曲げ、腎兪穴《じんゆ》（腰の上、腎臓のあたり）まで手を上げます。手の平は上に向け、五本の指を合わせて、指先をとんがった形（これを爪形といいます）にします。肩の力をぬき、脇の下は虚の状態にして。かかとを上げ目は真直ぐ前を見ます（図5—1）。

つぎに両腕を外に回し、両手をウエストライン（帯脈《たいみゃく》といいます）にそって期門《きもん》穴（肋骨の下縁と乳頭を真直ぐ下ろす線の交差点、みぞおちとわき腹の中間あたり）までゆっくり移動させ、素早く手の平を返し、前に投げ出すようにします。このときは、手の動きに従って集めた内臓の邪気を体の外に放りだすような気持ちです。ここで体の緊張を解き、リラックスさせます。ひじは直角に曲げ、指は前に向け、手の平はやや内側を向きます。同時に、両足のかかとを素早く地面につけて、目は真直ぐ前方を見ます（図5―2）。

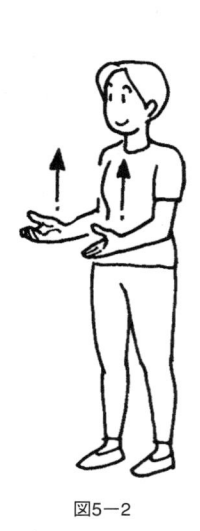

図5―2

6 わきをしめる　折窩《ツォーウォ》

両腕を内側に回して、前に伸ばし、両手の平を向かい合わせます。同時に、両足のかかとを上げます（図6―1）。

そして両腕を内側に回しながら、手の甲が向き合うようにした後、手の平を外に向けて、弧を描くように、お尻の斜め後ろあたりまでもってきます（図6―2）。

6の基本の動作は4と同じです。

7 つばさをふるわす　抖膀《トオパン》

ここでも、5の動作を繰り返します。

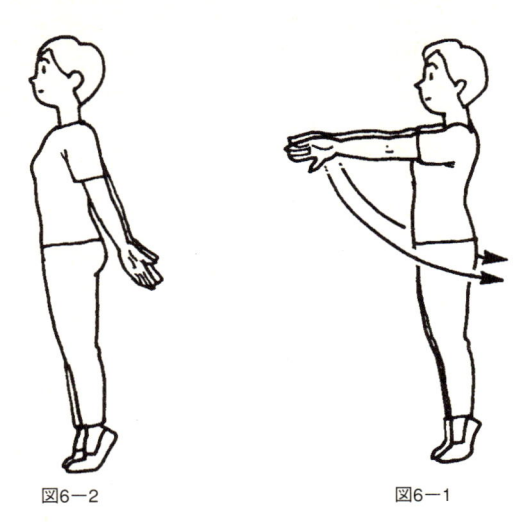

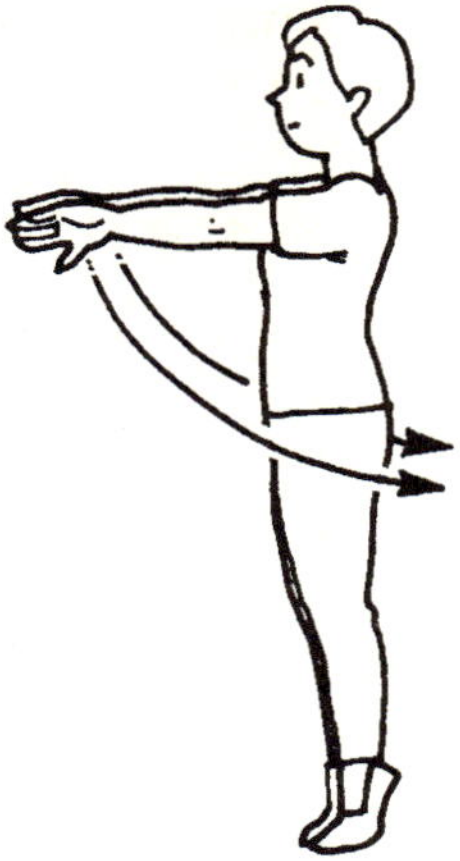

図6－1

図6－2

上挙《サンチィ》

8 上に上げる

両手の上腕をゆっくり上に上げ、手の平は内に向け、額に向き合わせます。指は上に向け、目は手の平の労宮穴を見ます（図8）。

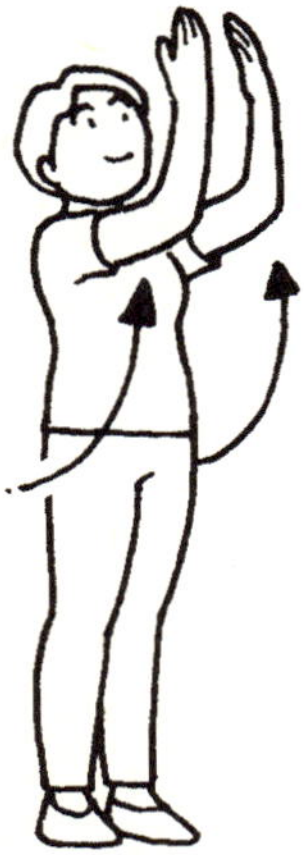

図8

このときは、両手の平から顔に向かって気が注がれている気持ちです。ひじは直角以上に曲げます。さらに、両手は頭のてっぺんを過ぎ、肩の力を抜き、ひじは前に向き、目は真直ぐ前を見ます。足はかかとを地面につけたままです。

9 手の平を合わせる　合掌《ホーツァン》

両手の上腕を内側に回し、両手の指を頭の上で組み合わせ、手の平の中心を百会《ひゃくえ》穴（頭のてっぺん、頭部の正中《せいちゅう》線と両耳の先端を結んだ線が交わるところ）に向けます。このとき、両ひじは肩の外側に向き、両腕は弧を描きます。目は真直ぐ前を見て、足の姿勢は変わらず、そのままです（図9）。

手の平から百会に注がれた気が足の下まで下りる気持ちです。

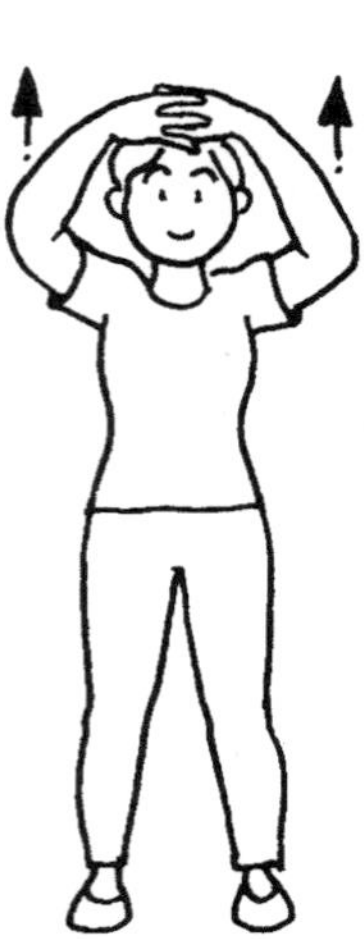

図9

10 手の平をひるがえす　翻掌《ファンツァン》

両手の指を組んだまま、両手を返し、手の平を上に向けます。それから両手を真直ぐ上に伸ばします。目は前やや上の方、手の甲を

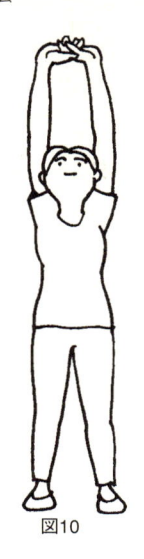

図10

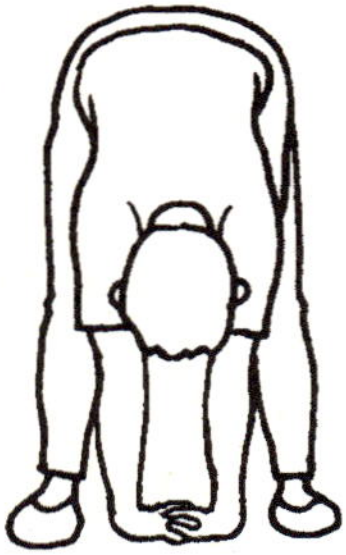

図11

見ます。両足は真直ぐ伸ばし、足の姿勢は変わりません（図10）。

手の平を返すとき、背中に気感を感じて気が通る気持ちです。

11 腰を曲げる　下腰《シャーヤオ》

両足を真直ぐ伸ばしたまま、腰を曲げ、前に屈みます。組んだ両手の平は下へ向け、両足の間に少しの間とどめます（図11）。

それから状態をやや起こし、リラックスさせます。同時に両手は上に上げながら、左に向きを変え、組んだままで左足の前に少しの間とどめます。つぎに上体をやや起こし、右に向きを変え、同じように、右足の前に少しの間とどめます。

この間、目はずっと両手を見、頭のてっぺんを前に向けています。足の姿勢は変わりません。

腰を曲げるときは、手の平を地面に触れるようにするのがよいのですが、無理をするのはいけません。高齢の方や病気の方は、むしろ足を真直ぐ伸ばすことを心がけましょう。練習によって、だんだん楽に曲がるようになり、両手が地面に近づいていけるようになります。

12 手をからませる　纏手腰《シャーヤオ》

腰を曲げた姿勢から、上体をやや起こして、前を向きます。両手を左右に開いてから、両手の平を返し（手の平は下から上へ向く）、左足を左へ九〇度向きを変え、両足がTの字の形をつくります（図12—1）。

そして、まず両手を近づけ、右手を下、左手を上にして、交差させます。このとき、右手の内関《ないかん》と左手の外関《がいかん》（図12—3）を、一五センチくらい間をあけて、向き合わせるようにします（図12—2）。

つぎに、少し前に体重をかけて右手を上、左手を下にして交差させ左右の手をからませます。

大雁気功前64式では、ここの動作が最も複雑で難しいようですが、最初から完全でなくてもかまいません。慣れてきますと、からま

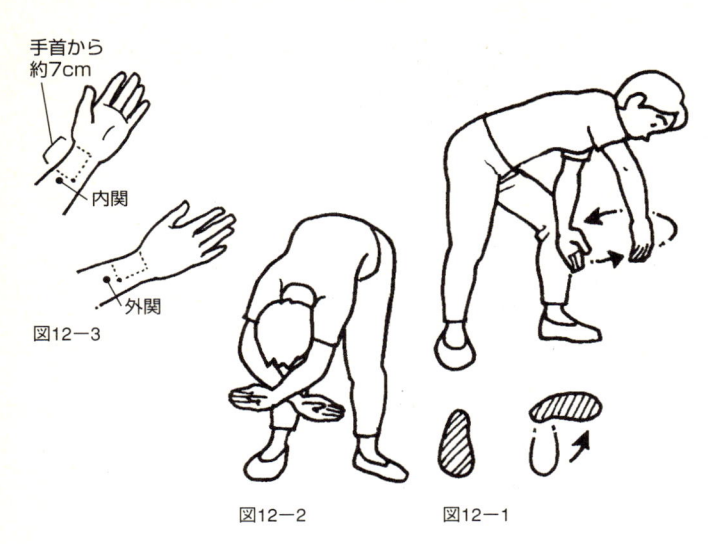

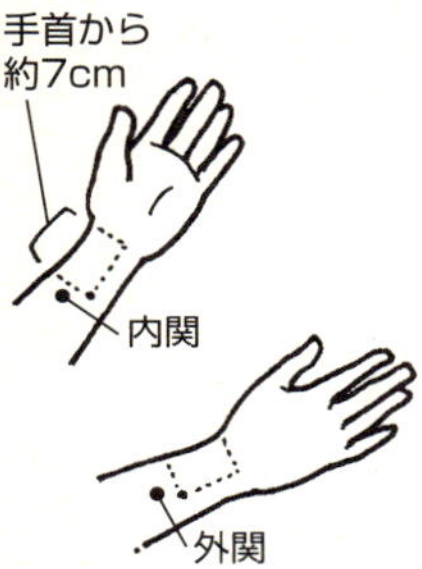

図12―3

図12―2

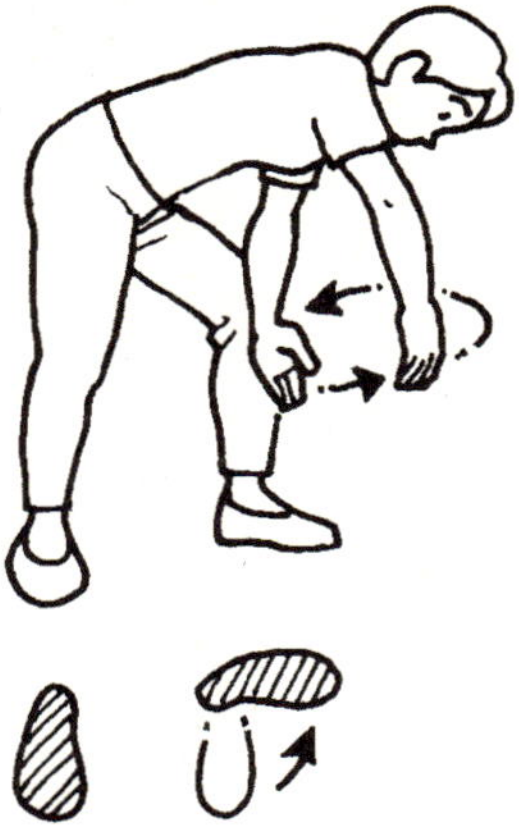

図12―1

せた両手に気を感ずることもでき、気功の妙味を味わうこともできます。

13 気を返す　回気《ホエチイ》

続いて、左手を上に上げ、左《さ》欠盆穴《けつぼん》（左側の鎖骨上縁中央のくぼみ）におきます。指は上に上げながら、爪形にします。肩の力を抜き、脇の下は虚にします。

右手は右から上に弧を描いて、途中で右手を剣指にして左足先までもっていきます。このとき、上体は右手の動きにつれて左へ向き、左前方に臥せるようにし、足はT字形をつくり、重心は右足です。右足は少し曲げ、左足は真直ぐ伸ばし、左足のかかとは地面につけ、

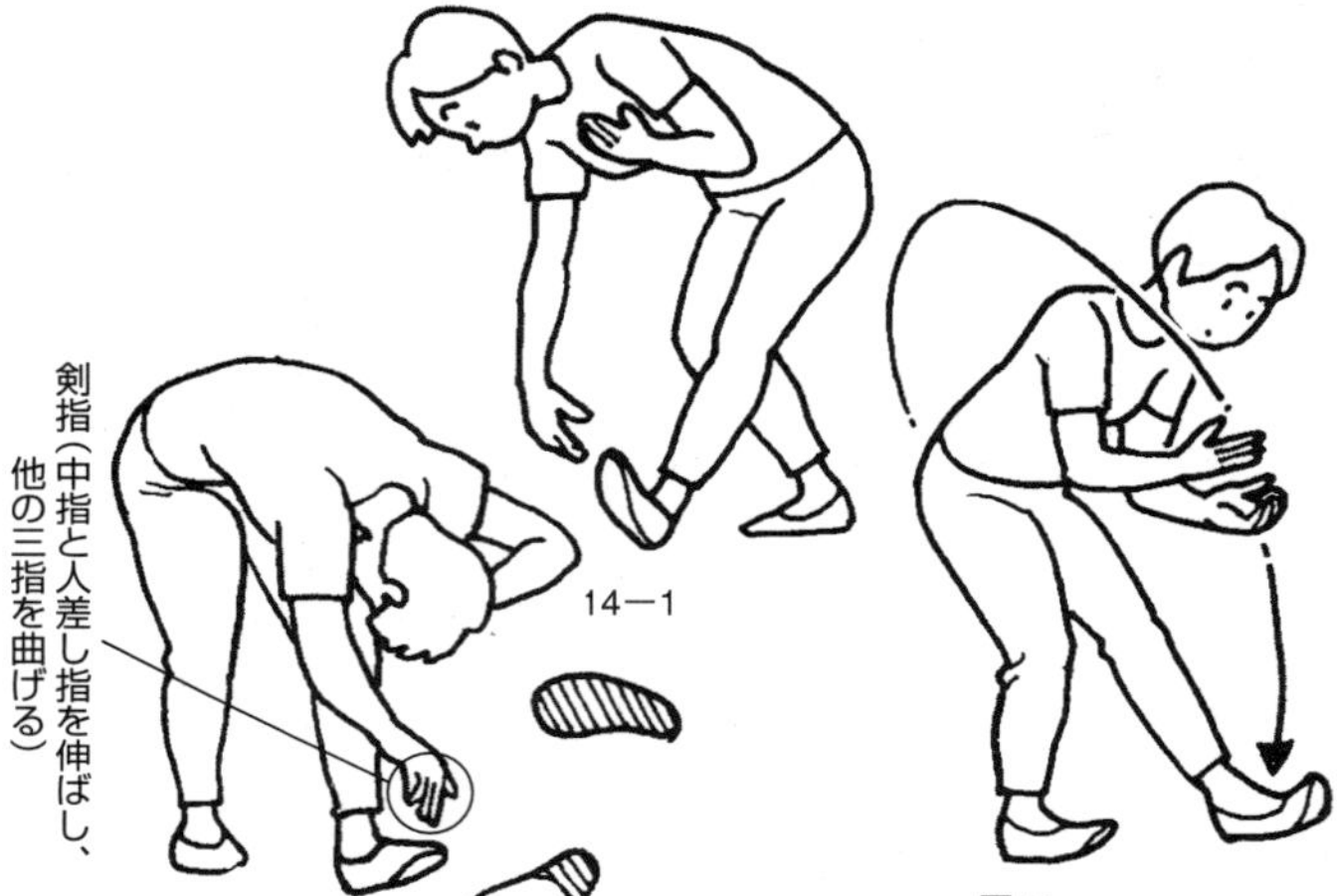
剣指（中指と人差し指を伸ばし、他の三指を曲げる）
14—1
図14—2
図13

足先は上げます。目は右手を見ます（図13）。

14 左足をはじく

左弾足《ツォータンツー》

手の剣指を左足親指に向け、右の六大関節（手関節、肘関節、肩関節、股関節、膝関節、足関節）を円を描くように前外へ三回動かし、左手はそのままです。目は右手を見ます。足の姿勢は前と同じです（図14—1、2）。

自然に気持ちよく動かすように心がけます。肩、腰、股関節はリラックスします。

肩、ひじ、手の関節と股・膝・足の関節、つまり手足の主要な六つの関節を円形に左前に動かすのが、この動作の趣旨です。関節の気血《きけつ》のめぐりをよくするとともに、手足を包む大周天《だいしゅうてん》の基礎となる大切な動きなのです。

15 気を押す　推気《トエチイ》

左手はそのまま。右手を足先から離し、指は自然に指の間をあけ、手の平を右後方に押し動かすようにします。右の肘はやや曲げ、右手を左前方から右後方へ、右足の後ろあたりまでゆっくり動かし、それにつれて体もだんだん右に向け、腰はリラックスし、目は右手を見ます。足の姿勢は同じ、つまり重心は右足に、左足のかかとは地面につけ、足先は上げます（**図15**）。

気を後ろに押す気持ちで行います。

16 気をすくう　撈気《ラオチイ》

左手はそのままで、右手は右足の後ろで外側へ回し、手の平を左前方に向けます。肘はやや曲げ、指先は下を向きます。ここから、右手を右後方から左前方に向かって、胸の前あたりまで、気をすくうように動かします。このとき、ゆっくり肘を曲げ、手の平は上に、

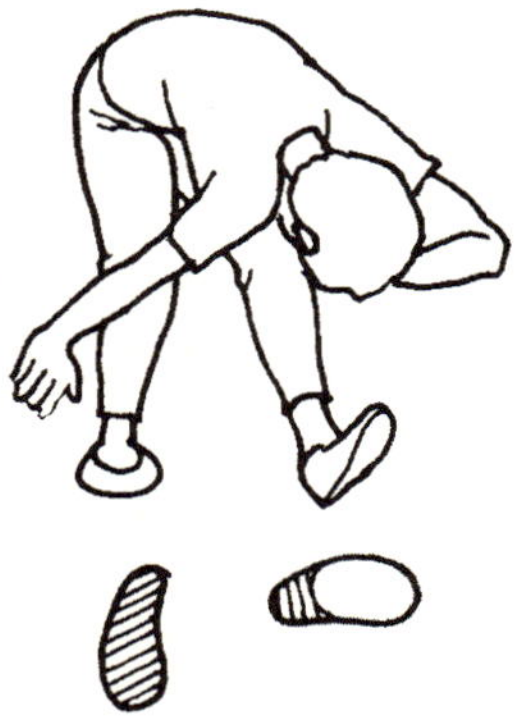

図15

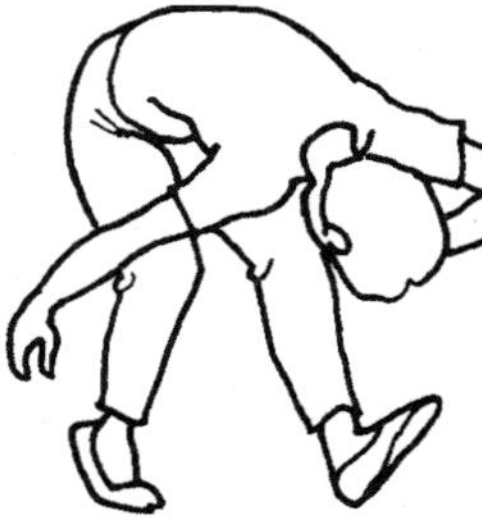

図16

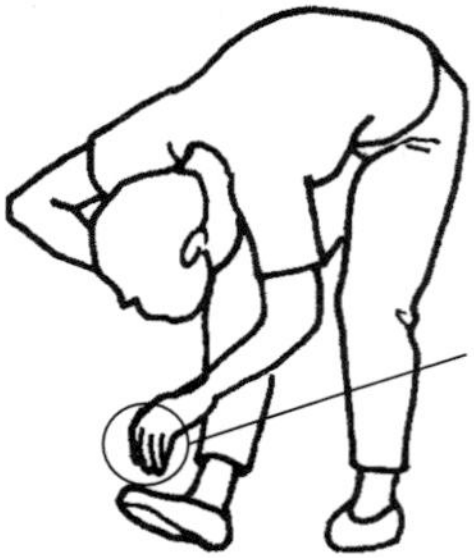
剣指（中指と人差し指を伸ばし、
他の三指を曲げる）

図17

指先は前を向き、また体は左に向きます。目は右手を見、足の姿勢は変わりません（図16）。

17 体をひるがえして気を返す　転身回気《ツァンセンホエチィ》

胸の前までもってきた右手は、指を爪形にし、右《う》欠盆《けつぼん》穴（右側の鎖骨上縁中央のくぼみ）におきます。左足は内側に向け、右のかかとを軸にして、右へ一八〇度体を回します。重心は後ろに移して、左足におきます。

それから、左膝の関節を曲げ、左手は左欠盆穴から離し、真直ぐ伸ばすとともに、内側に回して上に向け、体の左側から右側に大きく弧を描き、左手を剣指に変えて右足先にもってきます。このとき、上体は左腕の動きにつれて、右前に屈むように向きを変えるわけです。右足のかかとは地面につけ、足先は上げます。目は左手を見ます（図17）。

18 右足をはじく　右弾足《ユータンツー》

動きが左右が逆になるだけで、14（左弾足）と同じです。

19 気を押す　推気《トエチイ》

動きは左右が逆になるだけで、15（推気）と同じです。

20 気をすくう　撈気《ラオチイ》

16（撈気）と左右が逆の動きです。

21 手をからませる　纏手《ツァンソウ》

20（撈気）で、左手をお腹の前までもってきたところから、上にもち上げるようにし、右手の方は、右欠盆穴から下ろし、左手の内側から前下方にもってきます。手の指は自然にリラックスさせ、右手と左手を動かすにつれ、上体を起こし左へ向きます。右足も左足と平行に向きを変えます（次頁図21―1）。

つぎに、右手は下から左手の外側を通って

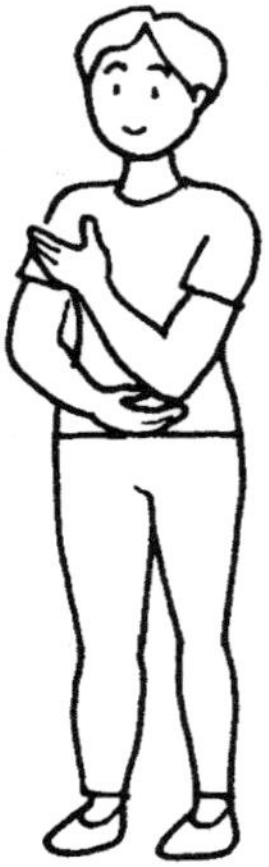

図21—1

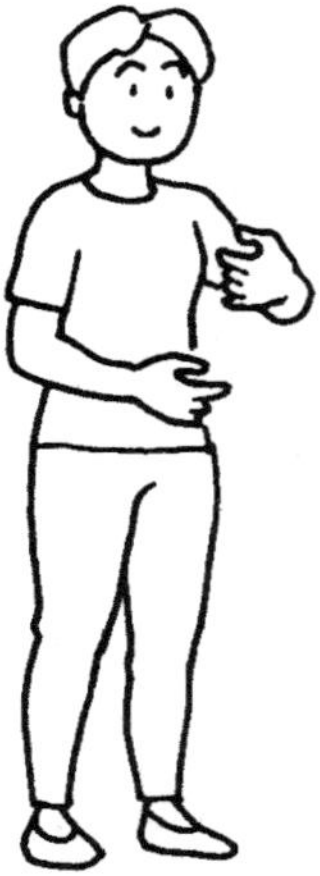

図21—2

上へ、つぎに内に向かって左手の内側を後ろに回し、再び下から前へ左手のまわりを回します。左手の方も同じように、右手のまわりを回し、お互いに一周半回します。このとき、左右の手の内関、外関を一五センチくらいあけて、向き合わせるようにします（図21—2）。手の動きとともに腰、肩も自然に揺り動かします。目は両手を見ます。

22 雲の手　雲手《ユインソー》

右雲手

続いて、左手は左腰の前にもってきますが、ひじを曲げ、手の平は上やや内を向けます。右手の方は、手の平を上に向け、腰のあたり

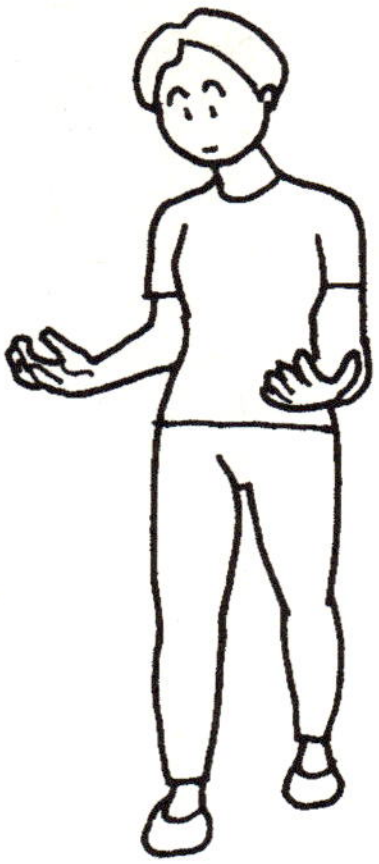

図22−1

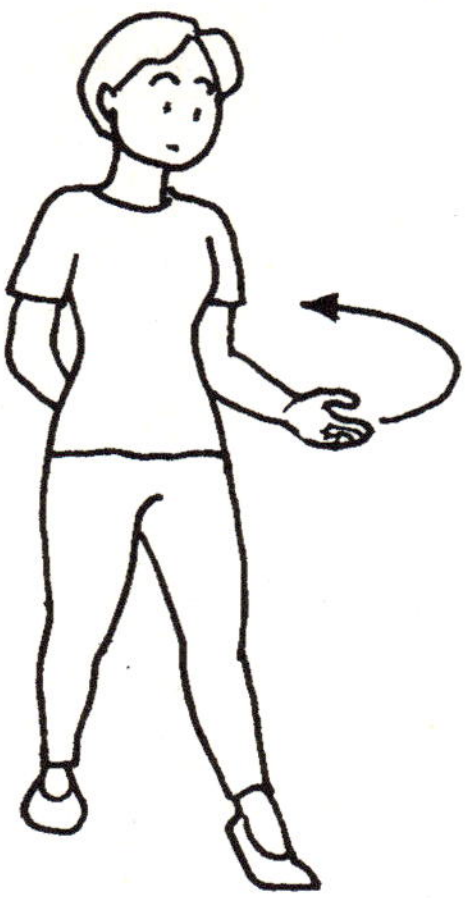

図22−2

で斜め前に伸ばします。目は右手の平を見ます。同時に、右足を半歩前に出し、重心は左足のままです（図22—1）。

続いて、右手を内側に回し、右手の合谷《ごうこく》穴（親指と人差し指の間のくぼみ）を右の腎兪穴につけます。このとき、上体は右向きから正面に戻し、重心は右足に移し、左足のかかとを上げます。

左雲手

左足を半歩前に出し、左手を腰の高さで前に出し、手の平を上向きにして横から後ろへ、弧を描くように動かします。このとき、目は手の平を追い、頭、上体は左へ回るようにします。

それから、左手を内側に回し、左手の合谷穴を左の腎兪穴につけます。肘の関節も手について曲がります（図22―2）。

このとき、上体は左向きから正面に戻し、重心は左足に移し、右足のかかとを上げます。

つぎに右雲手を行いますが、これは前と同じです。この動作の趣旨は、体重移動をなめらかに行うことですが、足腰を強くし、平衡を保つ機能を強める効果もあります。

23 腰をふる 涮腰《スァンヤオ》

左足を半歩前に出し、重心を左足に移して、爪先立ちします。同時に左手を、手の平を上にして、腰の高さで前に出します（図23―1）。

それから、腰をひねって、腕と上体を左に回します。右手は合谷穴が印堂穴《いんどう》（眉間、左右の眉の間）に向かうように（間は二五～三〇センチ）、顔の前に上腕を肩よりやや高く上げ、手の平を斜め内側に向け、下腹部に向き合う感じです。左手は後ろに回し、左手の合谷穴を背中の命門穴《めいもん》（お臍の裏あたり）に向けます。目は右足のかかとを見ます。左手を後ろに回すとともに、重心は左足に移し、両足のかかとを上げます（図23―2）。

つぎに、右腕は、肩からはじめて、全身をひねるように、外側に回し、右手は右前方から右腰に戻ります。肘は直角に曲げ、手の平は上を、指先は前を向きます。左手は印堂穴に向き合うところまで、弧を描きながらもってきます。同時に、右足のかかとを素早く地面につけます。目は左手の平を見、膝の関節

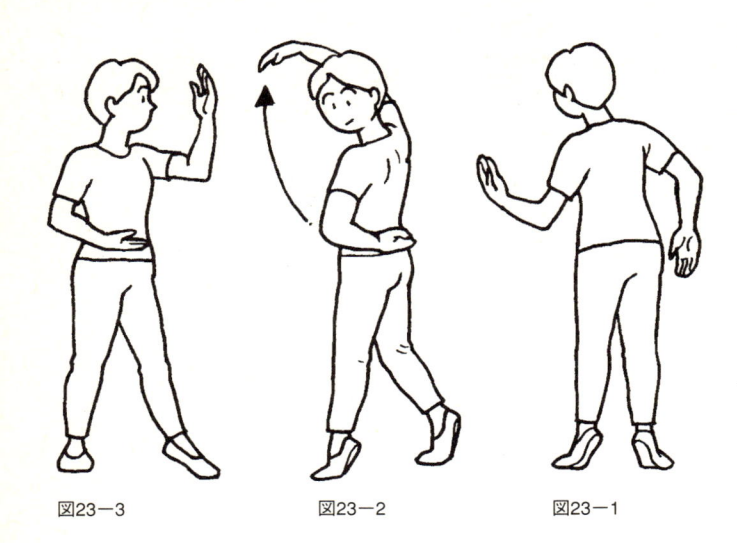

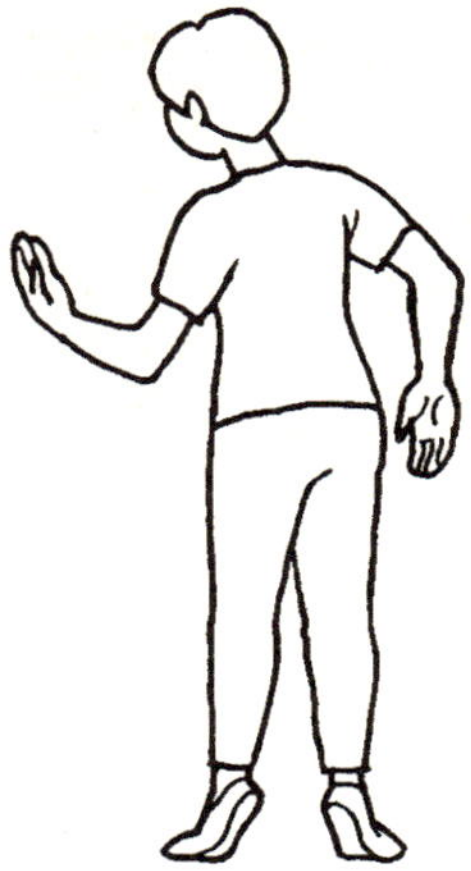

図23—1

図23—2

図23—3

はややゆるめます（図23—3）。

これもそんなに簡単ではないかもしれません。初めはかかとを見ることができなくても、練習によってだんだんうまくできるようになります。

24 肩を落として気を返す

落《ラオ》膀《ペン》回《ホエ》気《チィ》

顔の前の左腕を内側に回し、手の平を前に向け、ゆっくり下ろします。お尻の左側まで下ろしたら、指先は下へ、手の平は後ろへ向けます。同時に、右足のかかとを上げ、重心を左足に移します。目は前下を見ます（次頁図24—1、2）。

左手の動きとともに、気を下へ沈める気持

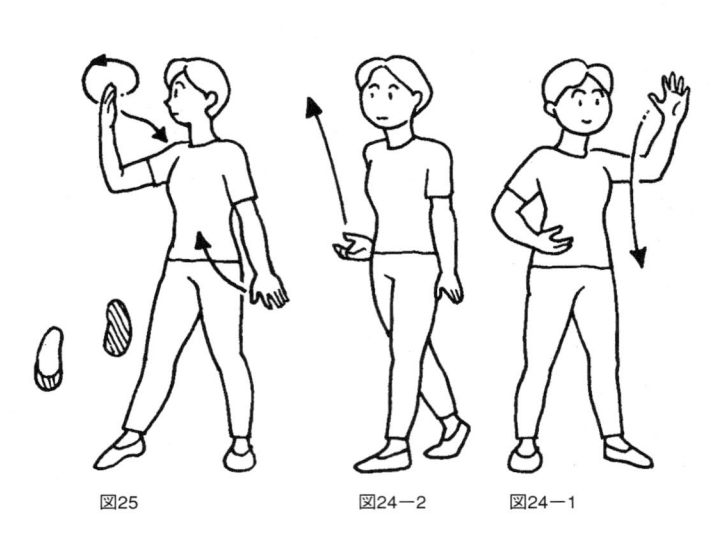

図24－1

図24－2

図25

ちで行います。体重を前の左足に沈めると同時に、気も下へ目線も下へ、手も下へもってくるようにします。

25 片方のつばさを広げる　単展翅《タンツァンツー》

重心を左足に移してから、右足を半歩前に出し、右手の平をやや内に向け、肩の高さで右腕を上前方に伸ばしてから、上体をひねるようにして、右手を弧を描くようにして、体の後ろへもってきます。目は手の動きを追います。腕が後ろまできたら、肘を内に回し、合谷穴を右の腎兪穴につけます。同時に体を真直ぐにし、目も前を見ます（図25）。

右手の労宮穴から印堂穴へ、そして合谷穴

から腎兪穴へ気を注ぐ気持ちで行います。

26 足をすすめ肩をのばす

上歩伸膀《サンブーセンパン》

重心を右足に移し、左足を半歩前に出し、同時に、左手を外に回しながら、前に伸ばし、側腹部におきます。そのあと、肘は直角に曲げ、手の平は上やや内向きにし、指は自然にリラックスさせて開きます。目は左手の平を見ます（**図26**）。

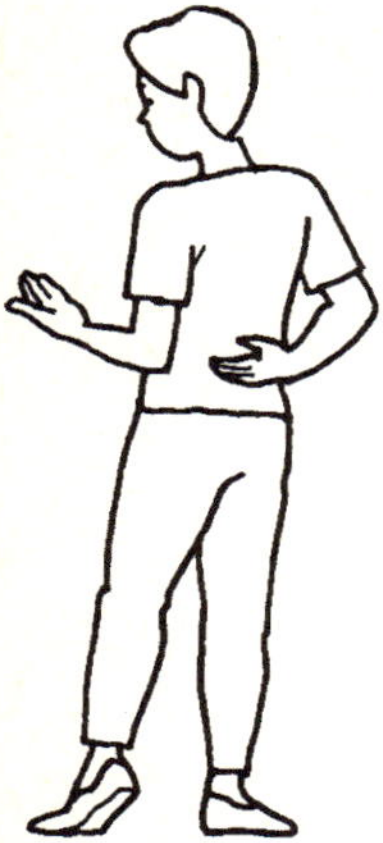

図26

27 頭にからませ耳を通る

纏頭過耳《ツァントオコーアー》

足はそのままで、上体を軸にして、左へ回します。右手は腎兪穴から離し、手の平は内に向け、上体が左へ回るにつれて、体の右側からお腹の前を通って、左側へ上げていきます。さらに、左手、左の肩、耳を経て、後頭部までできたとき、上体と頭は真直ぐ前を向くようにします（**次頁図27―1**）。

つぎに右手が右の耳までくると、手の平を耳に向き合わせます。肩をリラックスさせて、ひじを曲げます。このとき、ひじは右前を向き、目は真直ぐ前を見ます（**次頁図27―2**）。右手が後頭部を通るとき、亜門《あもん》穴（生命中枢の延髄に向いていて大切、後頭部中央、生え際から二センチほど上）や風池穴《ふうち》（後頭部生え際中央のくぼみから左右へ二、三センチ）に気が送られている気持ちでやりましょう。

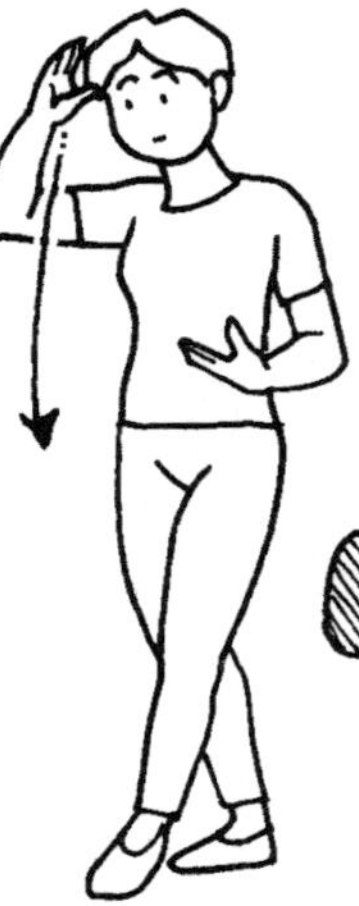
図27－2

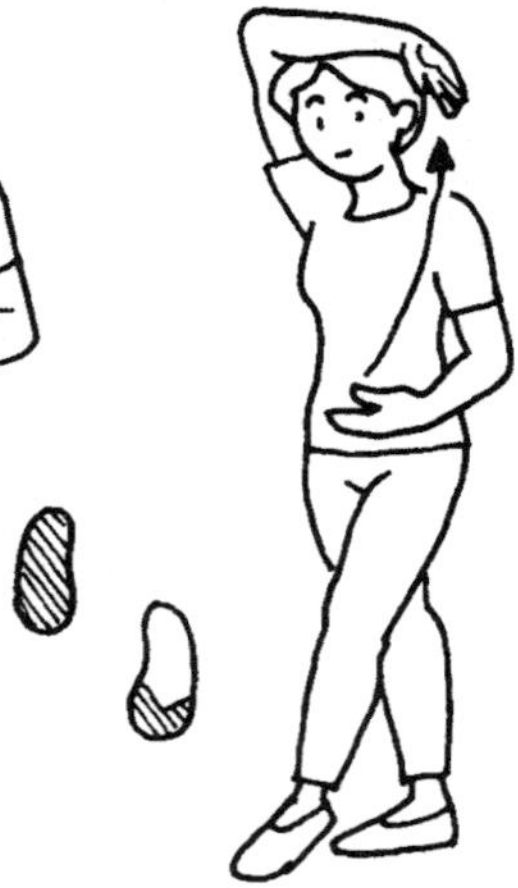
図27－1

28 下へおさえる　下圧《シャーヤ》

右腕を下へ下ろしていきます。手の平は下へ向け、ひじをぐっと張るようにして、右大腿部まで下ろしていきます。左手の方は手の平を上に向け、肩の高さまでもち上げていきます。そこで、手首の関節をやや曲げて、手の平を内側やや上に向け、目で左手の平を見ます。足の姿勢は変わりません（図28）。

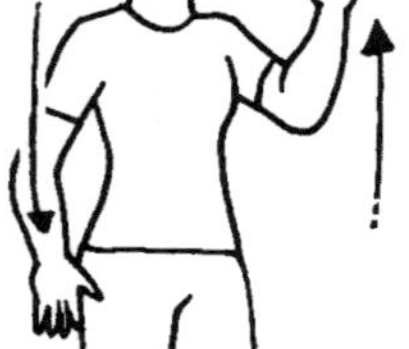
図28

29 上へもち上げる　上托《サントオ》

続いて、左右の腕の上下の位置を替えます。右腕を外側へ回し、右手の平はやや内側上向きにして、ひじの関節を曲げて、肩の高さまでもち上げます。左手の平は後ろ向きにして、体の左後方に下ろします。同時に、重心を左足に移し、右足のかかとを上げます。目は右手の平を見ます（図29）。

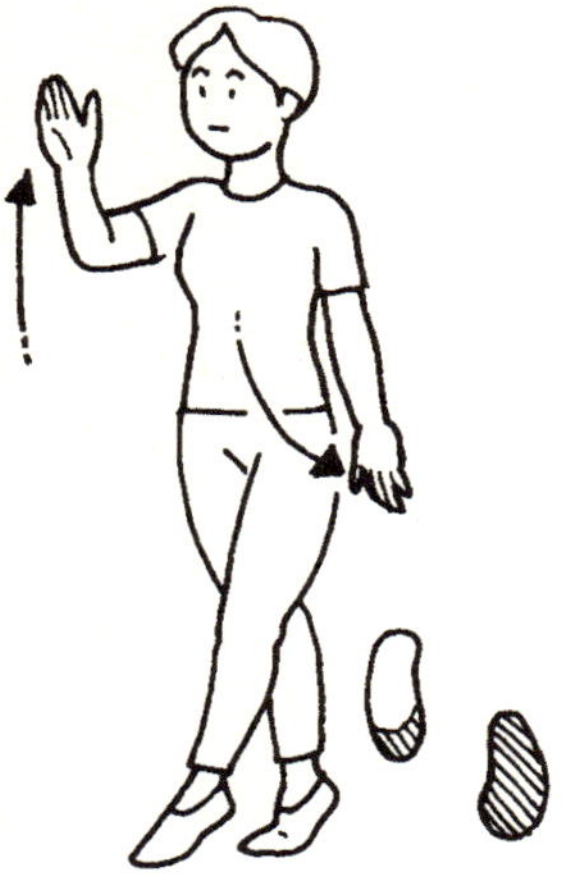

図29

30 気を戻す　回気《ホエチイ》

右手を肩の高さまで上げたら、内側へ回し、素早くひじの関節を曲げ、右前方へ向けます。指先は爪形をつくり、右欠盆穴におき、左手は後ろ下方から素早く前の方に上げ、手の平を印堂穴に向き合わせます。手の平と額の間は二五～三〇センチほどあけます。このとき重心は右足に移し、右ひざはやや曲げて右足のかかとを地面につけ、左足のかかとを上げ

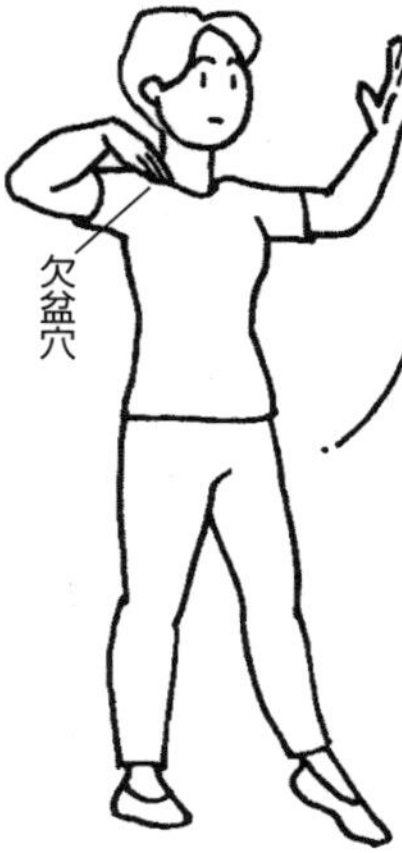

図30

ます。目は左手の平を見ます（図30）。
手の平の労宮から額の印堂穴に気が注がれる気持ちで行います。

31 月をひろう 撈月《ラオユエ》

重心は右足においたまま、右足を折り曲げ、左足は自然に前に伸ばし、足の外側を地面につけます。それから、腰を前にやや屈み加減にして、上体を右斜め上から左へひねります（図31—1）。

このとき左手はそのまま、右手は右欠盆穴から離して、手の平を外に向け、右後方から前方へ大きく弧を描くように内側へ回し、左腕の前に交差させます。右手の平は印堂穴に向け、左手の平は耳に向けます。目は右手の動きを追います（図31—2）。

32 身をひるがえす 転身《ツアンセン》

両足を軸にして、右向きに後ろへゆっくり一八〇度回ります。左足に重心を移し、右足は自然に前に伸ばし、地面から離し、虚にします。お尻の筋肉を収縮させるようにして、

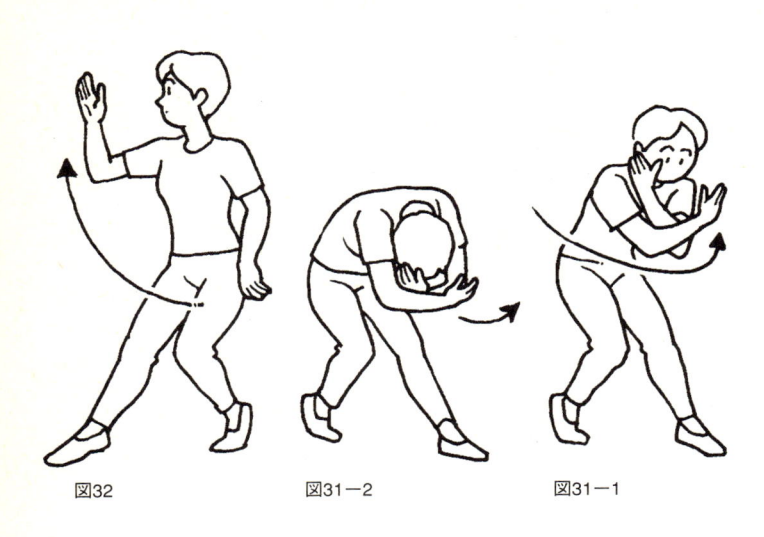

図31－1

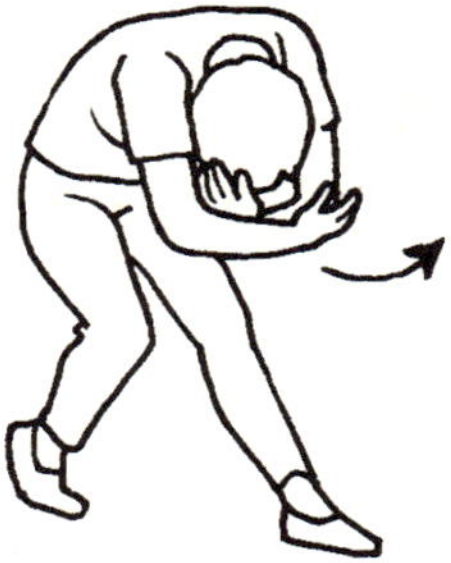
図31－2

図32

上体を真直ぐ伸ばし、左手は胸から下腹部を通って、左外側へ下ろします。このとき、合谷穴が内側を向くように、手の平は後ろ上向き、指先は後ろ下向きとします。右手は体の動きにつれて、右上の方に上げ手の平が印堂穴に向き合うようにします。目は右手の平を見ます（図32）。

帯脈《たいみゃく》（ウエストライン）に気を通すつもりで行います。

33 歩を進め、手の平を眺める　上歩望掌《サンブワンツァン》

重心を右足に移してから、左足を一歩前へ出し、右膝の関節をやや曲げます。同時に左腕を外側に回し、弧を描くように手の平が額

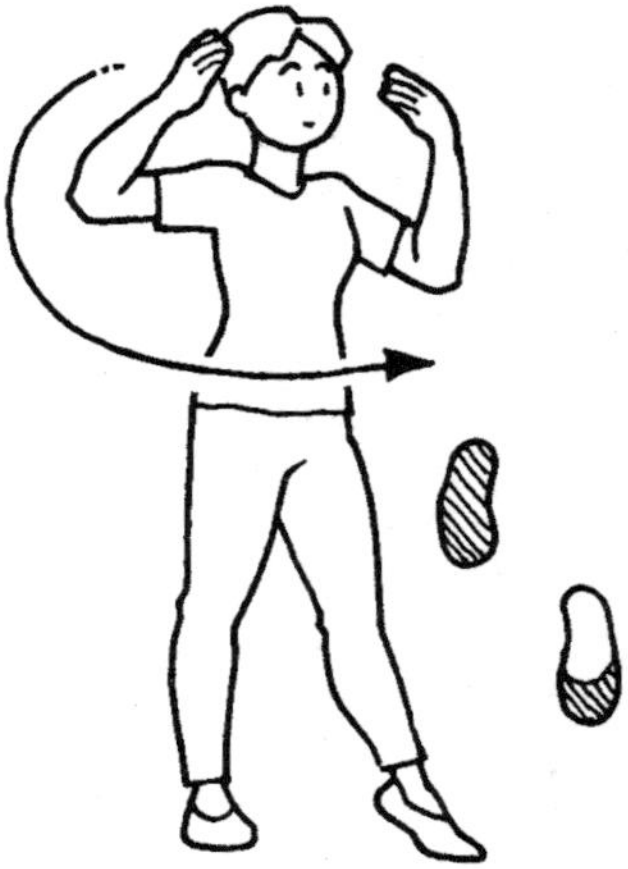
図33

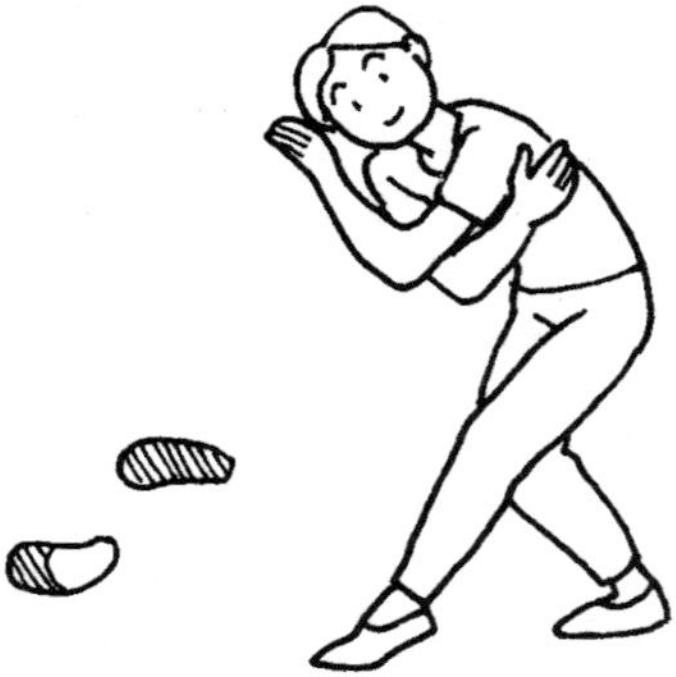
図34

に向き合うところまでもっていきます。右手の方は少し右に動かして、手の平を太陽《たいよう》穴（こめかみのくぼんだところ）に向けます。目は左手の平を見ます（図33）。

体重は右足（後ろの）におきます。

34 月を眺める 望月《ワンユエ》

左手はそのまま、右手は右へ大きく広げ、上体を右へ向けます。それから、右手は外側から内へ回して、左手の下、お腹の前あたりまで弧を描いてもってきます。それにつれて、上体も左へひねりながら、前に屈み、右足は少しずつ深くまで曲げます。右手はそこから、左上方へ素早く投げるように、手の平を内側やや上に向け、指先は左上方を向きます。同時に頭を左へねじり、上を見ます（図34）。

右手でお腹の前まで気をもってきてから、左上へ放り投げるようにして、その方向に空高く月を眺める気持ちで行います。

35 気をおさえる　圧気《ヤーチイ》

両腕を同時に内側に回して、手の平を下に向け、両手の指先が向かい合うようにします。正面を向き、上体を真直ぐ起こします。それから、両手で地の気を下に押しながら、左膝を立て、右足に重心をおいて、しゃがみます。かかとは両足とも浮かせた状態でもち上げた手は膝より上に出ないようにします。

つぎに体をやや起こします。このとき、手はリラックスさせて体といっしょにもち上げます。目は両手を見ます（図35）。

体を起こしてしゃがむ動作を三回行います。

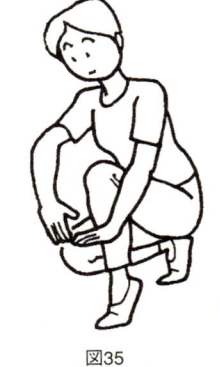

図35

36 身をひるがえして、気をおさえる　転身圧気《ツァンセンヤーチイ》

両手はそのまま、両足を軸に右へ直角に向きを変えます。右足を前にして、左膝の関節

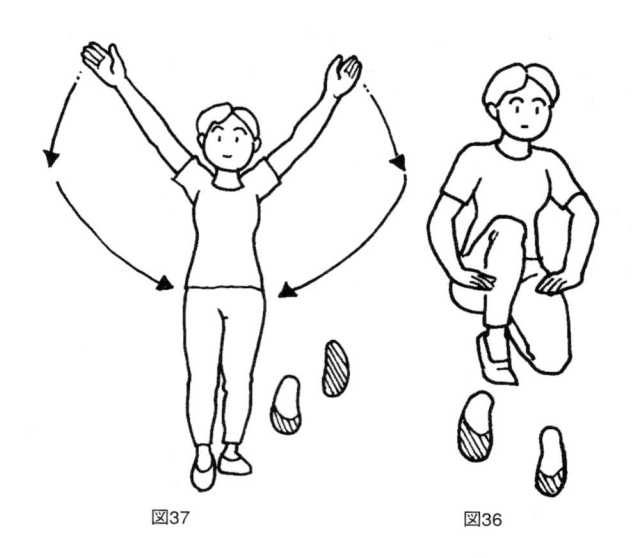

図36

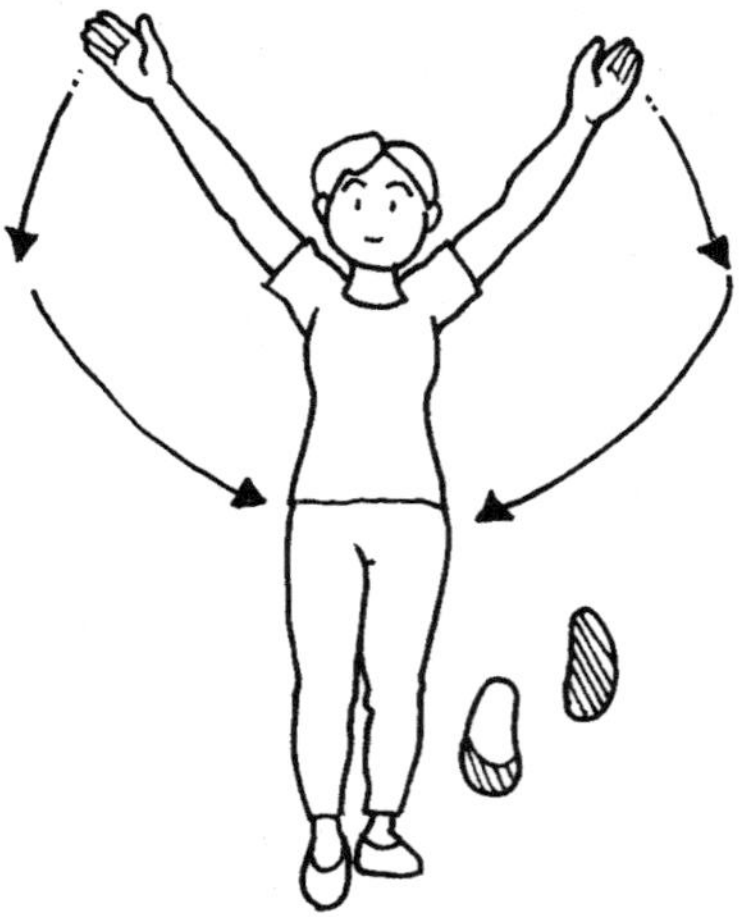

図37

を内に向け、両足のかかとを上げ、重心はやはり右足にあります。そして、両手で下へ押さえます。

その他は**35**（**圧気**）と同じ要領で、両手は上げるときにリラックス、押さえるときに緊張させるわけです（**図36**）。三回行います。

下に押さえるとき、病んだ気、濁った気が下に出ていくところをイメージするのもよいでしょう。

37 およぐ　泳動《ヨントン》

両手をリラックスさせ、両腕を上下に振動（なるべく細かく、早く）させながら、腕を前に伸ばします。同時に、上体を起こして、両足は真直ぐ伸ばし、重心は右足に、左足のかかとを上げます。

つぎに手の平は前に向け、両手を振動させながら、前から上へ上げていきます。重心は後ろの左足に移し、かかとを落とし、右足のかかとを上げます。目は真直ぐ前を見ます（図37）。

38 水を見下ろす　瞰水《カンスイ》

続いて左足のかかとを上げ、両腕を内側に回し、振動させながら上からゆっくりと弧を描いて左右に分かれ、お尻の後ろまでもっていき、手の平を向き合わせます。体は前傾させ、前下の方を見て両足のかかとは上げます（図38）。

胸を張って、水面を眺めるイメージで、手は命門穴に気を注ぐ気持ちで行いましょう。

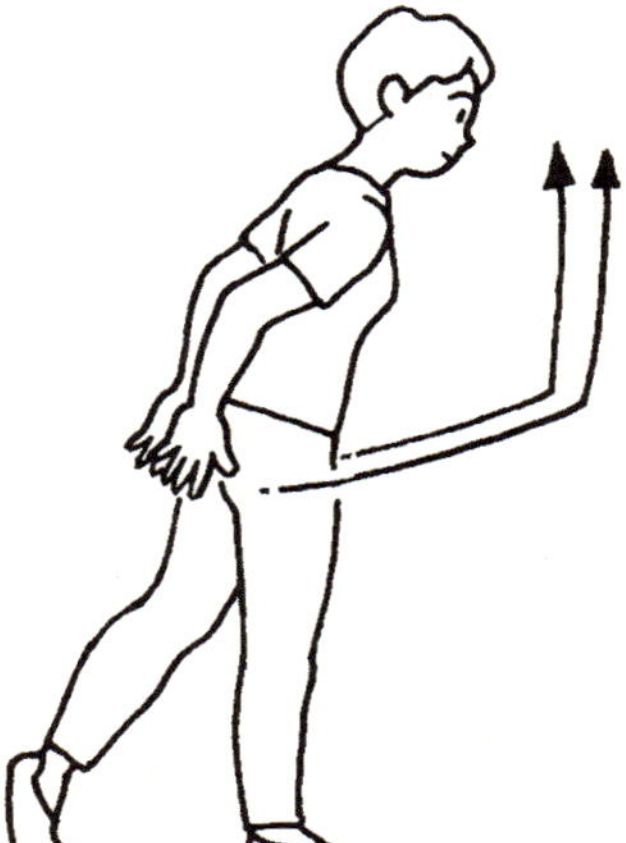
図38

39 水面をたたいて飛ぶ　拍水飛翔《ペイスイフェイシャン》

左拍水

重心は左足におき、かかとを落とし、右足

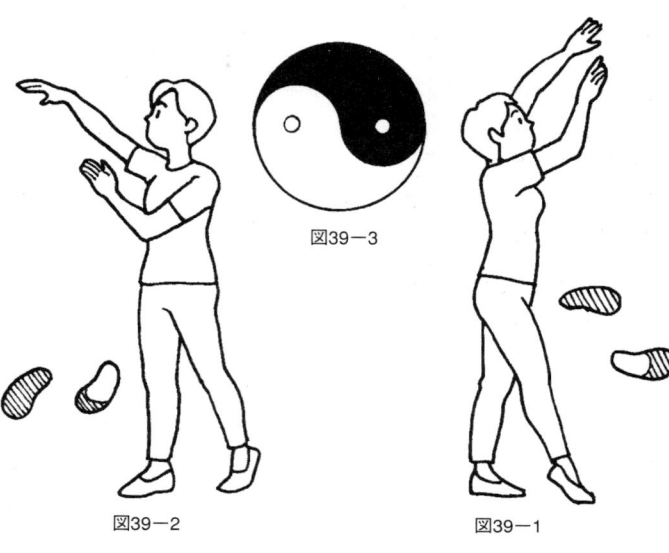

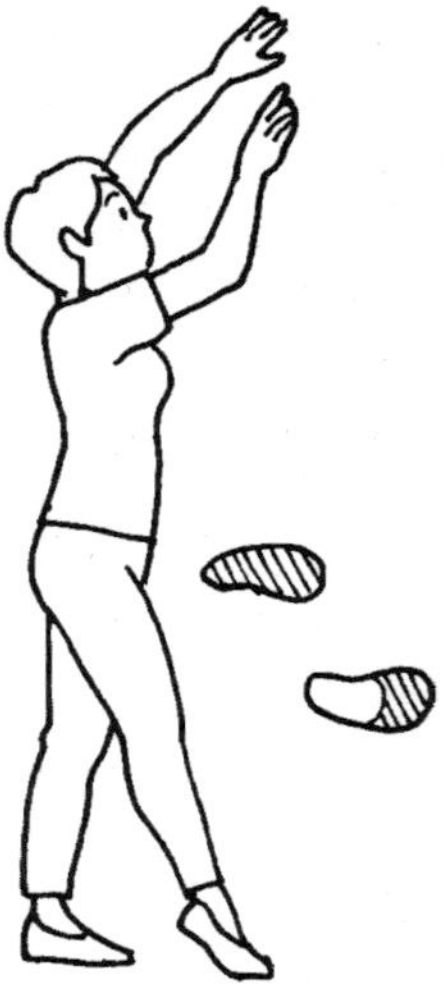

図39―1

図39―3

図39―2

のかかとを上げます。両手は振動させながら、前にもってきて、目は前方を見ます。それから、両手でゆっくり弧を描いて、左の方へ動かしていき、上体も左にひねります。左手は左上に頭より高く、手の平は外側、親指は下を向きます。右手は頭の左側におき、手の平は下やや左向き、両肘はやや曲げて、動かしていきます。目は左手を見ます（図39―1）。

両手を左へ動かすとき、描く軌跡は「太極《たいきょく》の魚」（図39―3）のような線を描きます。

右拍水

重心を右足に移し、左足のかかとを上げます。両手は振動させながら、前にもってきて、体を正面に向け、目は前方を見ます。それから両手でゆっくり弧を描いて右の方に向け、上体は右にひねり、やや前に傾けます。右手は頭より高く、手の平は外、親指は下に向けます（図39―2）。左右が逆になりますが、左拍水と同じ要領です。

つぎに、また左拍水を行いますが、これは前と同じです。この三つの動作を連続して、手の振動を止めずに行うことが大切です。

40 水を飲む　飲水《インスイ》

左足を前に一歩出して、自然に伸ばします。そして、右膝を深く折り曲げ、右足に重心をかけ、上体を前に屈めます。同時に、両手は手の平を下向きにして、腰の両側から左足の両側にそって振動させながら、左足の先まで動かします。つぎに頭を少し上げて、両手は肘を曲げて、腰の両側に戻します（図40）。三回行います。

頭を水面まで下げて、顎を上げ、水を口に含み、頭を上げて、飲み下すという気持ちで行います。

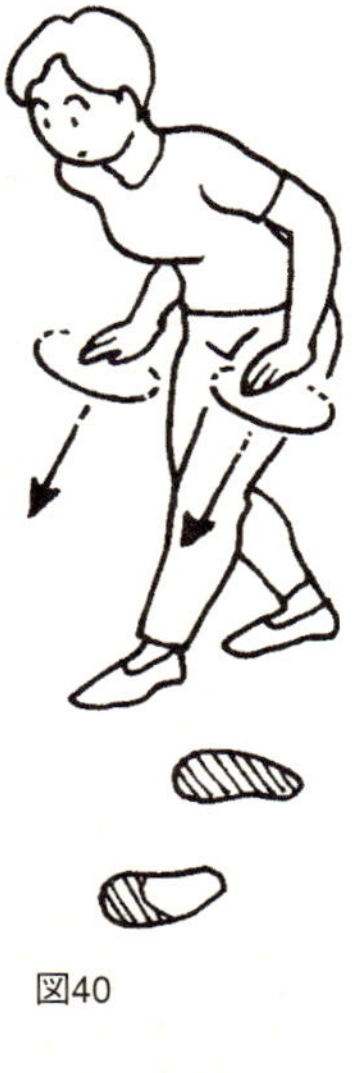

図40

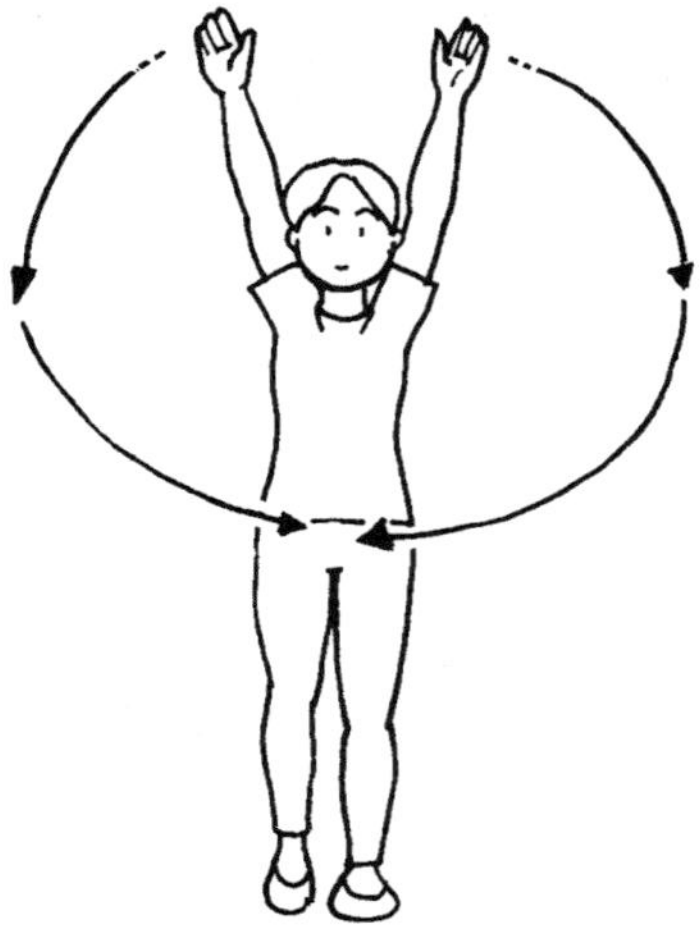

図42―1

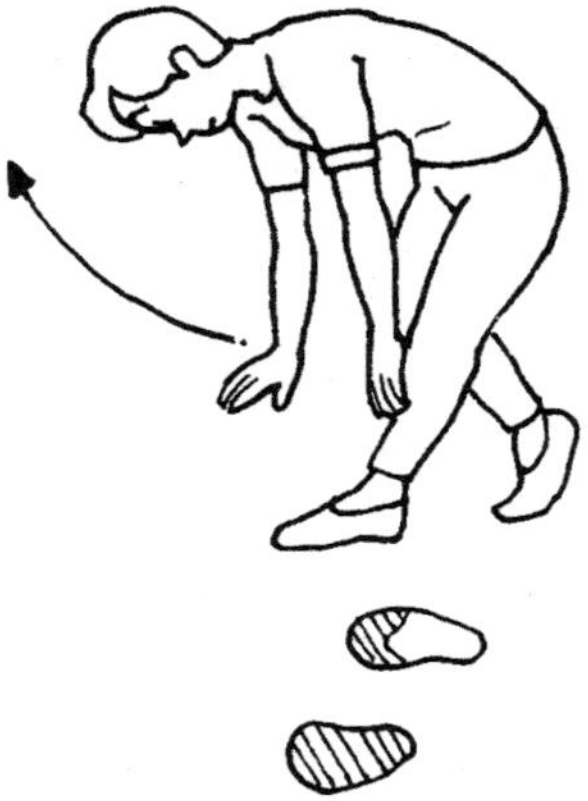

図41

41 天を眺める　望天《ワンティエン》

両手を左足先までもってきた姿勢から、上体をゆっくり起こします（図41）。

重心は左足に移し、右足のかかとを上げます。同時に、両手を下から上に振動させながら上げていきます。手の平は前を、指先は上に向けます。両手の動きにつれて、前上方を仰ぎ見るようにします。

42 気を返す　帰気《クイチィ》

両腕を振動させながら、左右に広げ、下へ下ろします（図42―1）。同時に、右足を半歩前に出し、左足と平行に、肩幅と同じくらい開いて立ちます。それから、両手で丹田（お臍《へそ》の下四、五センチ）に気を返すのです。右手を下、右手の親指がお臍に向き、左手が上、左手の虎口がお臍に向くようにして、三～五秒間隔で三回揺すります。目は真直ぐ前を見ます（**図42―2**）。

内臓を揺すり、適当な刺激を与えるので、成人病を予防する効果があります。

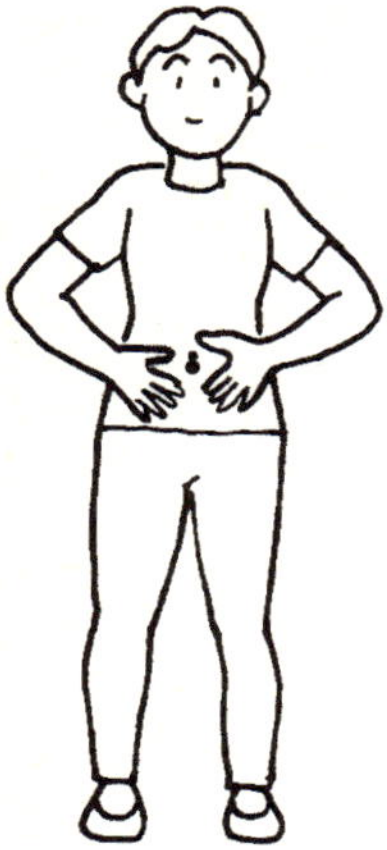

図42―2

43 気をつかむ　抓気《ツァチイ》

右手をお腹から離して、肩の高さで前に伸ばします。それから、手の平は下に向け、軽く空拳《くうけん》を（こぶしの中に隙間ができるように軽く）握り、気をつかむような気持ちで、ひじを曲げ、右胸の気戸穴《きこ》（鎖骨中央のすぐ下）に右手の合谷穴をつけるようにします。肩の力を抜き、脇の下を虚にし、ひじを外側に上げ、目は前を見ます（**次頁図43―1、2**）。

左右交互に十回行います。

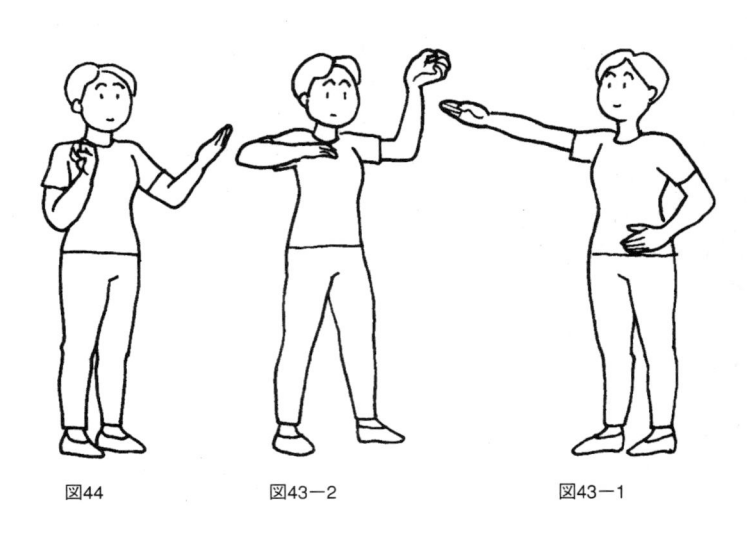

図43－1

図43－2

図44

44 手の平を返して気を集める

翻掌撈気《ファンツァンローチー》

そのままの姿勢で、右手を外側に回し、手の平は上に向け、空拳をつくり、ひじを曲げて、右胸の前にもってきます。このとき、右手の後谿《こうけい》穴（指を曲げたときに小指の側にできるしわのところ）を気戸穴に向き合うようにします。肩の力を抜き、脇の下を虚にし、目は前を見ます（図44）。

続いて、左手で同じ動作をします。左右交互に十回行います。

45 球を抱える

抱球《ポーチュー》

引き続き、両ひじを下に向け、両腕を上に伸ばしてから、内側に回し、左右に広げ、弧を描いて、下に下ろします。上体は前に直角に曲げ、球を抱くように、屈みます。このとき、両足は真直ぐ伸ばしたまま、ひじはやや曲げて、手の平は上に向け、指先を向き合わせ、間が三〇センチくらいになるまで近づけます。頭のてっぺんを前に向けます（図45）。

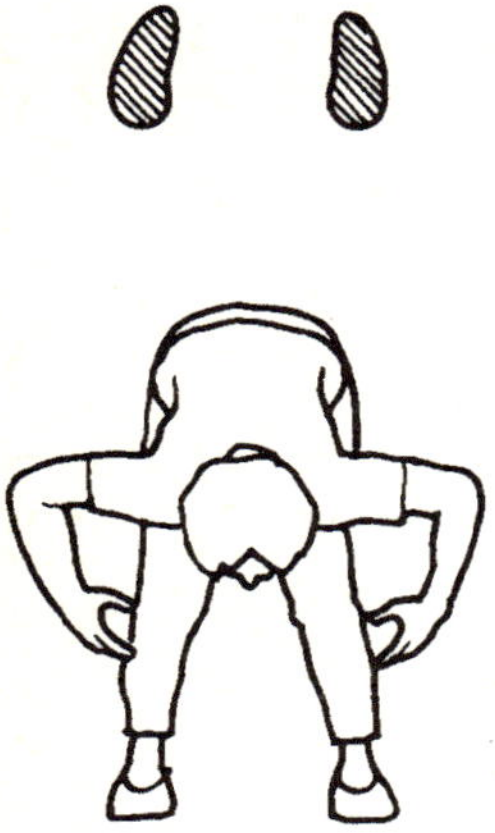

図45

宇宙のエネルギーを両腕一杯に抱えるイメージで行います。

46 球をこねる　揉球《ロウチュー》

上体を少し起こして、腰からだんだん左を向いていき、両手を腹部の左前にもってきます。右腕を内側に回し、右手を上、左手を下にして、手の平を一五～二〇センチほどあけて、向き合わせるのです。目は手を見ます。両手の労宮がいつも向かい合っているようにして、労宮に気を感じながら、バレーボールかサッカーボールくらいの大きさのボールを抱える気持ちです。両腕と両手の指は水平方向で、時計の反対回りに、手と指でもみ動かすようにします。足はそのままです（図46）。

十回行いますが、その間に腹部の左から右へ移動していきます。

帯脈と丹田に気を送る気持ちで行うと、足腰を強くします。

47 身をひるがえして球をこねる 転身揉球《ツァンセンローチュー》

お腹の右前までできたら、球を落とさないように注意する気持ちで、今度は左手を上、右手を下に、ボールにそって左右の手を替えて、両手の平を向かい合わせます。

そして、腰から上体を左に向けながら、手の中でボールをこねるように時計回りに左へ動かしていきます。十回行いますが、そのうち、八回で腹部の左側へもってきて、後の二回はもどすように腹部前方で止めます。つぎに、体を起こして両手を開きます。目はボールを追い、足の位置は変えません（図47）。

48 気を抱く 抱気《バオチイ》

両手の平を向き合わせて、両手の間は三〇センチほどあけ、両手を上に上げます。それから、大きな重いものをもち上げるように、両腕で気を抱きます。

膝をやや曲げて、お尻を下げてから、ゆっくり腕の前までもってきて、体を起こします。目は前を見ます（図48）。

宇宙のエネルギーを両腕一杯に抱えるイメ

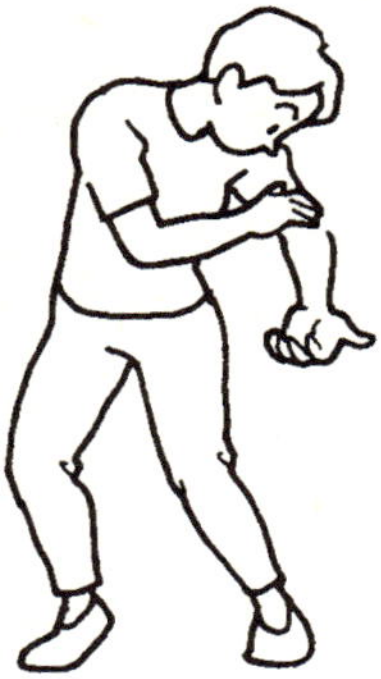

図46

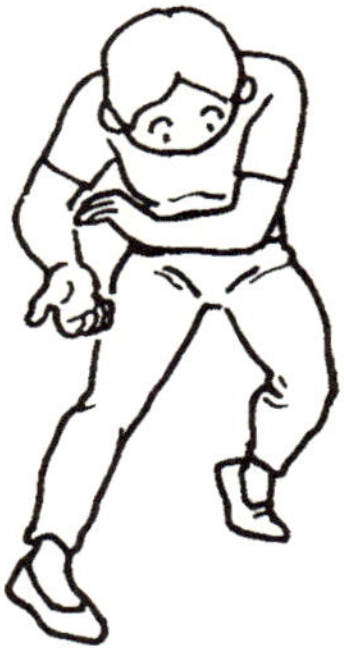

図47

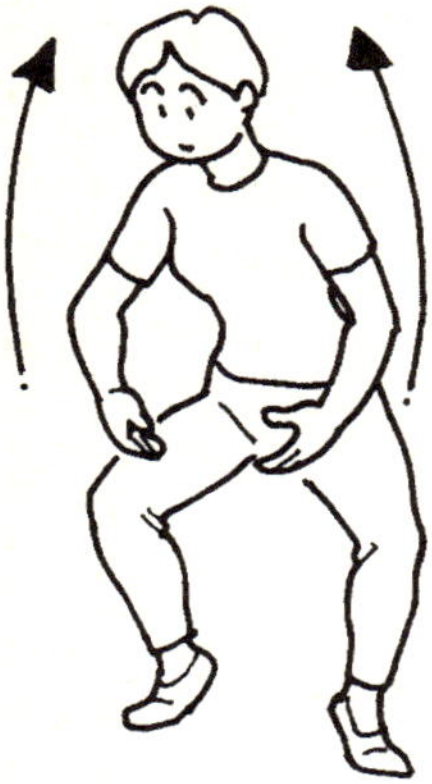

図48

ージで行います。

49 気を注入する　貫気《クァンチイ》

両手を額の前までもってきて、手の平を内に向け、肘を曲げて、円弧をつくり、指先を向き合わせて、額の前一〇センチほどのところで止めます（図49）。

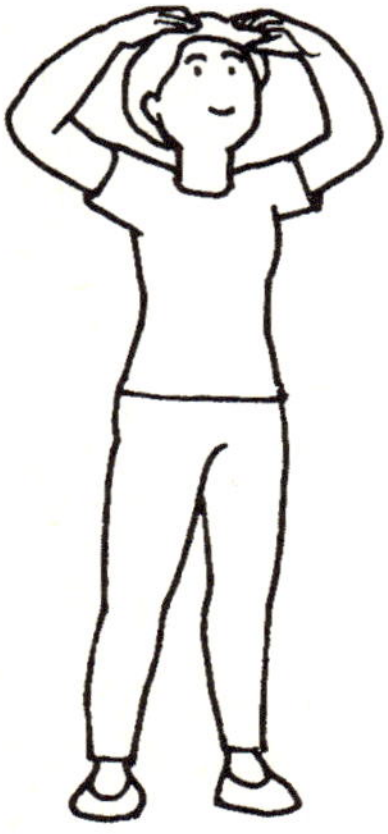

図49

それから、頭、胸、腹部へとゆっくり気を下ろしていき、下丹田の両側に数秒間止めた後、両腕を体の両側にたらします。目は前を見、足の位置は変えません。

48（抱気）で両腕に抱えた宇宙の気を上から下へ下ろし、丹田に注ぎ入れる気持ちで行います。

気を上・中・下の三丹田に注ぐ動作です。経（縦の通路）の気の流れを調えるのが、大雁気功前64式の趣旨ですので、この動作は最も大切なもののひとつです。

上丹田は額、百会（頭のてっぺん）、印堂（眉間）あたり、中丹田は膻中穴《だんちゅう》（左右の乳首を結んだ線の中間点）あたり、下丹田は気海《きかい》穴（お臍の下五センチ）あたりです。

50 つばさをもち上げる　抬膀《タイパン》

手の平を下にして、両手を前に上げ、手、腕をリラックスさせます。それから、両ひじをゆるめて曲げ、手は肩より高くして、目は真直ぐ前を見ます（図50—1）。

つぎに素早く手の平を前に押し出すように、腕を伸ばします。このとき、両手の平は斜め前に向き合う形になり、額の高さで、左右の虎口を向かい合わせます。つまり両手の親指と人差し指がそれぞれ向き合い、三角形をつくるのです。両手の親指の間は一〇センチほどあけます。それと同時にかかとを少し上げます（図50—2）。

両腕は伸ばすと同時にかかとを素早く下ろし、目は手を見ます。
両手で邪気《じゃき》（病んだ気や濁った気）を前に押し出すような気持ちで行います。

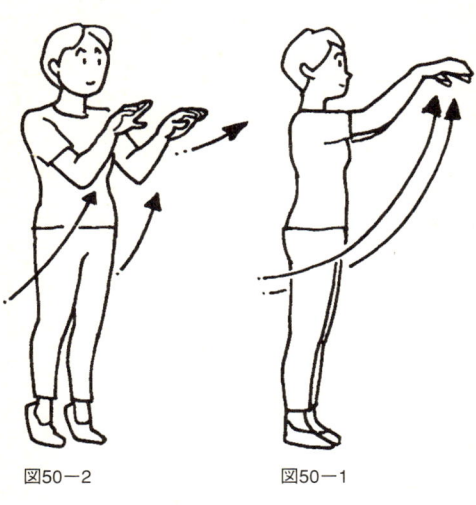

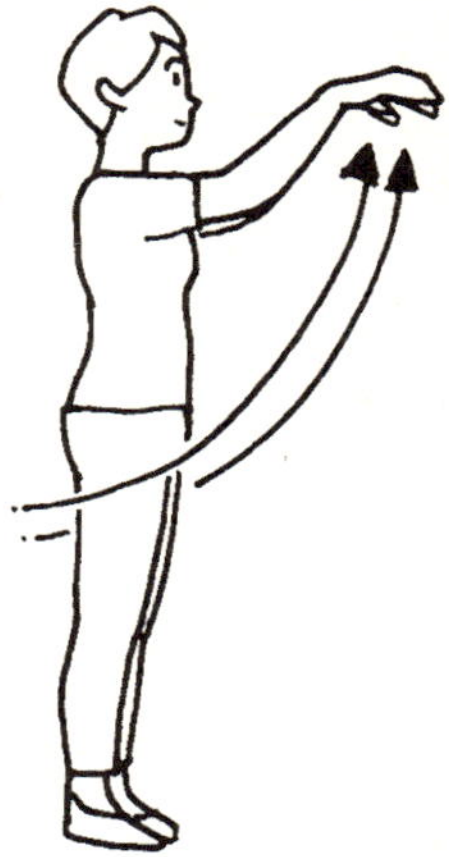
図50ー1

図50ー2

51 つばさをひるがえす　翻翅《ファンツー》

両手を前に上げます。このとき、手首を曲げ、指先は爪形をつくり、指先が外を向きます。手の平はやや外後方を向けます。足はそのまま、目は真直ぐ前を見ます（図51）。

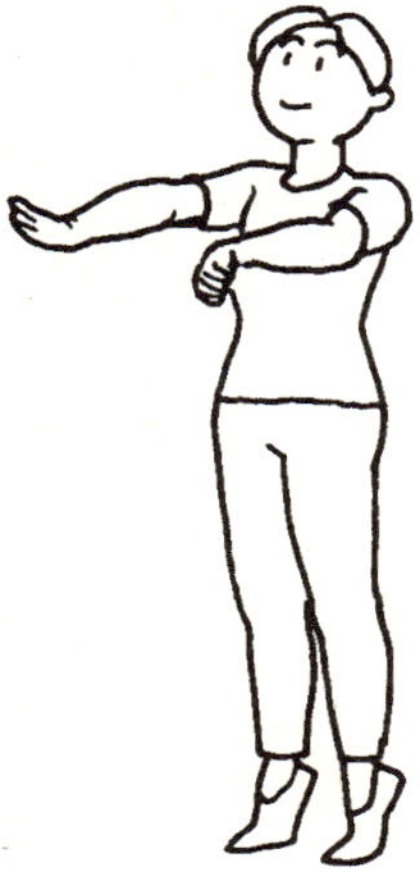
図51

52 つばさをせおう 背翅《ペイツー》

両手をももの側を通って、体の後にもっていきます。そして、手の平は上を向き、両手の合谷穴をそれぞれ腎兪穴につけて、指をリラックスさせ、三回上下にまたは円形に振動させます。足の姿勢は変わらず、目は真直ぐ前を見ます（図52）。合谷穴から腎兪穴に気を通し、体のエネルギーが増えていくようにイメージするとよいでしょう。

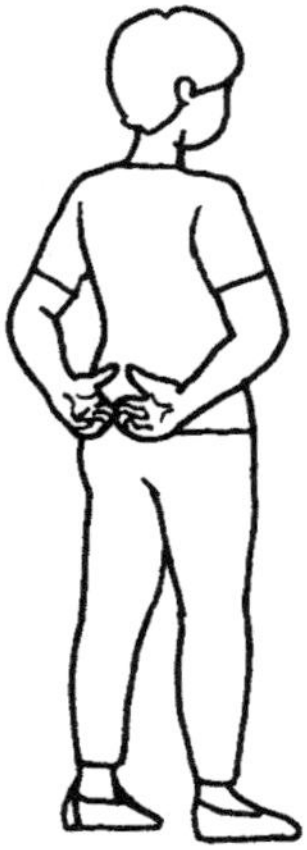

図52

53 扇を広げるようにはねを上げて飛ぶ 起扇上飛《チイサンサンフェイ》

両手を体側にそって、自然に前に出します。肘を少し曲げ、手の平は下、指先は前に向けます。目はまだ前を見ています。そして、つぎの動作に移ります。扇を広げ、上に高く舞い上がる気持ちです。

左上飛

右膝を曲げ、重心を右足に移します。左足の方は一歩前に出し、膝は少し曲げ、足の前外側を地面につけ、かかとは少し浮かせます。右手は弧を描いて、下腹にもっていきますが、手の平は下丹田に向き合わせます。同時

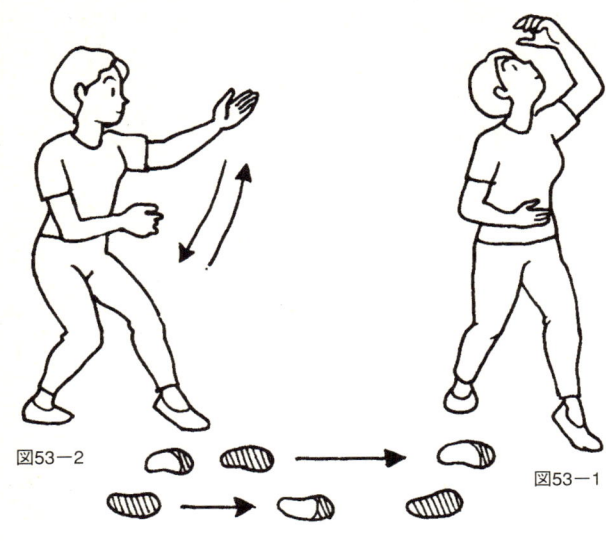

図53―2

図53―1

に、手は肘をやや曲げて、頭の上にもっていきます。

手の平は印堂穴に向き合わせます。指はリラックスさせて、爪形をつくります。左手の動きにつれて、上体を左に回します。目は左手の平を見ます（図53―1）。

右上飛

左膝を曲げ、重心を左足に移し、右足の前外側を地面につけ、かかとは少し浮かせます。両手の動きも、左右が逆になりますが、左上飛と同じ要領です。左手はゆっくり下ろし、下腹で止めるようにします（図53―2）。

左右交互に七回行います。

背骨を軸にして体を左右にひねるところでは、背骨に気を通す気持ちで行います。

54 身をひるがえす　転身《ツァンセン》

両手を同じ高さにして、両手をリラックスさせ、お腹の前に上げ、同時に、両足を真直ぐ伸ばし、体も真直ぐ正面を向きます。それから、両手を振動させながら、両足のかかとを軸にして、右向きに後へゆっくり一八〇度回り、向きを変えます。目は真直ぐ前を見ます（図54）。

55 とび上がる　飛上《フェイサン》

続いて、両手を絶え間なく振動させながら、お腹の前からゆっくり上に上げていきます。手の平は前向き、指先は上向きになります。重心は左足におき、右足はかかとを上げます。目は真直ぐ前を向きます。両手は腰の側に下ろして、つぎの動作に移ります（図55）。

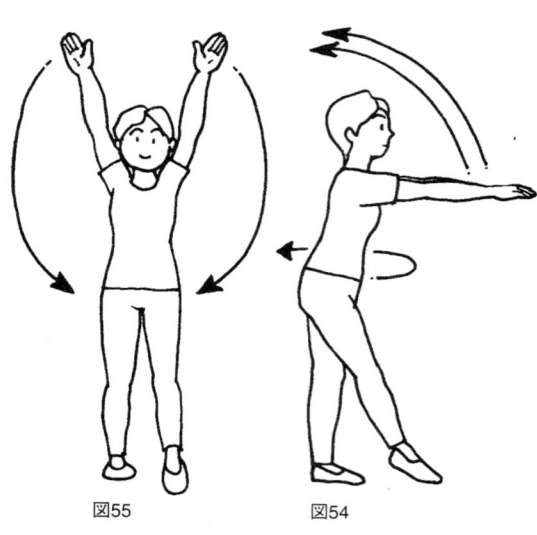

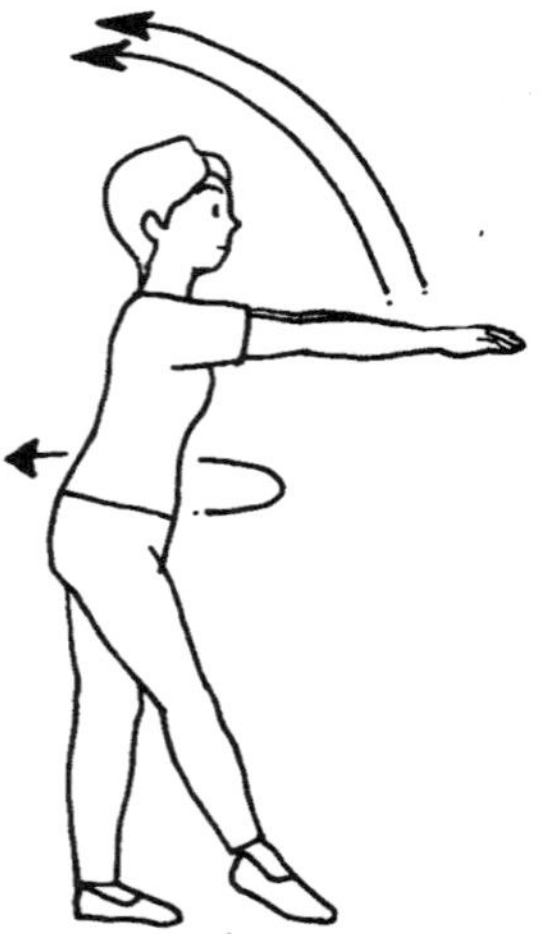

図54

図55

56 水を渡り飛ぶ　過水飛翔《コースイフェイシャン》

左過水

右膝を曲げ、重心を右足に移します。同時に、左足を一歩前に出し、足の前外側を地面につけ、かかとは少し浮かせます。両手は手の平を下に向けて、振動させながら、前に出した左足の上を通って、右から左へ弧を描きながら動かしていきます。同時に、上体はややうつ向き加減にして、左へ四五度ひねります。このとき、反対方向へきた両手で、「太極の魚」が形づくられるのが望ましい。左手は頭より高く、右手は胸の前で、人差し指が左手の合谷穴に向かって振動するようにします。目は左手を追いかけます（次頁図56—1）。

右過水

上体を起こして、左膝をしっかり曲げ、重心を左足に移します。右足を一歩前に出すと同時に、両手をつばさのようにして、振動させながら、左から右へ弧を描き、上体を前に屈めながら、右へひねります（次頁図56—2）。

その他は、左過水と同じ要領で左右交互に七回行います。広い水の上を自由にすいすい飛ぶところをイメージするとよいでしょう。

57 身をひるがえす　転身《ツァンセン》

向きが反対になるだけで、54（転身）と同じ動きです。

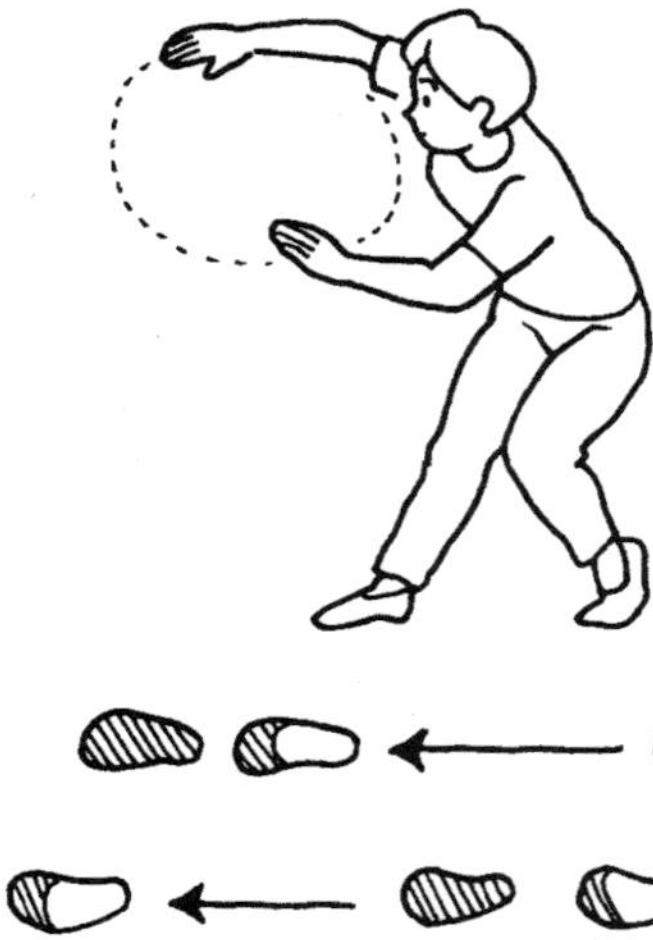

図56－2

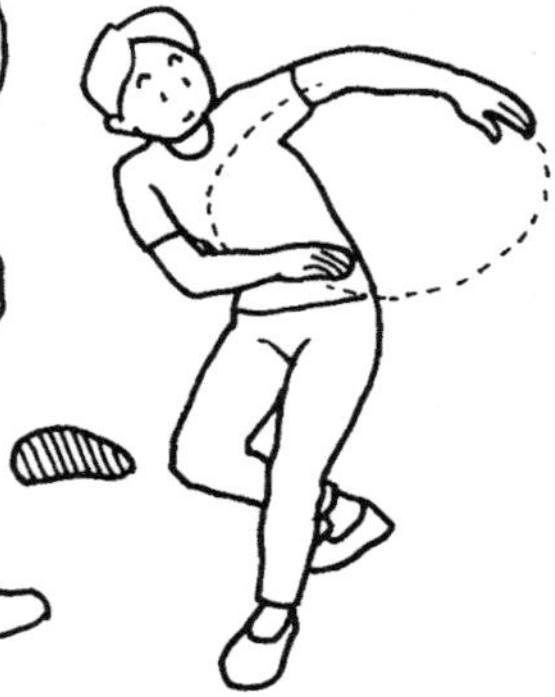

図56－1

58 とび上がる

飛上《フェイサン》

向きは反対ですが、動きは55（飛上）と同じです。つぎに移る気の動きと重心の移動に注意してください。重心は左足におき、右足はかかとを上げます（図58）。

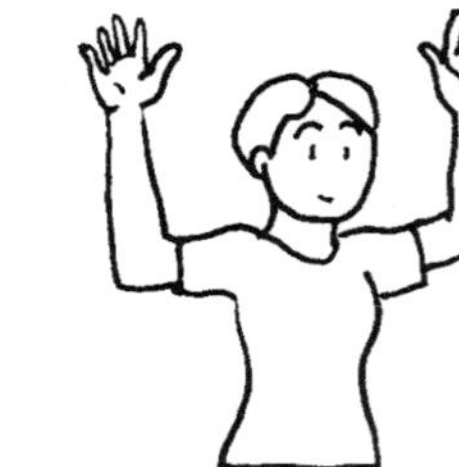

図58

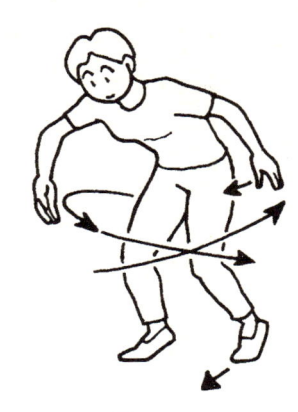

図59―1

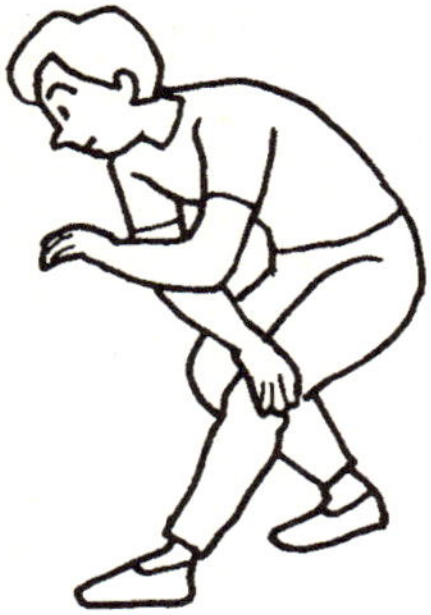

図59―2

59 食をさがす

尋食《シンスー》

左尋食

重心を右足に移して、左足を一歩前に出します。左足は自然に伸ばして、前の方が地面につくようにします。右ひざを深く曲げて、上体を前に屈めると同時に、両腕を体の側から前に出し、ひざの前で左手を上、右手を下にして、交差させます。目はずっと一・五メートルほど前を見ます（図59―1、2）。

右尋食

上体をやや起こし、両手を自然に体側に戻してから、重心を前に移動して、左足におきます。右足を一歩前に進め、左膝を曲げて、上体を前に屈め、左手を上、右手を下にして、両腕を交差させます。

その他は左尋食と同じ要領です。左右交互に七回行います。鳥が食事を探しながら飛ぶイメージで、上体を倒したり、頭をもち上げたりします。

60 身をひるがえす 転身《ツァンセン》

上体を起こし、右足を真直ぐ伸ばします。

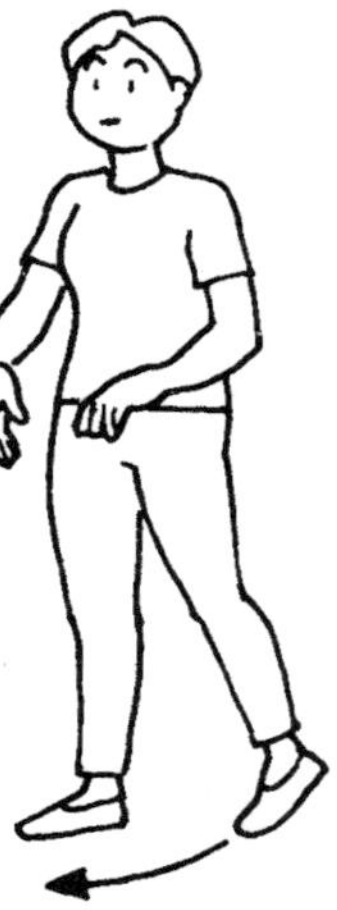

図60

両手は、左足の前あたりで、ひじを曲げ、上に上げてからリラックスさせ、自然にお腹の前にたらしします。

さらに手の平を下に向け、ひじを肩幅よりやや広い程度にし、軽く曲げます。目は真直ぐ前を見ます（図60）。

つぎに両足のかかとを軸にして、右向きに後ろへゆっくり一八〇度回ります。手はそのままで、重心は左足におき、右足のかかとは上げます。

61 巣をさがす 尋窩《シンウォ》

左

重心を右足に移し、左足を一歩前に出して、

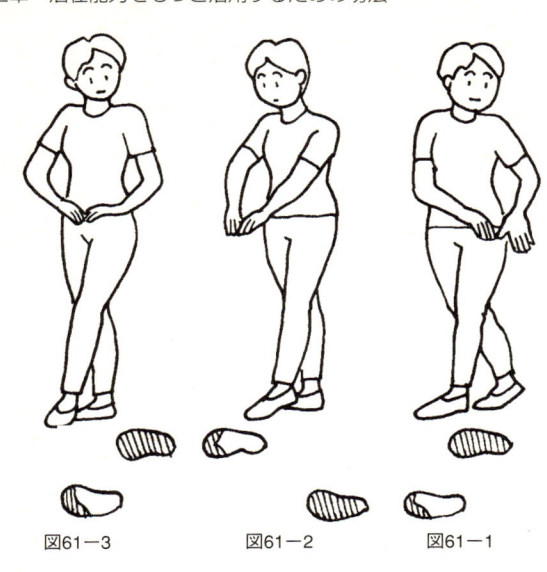

図61―3　図61―2　図61―1

前外側を地面につけます。上体はやや左にひねると同時に、両手を左腰の側にもっていき、手の甲の方を上に、そして、指先を向き合わせるかたちで、左大腿にそって、下に押します。右足はやや曲げ、目は両手を見ます（図61―1）。

中

右足を真直ぐ伸ばして、かかとを上げ、重心は少しずつ前方に、左足に移します。同時に、両手をリラックスさせ、肘を曲げて、上腹部の前にもってきて、上体を伸ばします。右足を一歩前に出し、目は両手を見ます（図61―2）。

右

左足を真直ぐ伸ばして、かかとを上げ、重

心は少しずつ前方に、右足に移します。同時に、両手をリラックスさせ、肘を曲げて、右腰の側にもってきて、上体をやや右にひねります。それから、左足を一歩前に出し、前外側を地面につけ、右足はやや曲げます。両手は右大腿にそって、下に押します（図61―3）。

右

重心を左足に移し、右足を一歩前に出して、前外側を地面につけます。他は同じ要領です。

続いて、中・左・中の順で合計七回行います。

気を下におさえる気持ちで行います。手をもち上げるときは、中丹田あたりまで上げ、労宮穴から気を吸収し、下に押すときに邪気を外に出す気持ちで行います。

62 身をひるがえして泳ぐ

転身泳動《ツァンセンヨントン》

続けて、重心を右足におき、左足のかかとを軸にして、左へ直角に向きを変えます。右足を左へ回し、左足と平行に、両足を肩幅と同じくらい開いて立ちます。そして、両足のかかとを少し上げて、手の平を下に向け、両手を振動させながら、体の前から弧を描いて、額の上まで上げていきます（図62）。

63 安眠して気を戻す

安睡帰気《アンスイクイチイ》

両腕を振動させながら、額の前から胸を通ってお腹の前で止めてしゃがみます。親指以

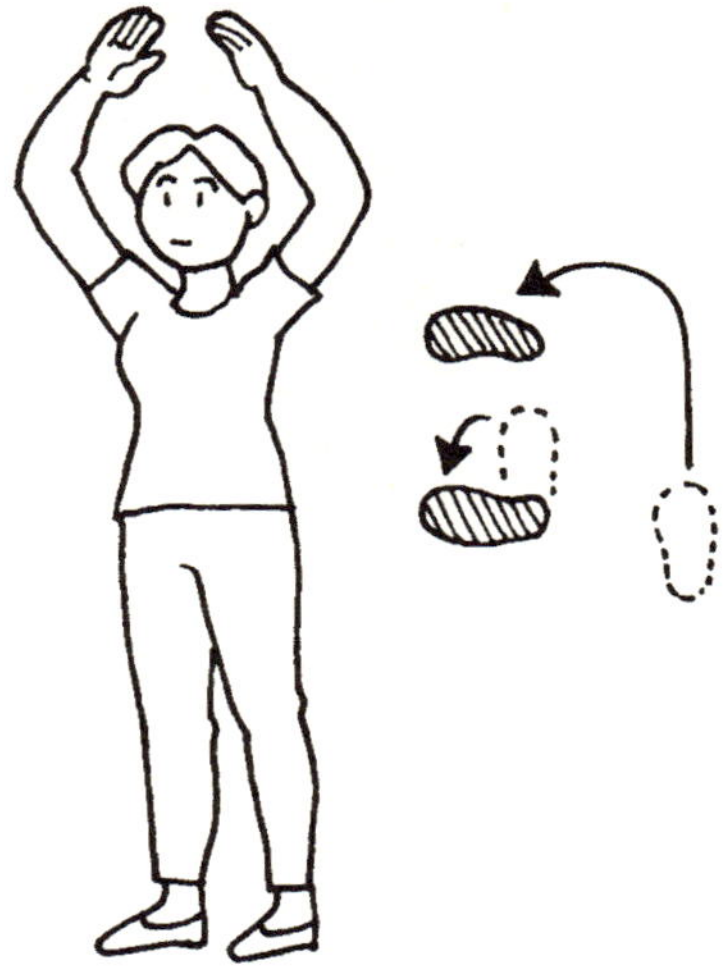

図62

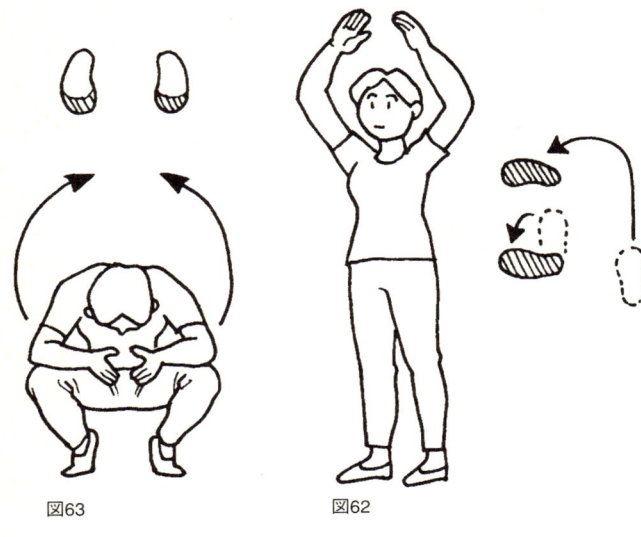

図63

外の四指はつけ、指先を向き合わせ、親指は上を向き、下丹田におきます（図63）。

この姿勢で目を閉じ、静かに七回呼吸します。気を丹田にとどめ、気を沈めるのです。それから目を開け、ゆっくり頭をもち上げます。

64 終わりの姿勢　収式《ソースー》

両足を地面につけ、上体を起こし、立ち上がります。同時に両手を左右に広げて、ゆっくり前へ上げてから、手の平を内にして、額の前から、胸、お腹を通って、気を丹田に沈めます。それから、両手を自然に体の側にもっていき、左右の足を合わせて、しっかりと立ち、目は真直ぐ前を見ます（図64）。
上・中・下の三丹田に天地の気をおさめ、
心を静かにして終わります。

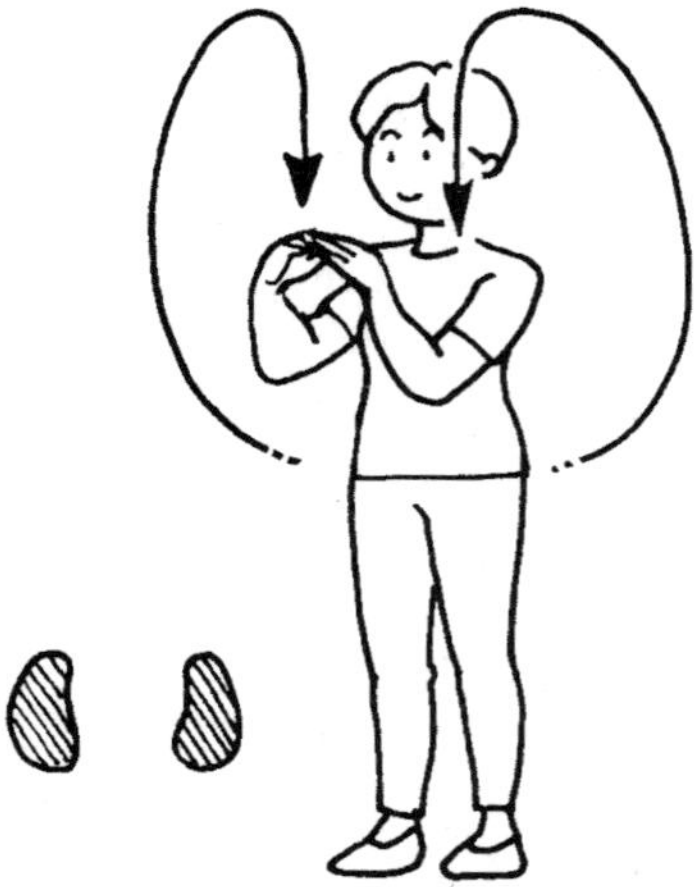

図64

2 直観力を高める
金剛禅気功

余向春先生作

一九九九年八月、私と十数人の気功指導員が抗州に余向春教授をたずね、数日の練功を通して金剛禅を知りました。

その後二〇〇〇年九月、第一回世界気功学会日本国際会議に参加された後、幸いにも十日間名古屋で金剛禅初級を伝授されました。

余向春教授は現在、浙江大学気功科学研究会理事長、金剛禅気功研究会会長を務めておられます。

ここでは初級功法をご紹介します。

●金剛禅とは

金剛禅は仏教のチベット密教密瑪《ニンマ》派の修練法の無上瑜伽《ヨガ》密の修練法でありましたが、一九八〇年、王信得先生が本金剛禅功法を「少林金剛禅自然門」功法の名で公表し、余向春先生がこれを習い、自分の病を克服するために現在の形に創作されたものです。

禅宗と密教の両方の良さを取り入れているので、禅密合修といえますが、余向春先生は心と体の健康のための気功として、国内外に広められています。

金剛禅の特徴は、公開伝授、三密（口密、身密、意密）を継承、気脈、明点をきわめ、彩虹の中で天人合一、空の境地を通して潜在能力を開発し、超人の智慧を授かるといわれているものです。

功法は動・静結合し、松（リラックス）、軽（かるく）、静（しずかに）、柔（やわらかく）円形に均一のとれたゆっくりした動きで美しいものです。練功を続ければ十人十色の個性ある自然な動きになるでしょう。

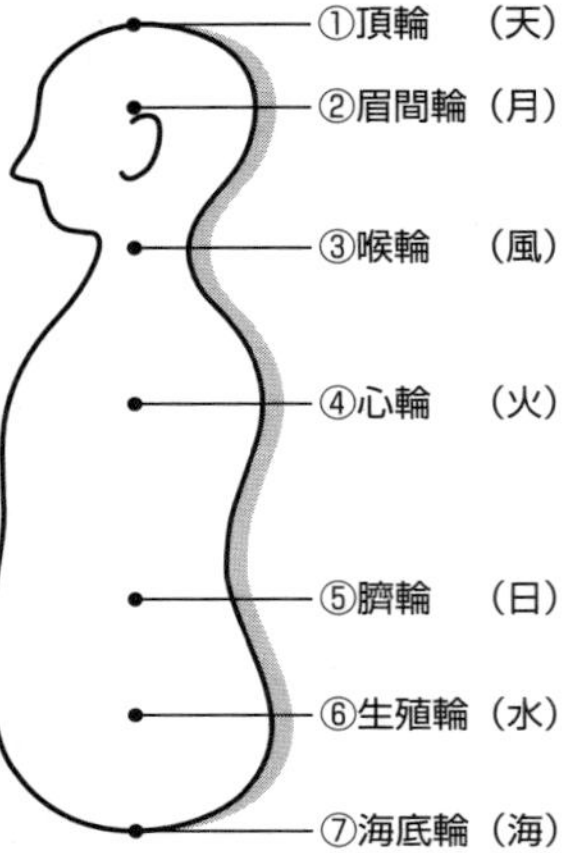

●中脈の七輪
輪とは気のエネルギーのたまっているところで、人体には７箇所あります。

●金剛禅練功の注意事項

①精神病、疑惑のある人は練功してはいけません。
②心情の安定しない人、または七情の激しいときは練功してはいけません。
③気候で悪天候、雷、大雨、嵐のときは避けましょう。
④衣服はリラックスしたものをつけ、寒いときは手袋、首巻などを用意します。
⑤食前、食後は避けましょう。
⑥大小便をすませてから練功します。
⑦過度の疲労時は練功を避けましょう。

金剛禅気功（初級功）

功法の写真モデルは余向春先生です。

起勢

はじめの姿勢

目はそっとつぶり、舌を上あごの歯ぐきの下にそっとつけ、あごを内へ少し引き、口は軽く自然に閉じ、顔は少し微笑し、全身をリラックスして立ちます（**写真1**）。

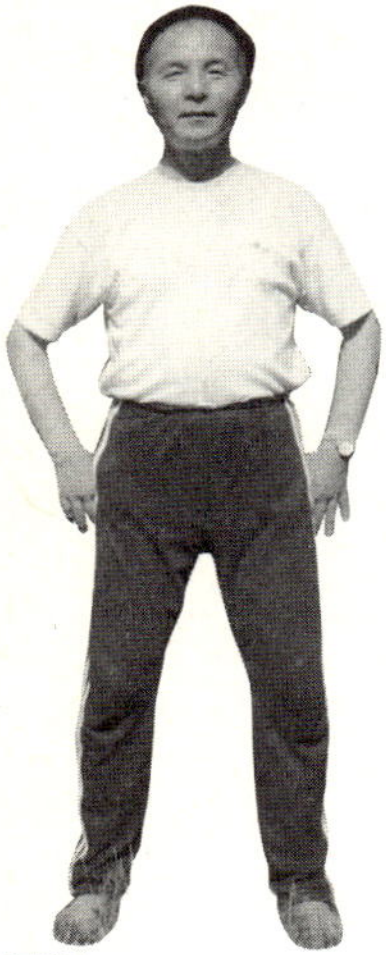

写真1

重心を右足にかけ、左足かかとを上げて左足を半歩横に開き、両足を肩幅くらいにし、体重を両足に平衡にします。両足が安定したら両手で三つの円を描きます。

第一の円は両手をやや曲げ、手背を上にして身の両側から徐々に上に上げ（**写真2**）、膻

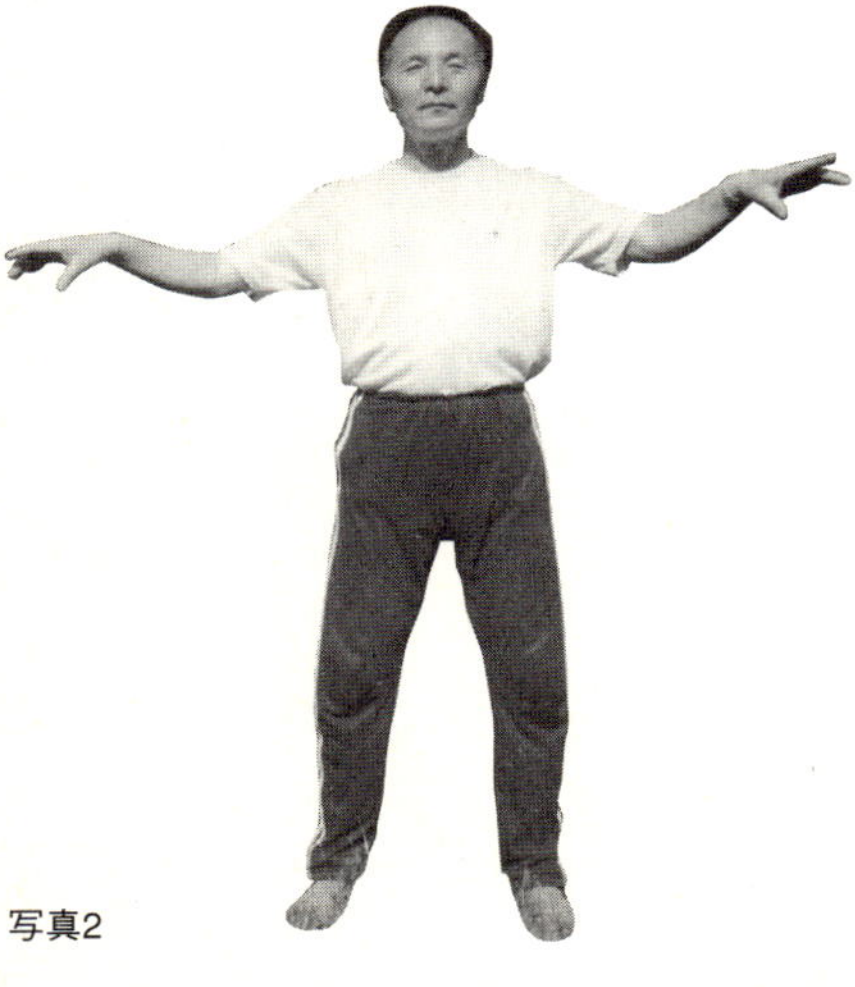

写真2

中の高さまで上げたら手の平をやや内に向け、膻中に向けてボールを抱くように近づけ、膻中までの距離を約二〇センチにして、両手指を重ねて内へ向け（**写真3**）、八字を描いて両側にゆっくり下ろし、臍から腰部へもっていきます（**写真4**）。

第二の円は腰部の高さから、第一の円を描いたように、臍部前一五センチのところへ円を描き、手指を重ね合わすようにして、手の平を内に向けて、ゆっくり八字を描いて下に下ろし、会陰の高さで体側へもっていきます。

第三の円は一、二とほぼ同じ姿勢で会陰の高さで体側後方からはじまり、会陰の前で両手を交差させて後、会陰と手の距離は約五～一〇センチ、両手は自然に開き、親指は環跳穴につけ、両足は地をつかんでしっかり立つようにします。

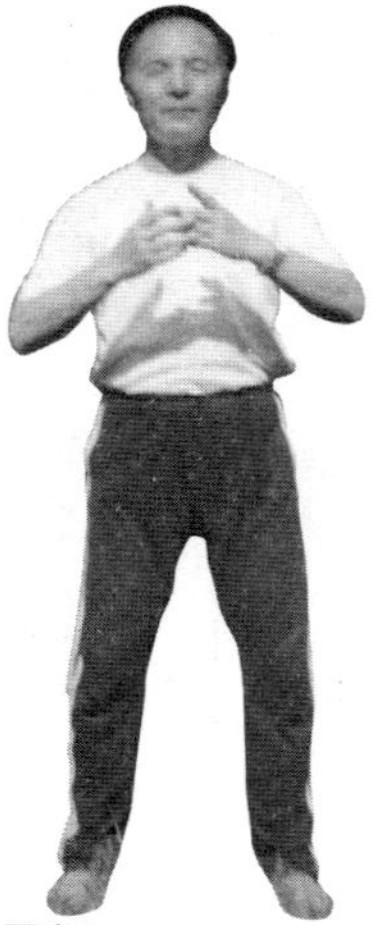
写真3

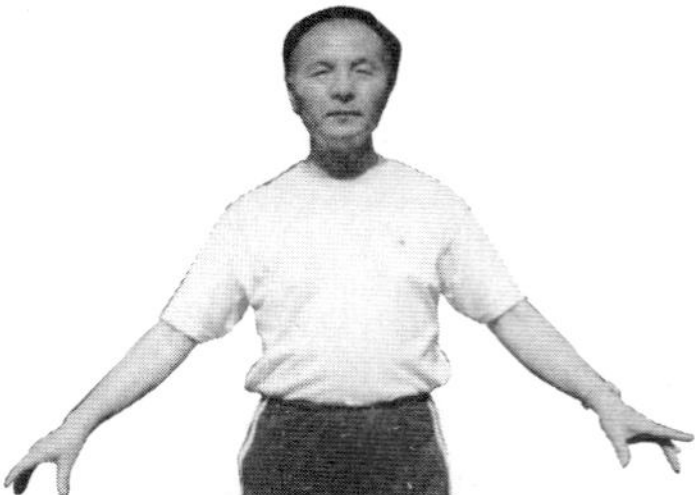
写真4

1 朝日が海から昇る

紅日出海《ホンルーツーヘイ》

朝日が大海に徐々に昇ってくる東の空、海面を意識して行います。

動作

両手を身の前、海底輪（会陰の高さ）より上方、ほぼ帯脈の高さで左右交替に手を動かし、男性は左手を先に、女性は右手を先に船を押すように、押し動かし、手の平は下腹部に向け（距離は約五センチ）左側腰部に納めます。（右から左へ押したとき）同時に左手は反対の方向へ交互に九回重複して行います**（写真1—1、2）**。九回目には両手を十字に

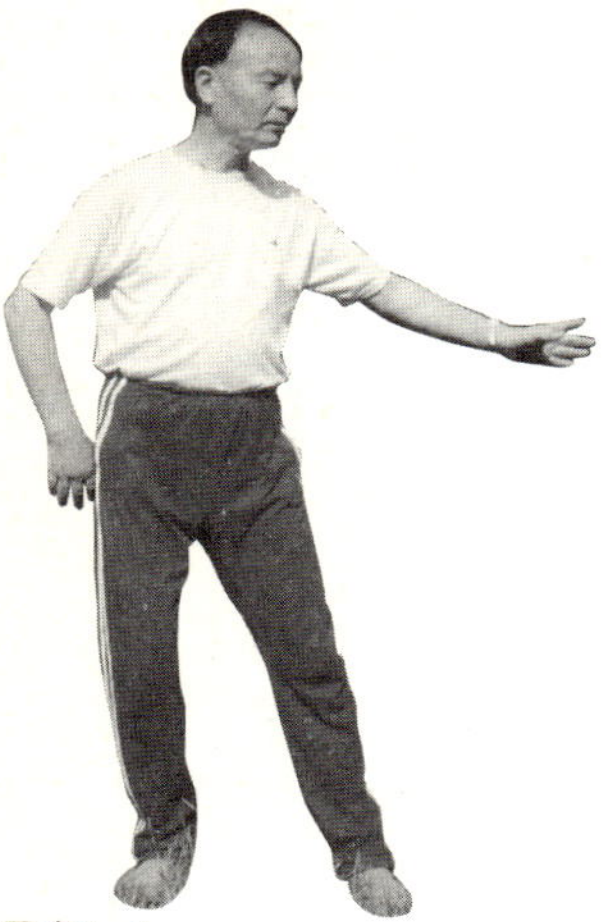
写真1－1

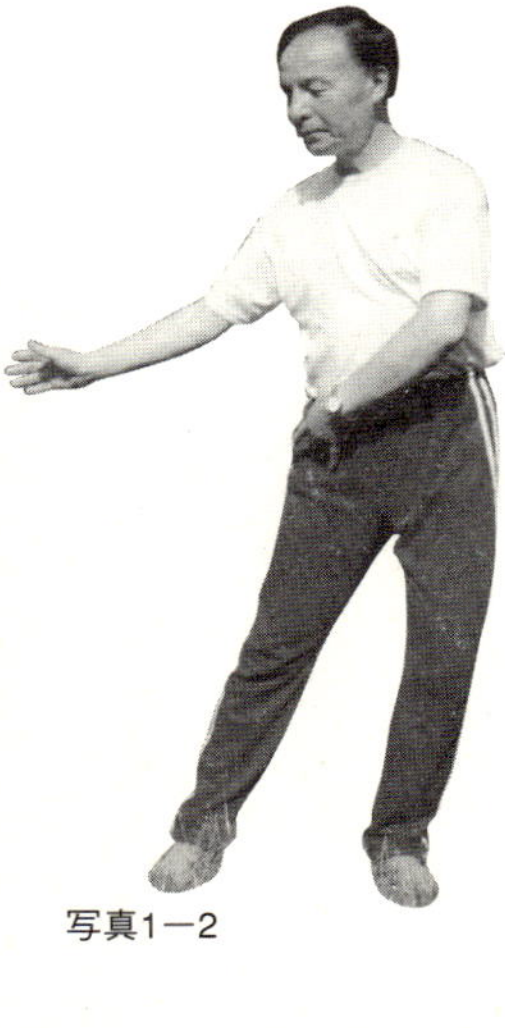
写真1－2

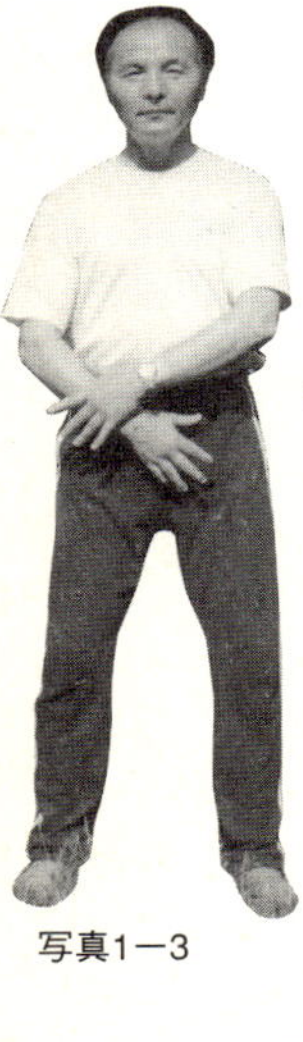
写真1－3

交差して元に戻します（**写真1—3**）。

陽光普照《ヤンクァンプーツァオ》

2 陽光あまねく照らす

広い大地に万里晴空、太陽の光があまねくすべてのものを照らすことをイメージします。

第一部の動作

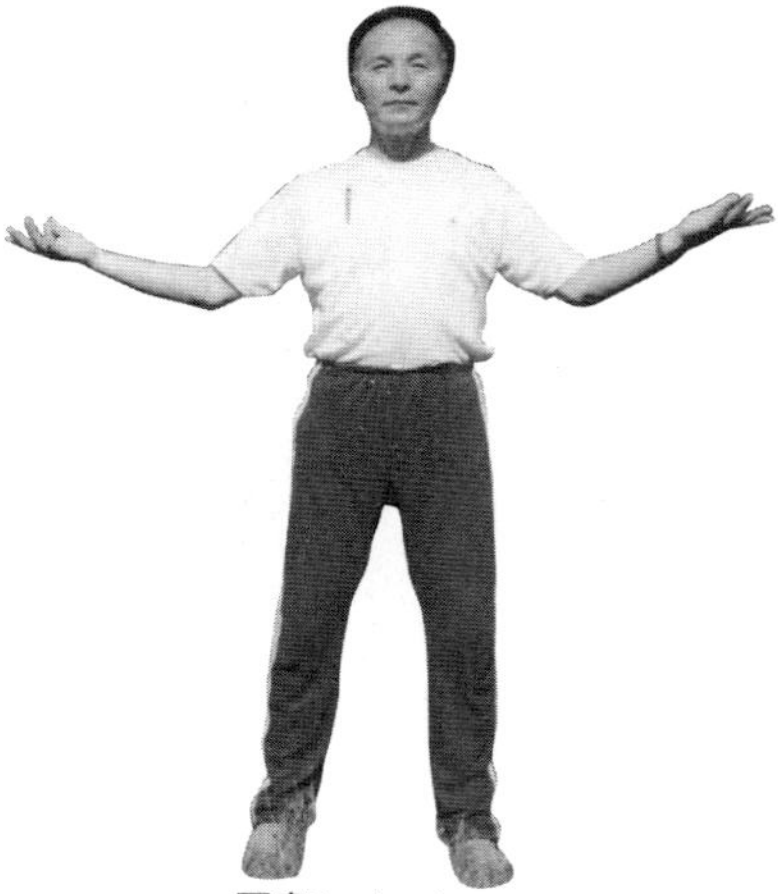

写真2—1—1

両手を両手の平を上にして、両側から徐々に上げ（**写真2—1—1**）、心輪の高さまできたら、肩を軸にして内に三六〇度（**写真2—**

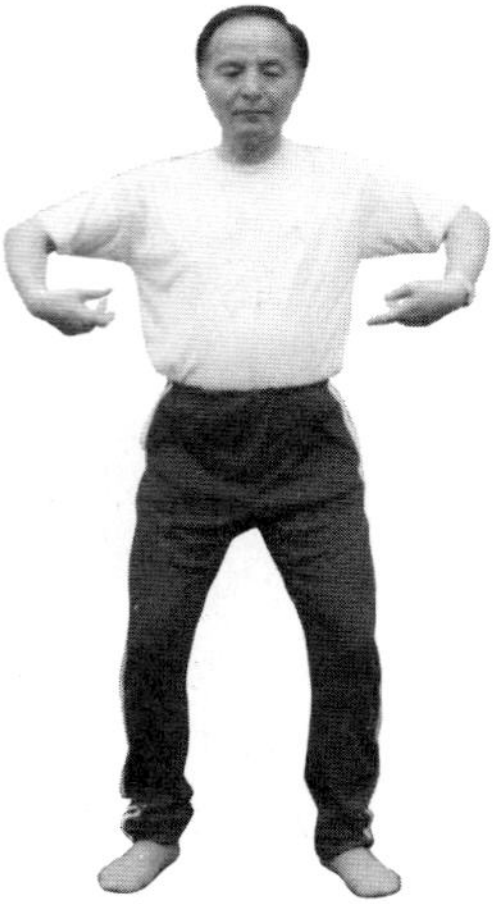

写真2—1—2

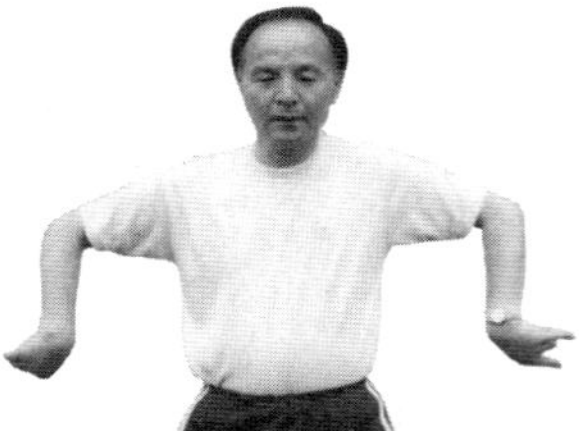

写真2—1—3

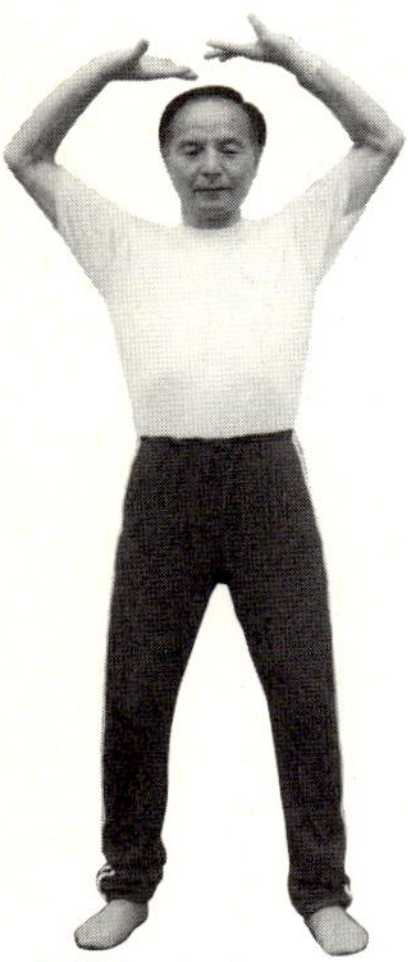
写真2—1—6

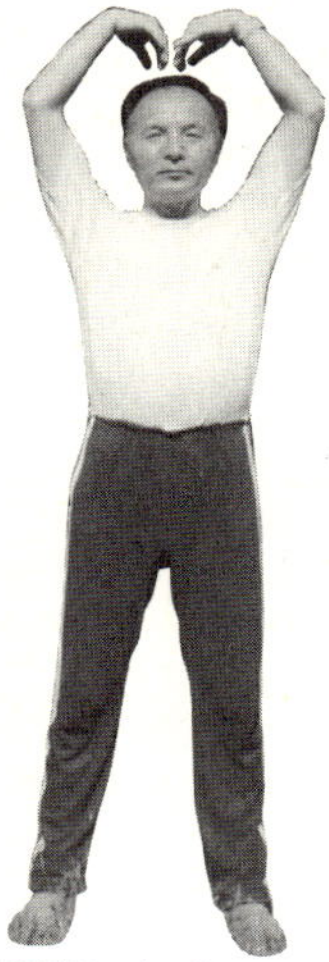
写真2—1—5

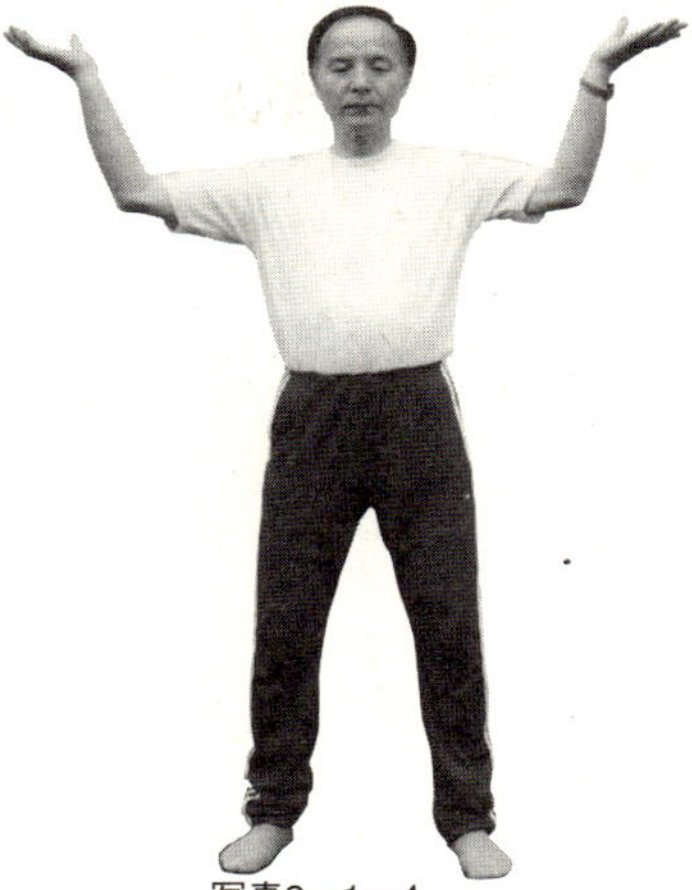
写真2—1—4

1—2、3）回し、続けて頂輪まで上げていき、百会に手指を向け、手の平をひっくり返します。そして手の平を上に向け（**写真2—1—6**）、そして両手で手の平を上にして小さな円を描いた後、前額部より後頭部へ下ろし（**写真2—1—7、8**）、耳の後ろを通って臍輪部まで（**写真2—1—9**）両側を通って下

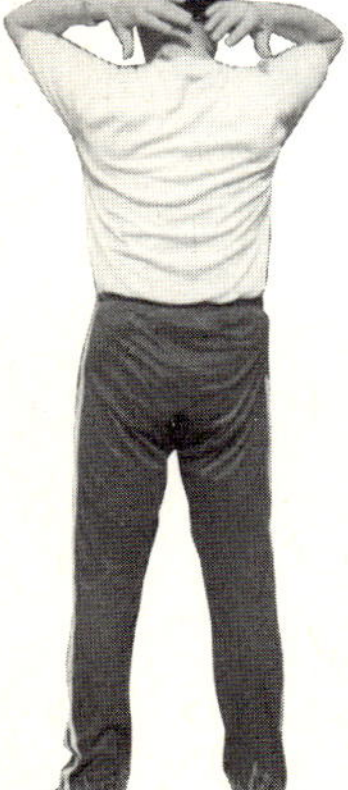
写真2—1—8

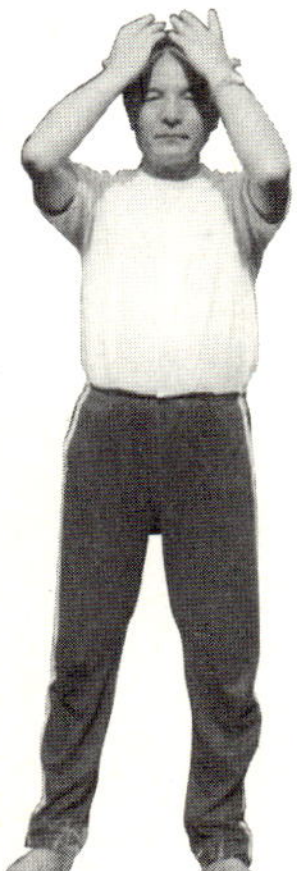
写真2—1—7

ろし、ボールを抱くようにもってきて、邪気を捨てるように手の平を外にして前方に出し、清気を拾うように両手を臍部へ戻した後、臍部から両側にもとに戻します（**写真2―1―10**）。

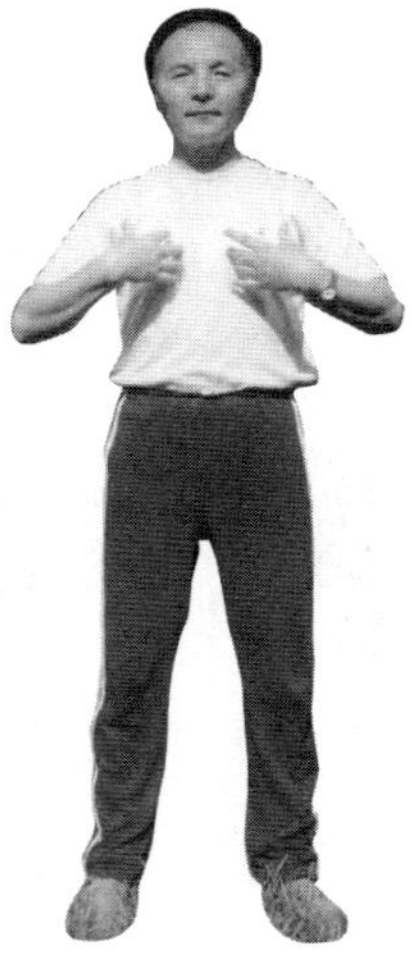
写真2―1―9

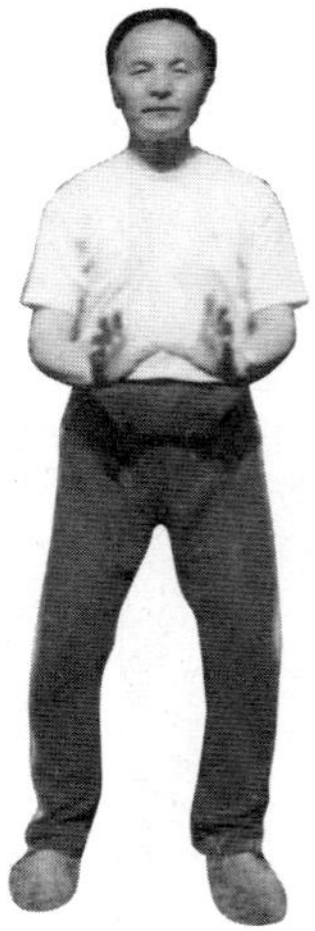
写真2―1―10

第二部の動作

両手は手背を上にし、両側から徐々に上げて心輪まできたら、（**写真2―2―1**）手を一八〇度ひっくり返し、続けて頂輪まで上げていき、手指を相対させ（**写真2―2―2**）後、合掌して頭上で一円を描きます。方向は任意で左回し、右回しともに可能です（**写真2―2―3**）。

そして、合掌したまま親指を上に向けて中脈にそって下ろした（**写真2―2―4**）後、親指を内に向け胃部から中指を相対させてつけて膝関節まで下ろし（**写真2―2―5**）、中指をつけたままひっくり返して下丹田までもってきます（**写真2―2―6**）。つぎに両手を左右にあけて、続けてもう一度、以上の第二部を重複して行い、最後に終わったとき、また両手を左右に開いて元に戻します。

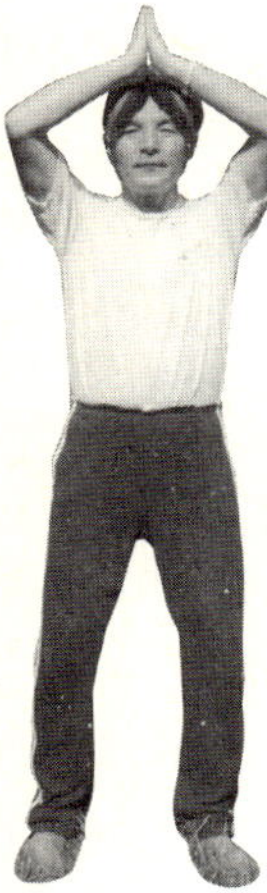
写真2－2－3

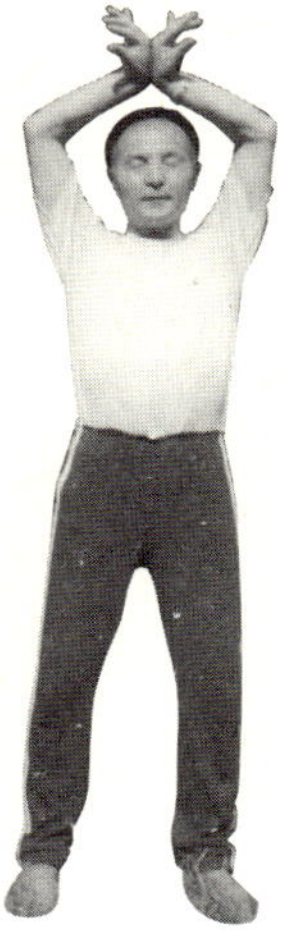
写真2－2－2

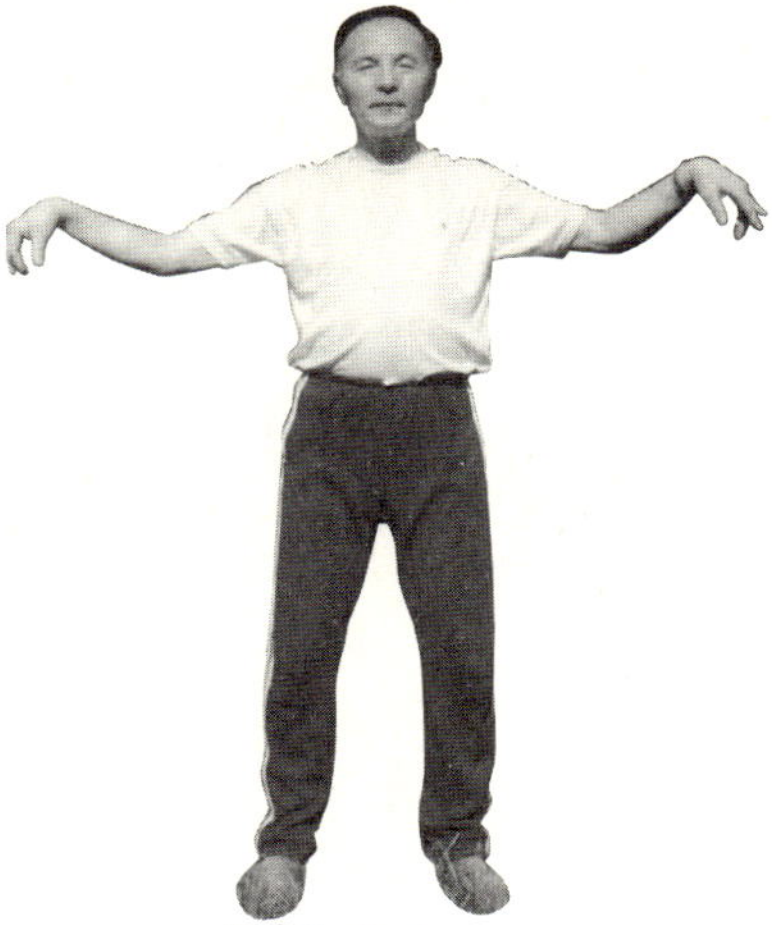
写真2－2－1

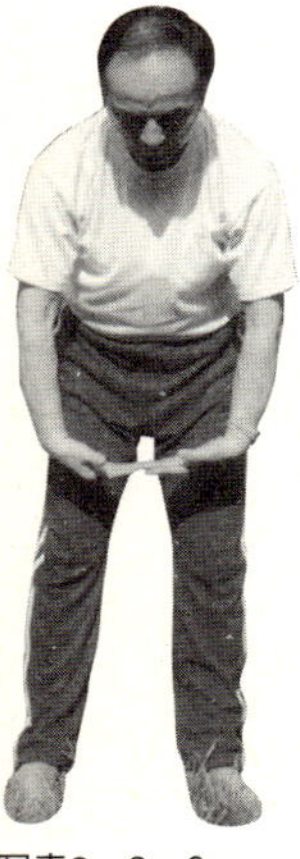
写真2－2－6

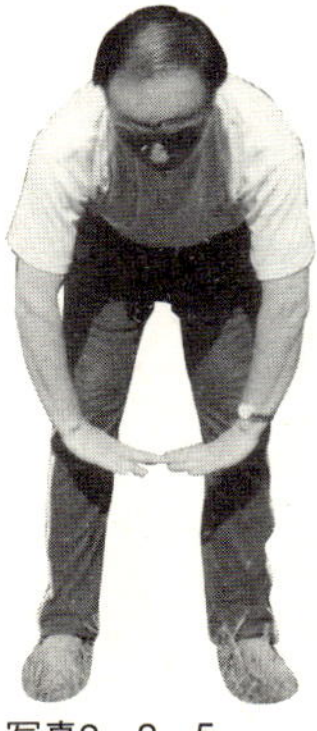
写真2－2－5

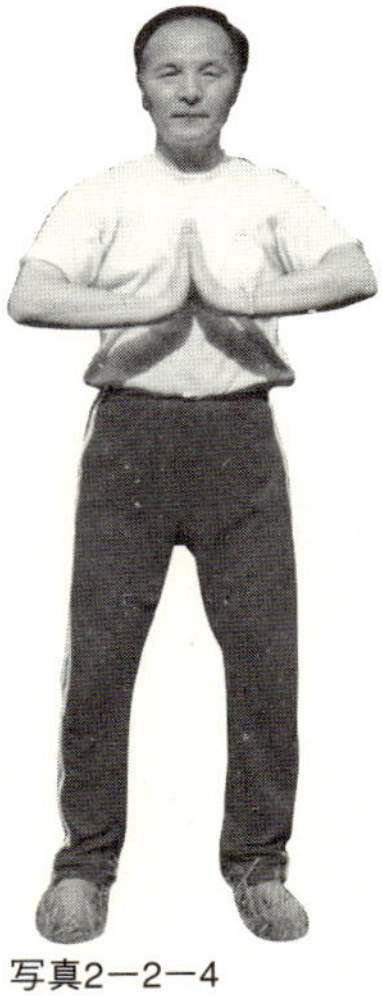
写真2－2－4

3 万象がよみがえる

万象更新《ウァンシャンゲンシン》

風は和やかで暖かく、万物の命がよみがえることをイメージします。

動作

両手左右を動かし、あたかも仙翁（仙人）があごひげをとかしているかのように男性は左手を、女性は右手を先に、右上から左肩へ動かし（**写真3―1、2**）、途中、手が鼻の下を通るとき（人中のあたり）、特に気感が強い。

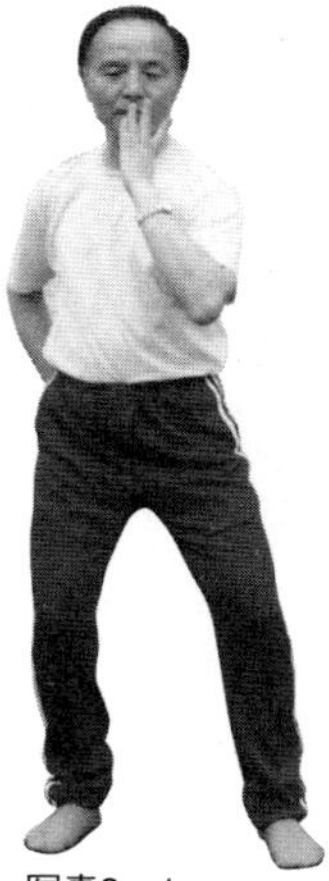

写真3ー1

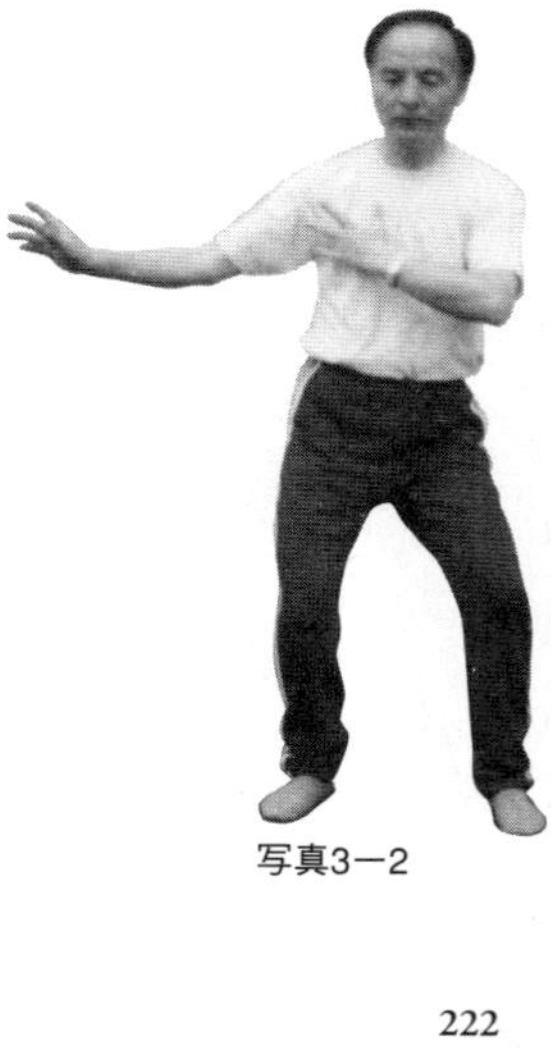

写真3ー2

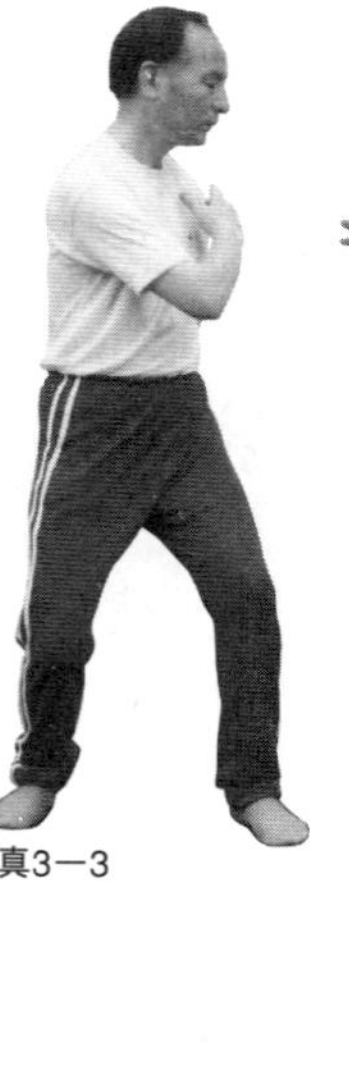

写真3ー3

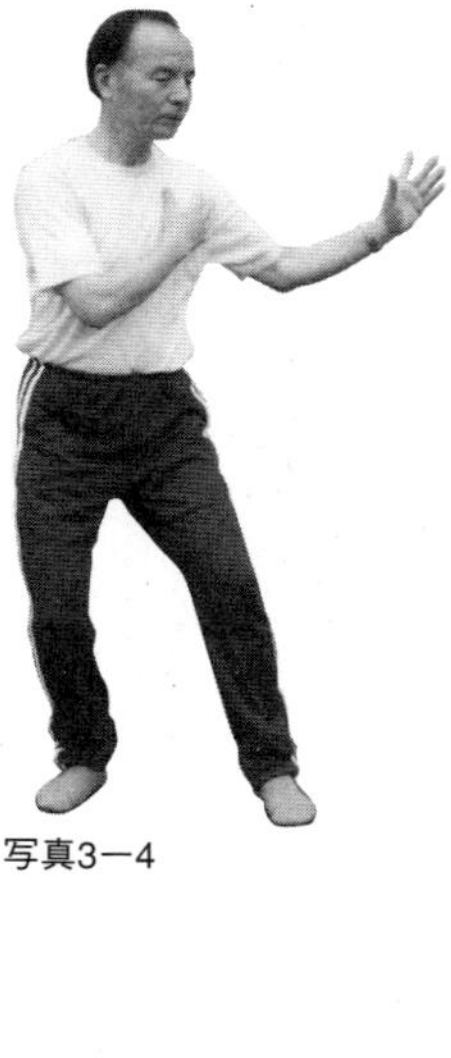

写真3ー4

反対の手は右肩から中府付近を通って弧を描いて胸部から丹田へ、さらに後方の手の合谷穴が腎兪穴に向かって移動します。片方が終わったら手を替えて、同じように九回重複します**（写真3―3、4）**。

4 大地に春がもどる

大地回春《ターティホエツウン》

陽光が輝き、雨露が人々をうるおし、春が大地を飾っていることをイメージします。

動作

両手を両側から弧を描いて臍に向け**（写真4―1）**、両手を左右に向けて、命門にもってきて**（次頁写真4―2、3）**つぎに帯脉を通って前方にいたり、左右に手を広げ、**（次頁写**

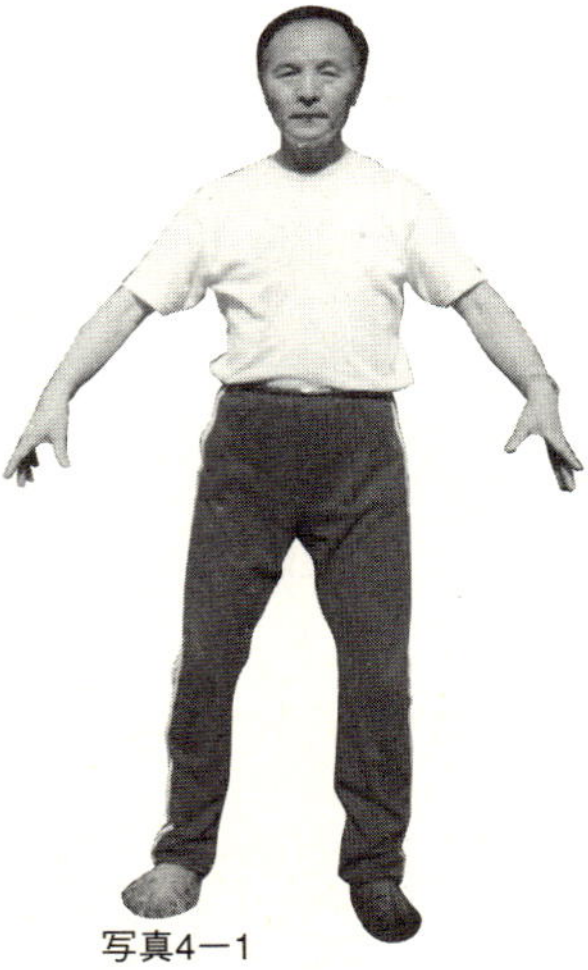
写真4―1

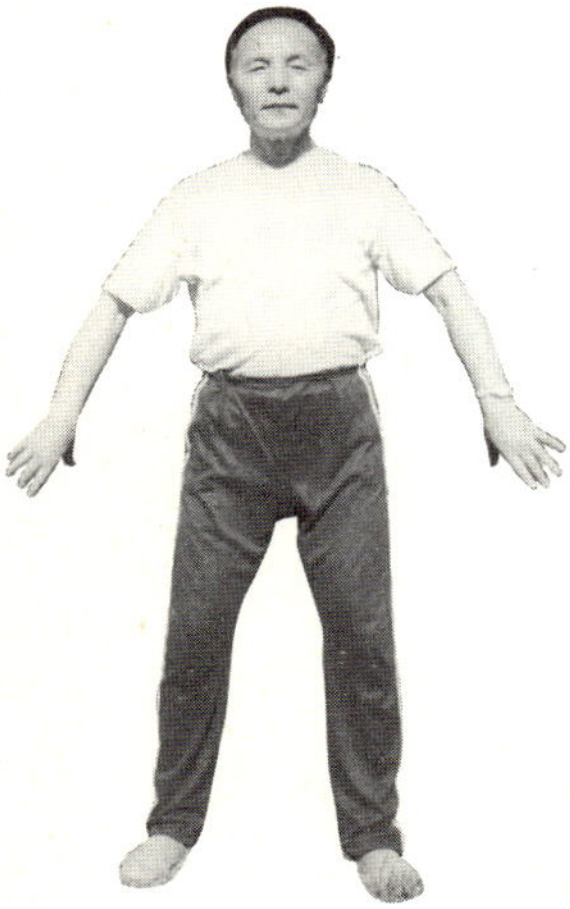
写真4―2

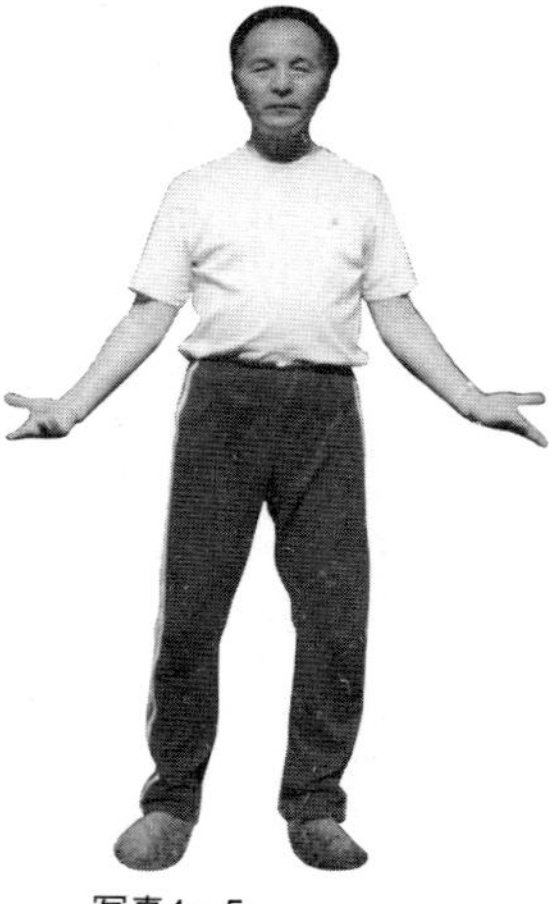
写真4－5

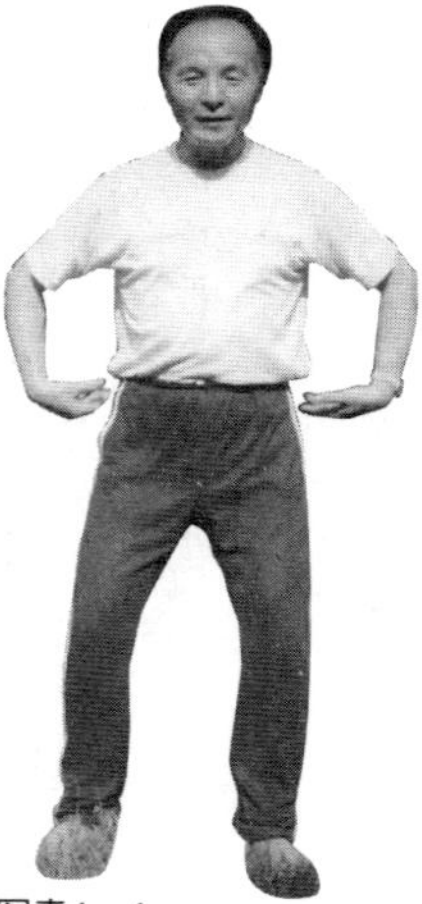
写真4－4

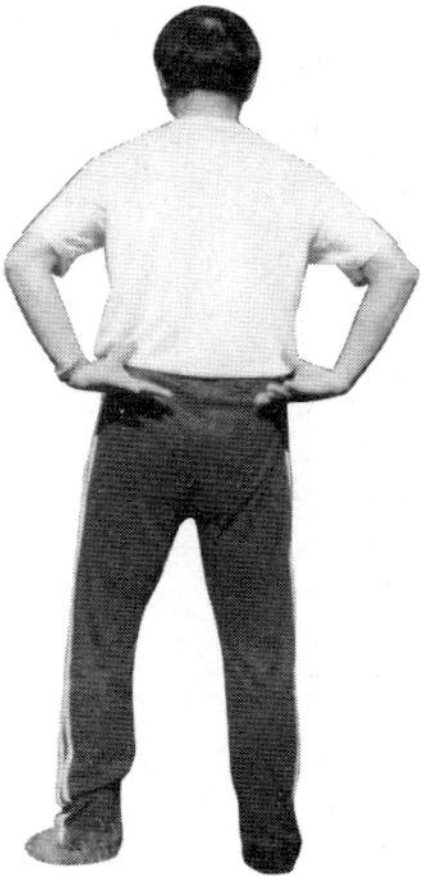
写真4－3

真4—4、5）つぎに戻すように反方向に一円を描き（**写真4—6**）、両手の合谷が腎兪を通り、もう一度臍部に戻したら、左右に自然に下ろして元に戻します。

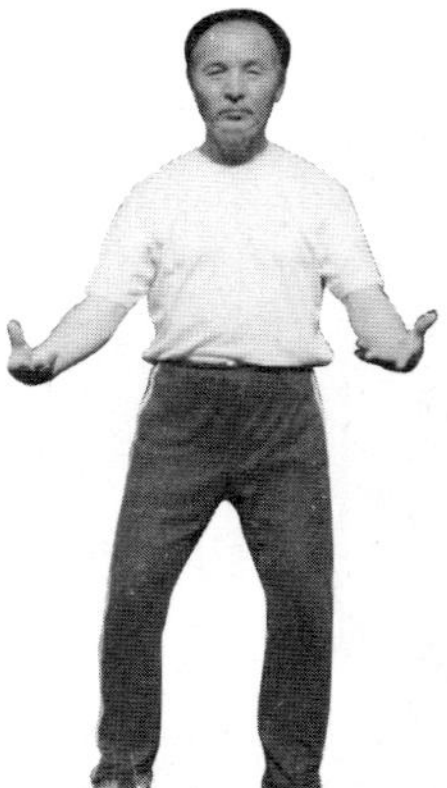
写真4－6

5 雨後晴れて風よし

風調雨順《フィンティヤオイースン》

雨後晴れて、天高く、雲淡く、空気が新鮮なことをイメージします。

第一部の動作

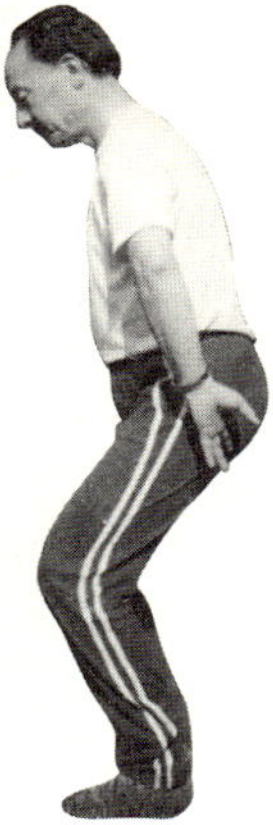

写真5—1—1

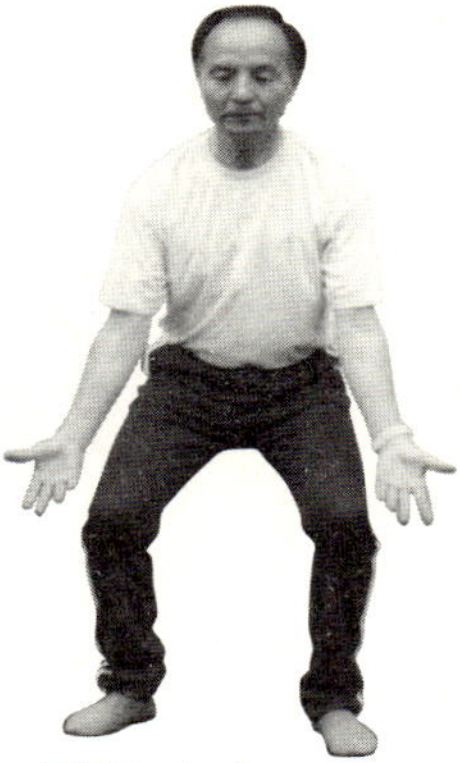

写真5—1—2

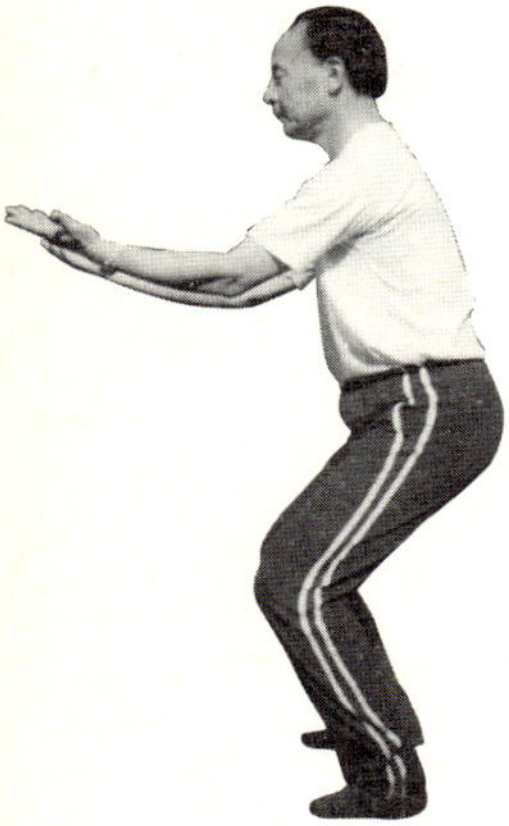

写真5—1—3

両手は臀部から大腿後側部に下ろして膝関節部にもってきながら、体は徐々に下へしゃがみ込みます（写真5—1—1）。

両手が膝関節の高さにきたら手をひっくり返し、手の平を上に向けて気をささげるようにして頂上まで上げ、灌気《かんき》（気をそそぐ）します（写真5—1—2、3、4）。

体を徐々に起こし立ち上がり、両手は後頭部から前にもってきて、体の両側を通って臍部まで下ろし（写真5—1—5）、双手を突き出すように押し、病の気を排出します（写真5—1—6）。

膻中の高さまで気をもち上げて（写真5—1—7）、元に戻します。

第二部の動作

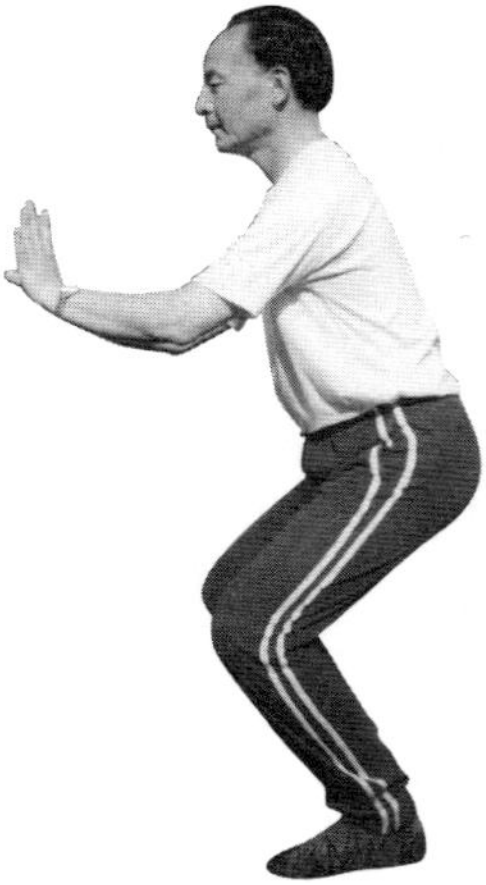
写真5—1—6

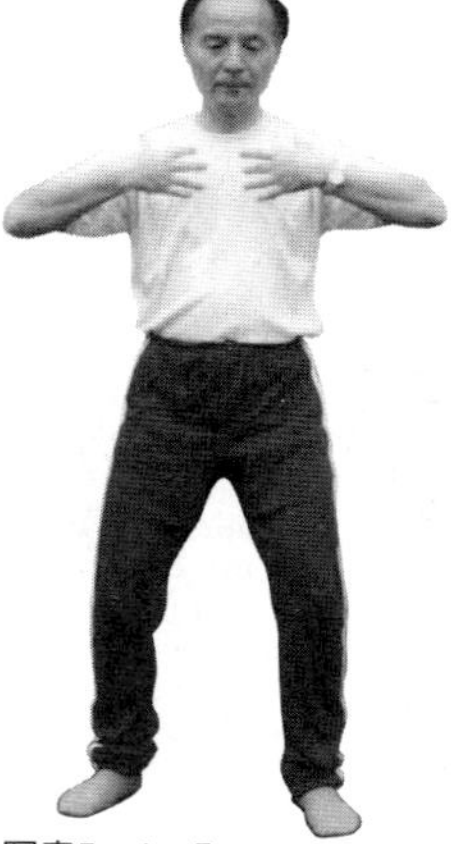
写真5—1—5

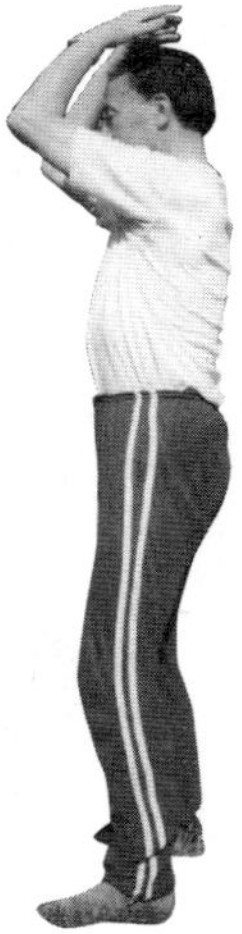
写真5—1—4

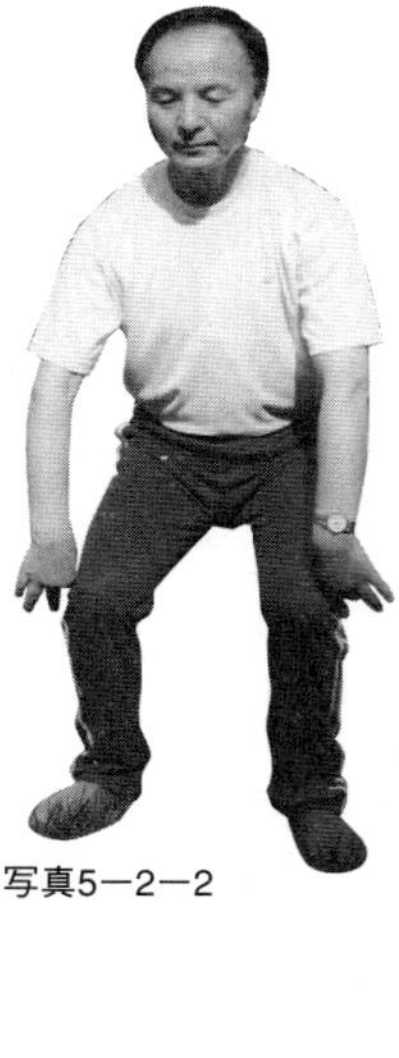
写真5—2—2

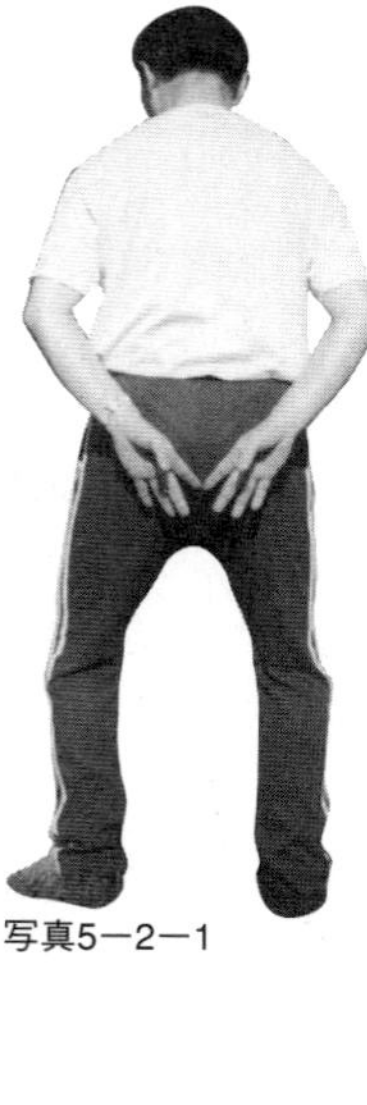
写真5—2—1

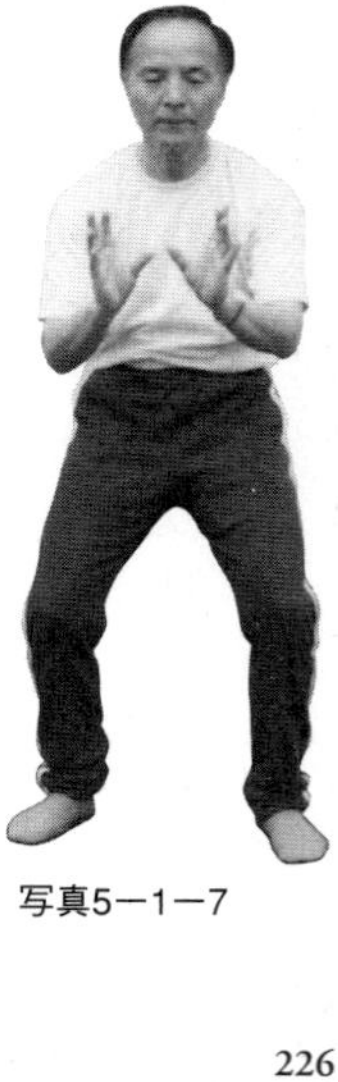
写真5—1—7

双手を臀部から大腿側面を通って膝へ下ろし、体は徐々にしゃがんでいき、両手は手の平を上にして気をささげるようにし、灌頂し、つぎに中脈《ちゅうみゃく》（百会から会陰まで身の内中央を通る気の経路）を理して臍部にもってきます（写真5―2―1、2、3）。

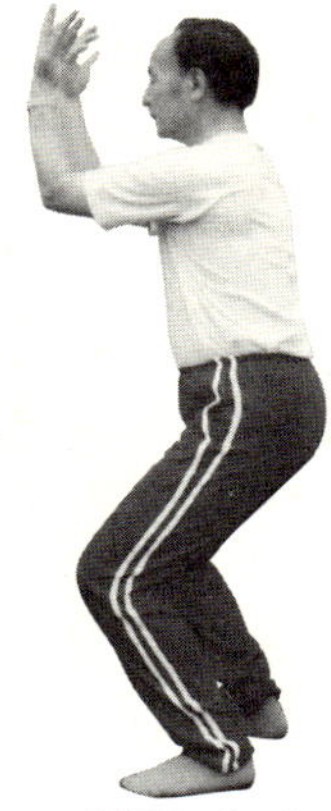
写真5―2―3

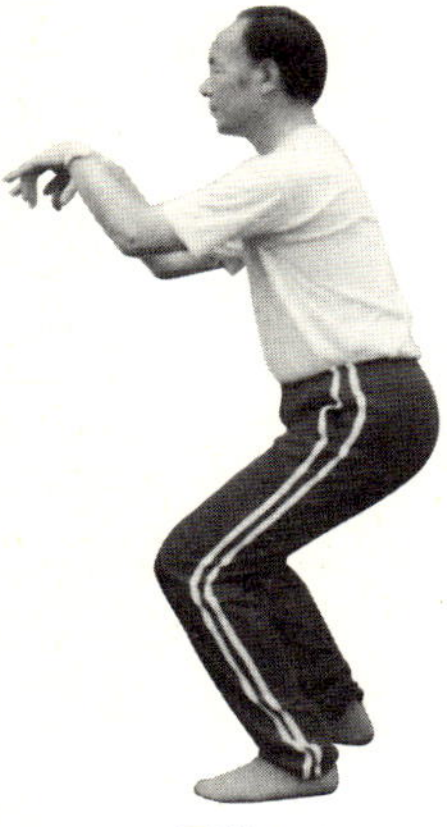
写真5―2―4

両手指を上に手首を九〇度曲げ（写真5―2―4）、膻中の高さでボールを抱き、心輪に気を入れて体を起して元に戻します。

第一部、第二部を重複して三回行います。

6 百花美しさをきそう　百花争艶《パイファツェンエン》

遠い山の中腹、なだらかに起伏し、空中に五彩の艶やかな花が咲き乱れていることをイメージします。

動作

男性は左から、女性は右から手の平を返して、外転し、いつも手の平が外上を向くようにし、S字状に上へ上昇していき（**次頁写真6―1、6―2**）、頭上にきたら手の平を天上に向け、またS字形を描いて下丹田に返る（**写真6—3、6—4**）。いつも手の平が外を向くようにします。左右交替（**写真6—5**）

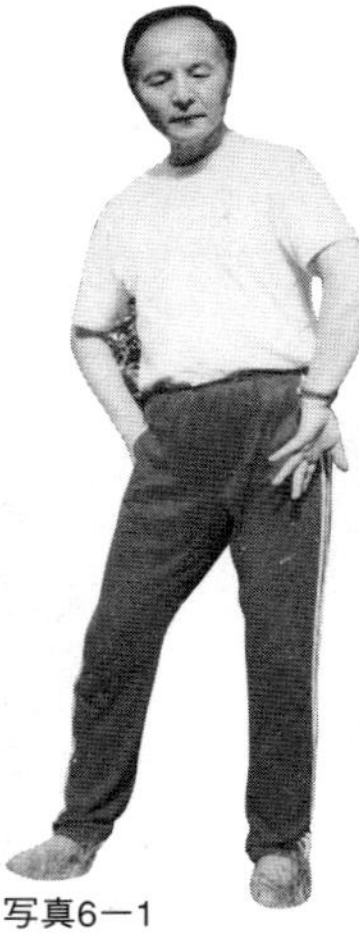

写真6—1

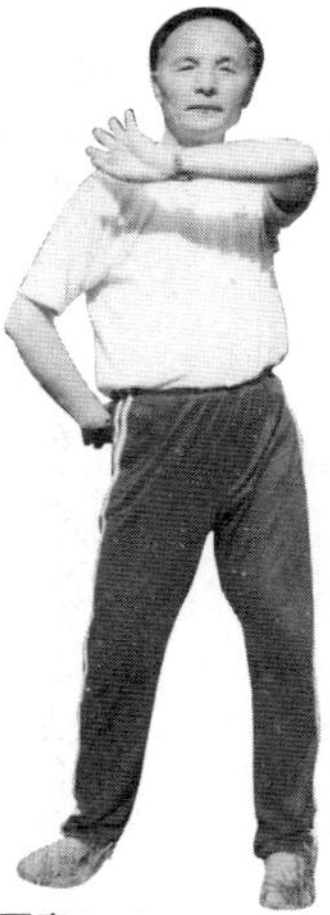

写真6—2

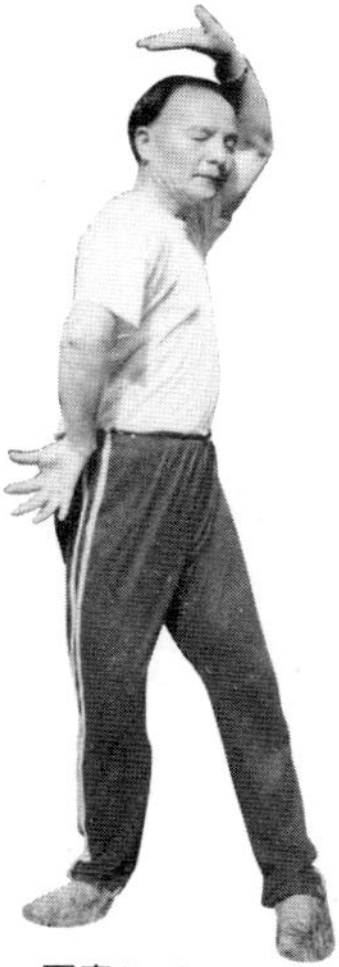

写真6—3

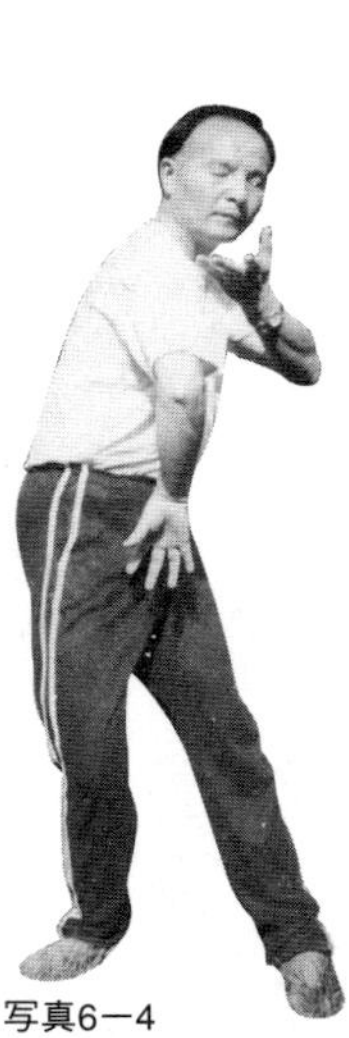

写真6—4

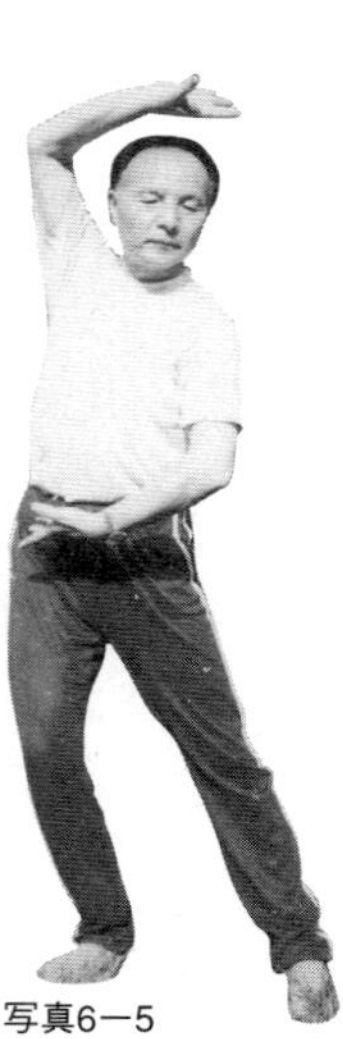

写真6—5

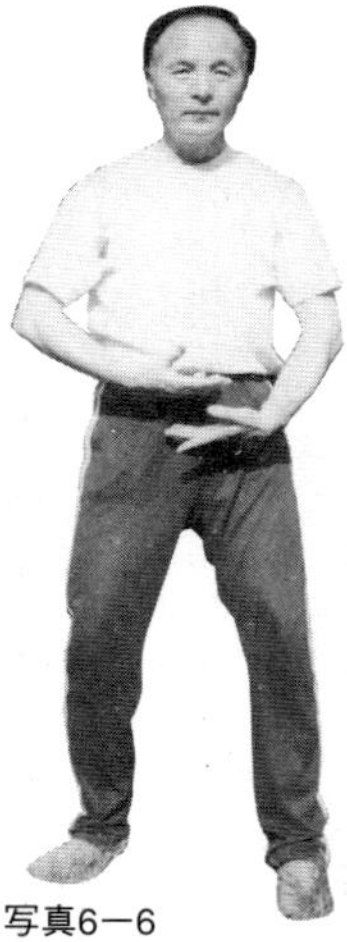

写真6—6

に九回行います。最後に両手を丹田に向け終わります（写真6—6）。

天地人合《テンティレンホー》

7 天地人合一

自分が大宇宙に溶けるように思い、自分があるようでないような、大宇宙の脈拍を感じて自分と大自然と共に呼吸するようにイメージします。

動作

両手を体前で七つの脈輪（チャクラ）の高さで七回ボールを抱いて両手を交差させます。海底輪から頂輪まで、また頂輪から六回の円を描いて海底輪まで行います（**写真7—1、7—2、7—3**）。合計十三回行います。写真

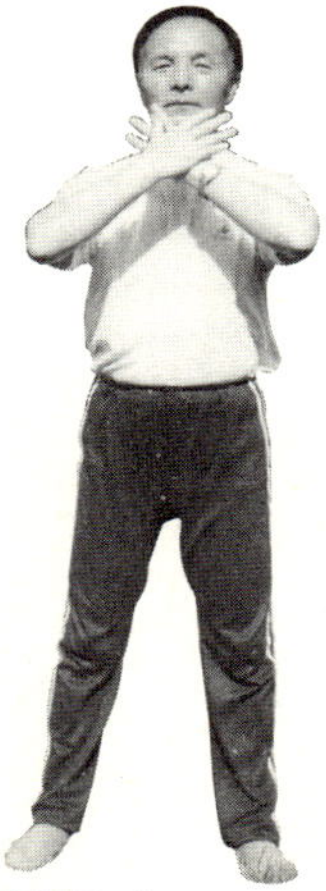
写真7—1

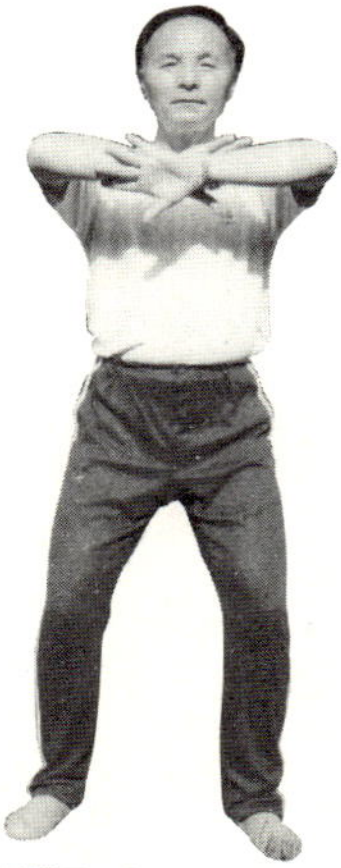
写真7—2

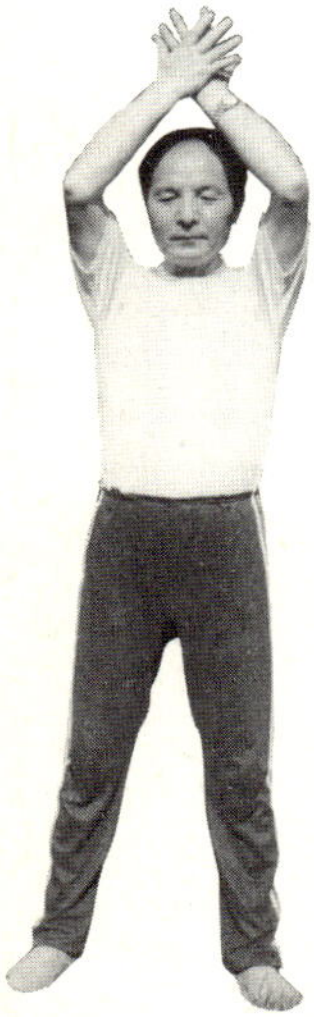
写真7—3

7―1、7―2は心輪の前で、心輪に気を入れ込むような気持ちで行っています。各輪も同様な気持ちで行います。

収功

おわりの姿勢

①先に理気《りき》（気を上から下へ動かし、整理する）を三回行います。すなわち、

⑴両手を徐々に百会まで上げて合掌し（**写真8―1**）、後頭部から耳後を通って下丹田に導きます（**写真8―2、8―3、8―4**）。

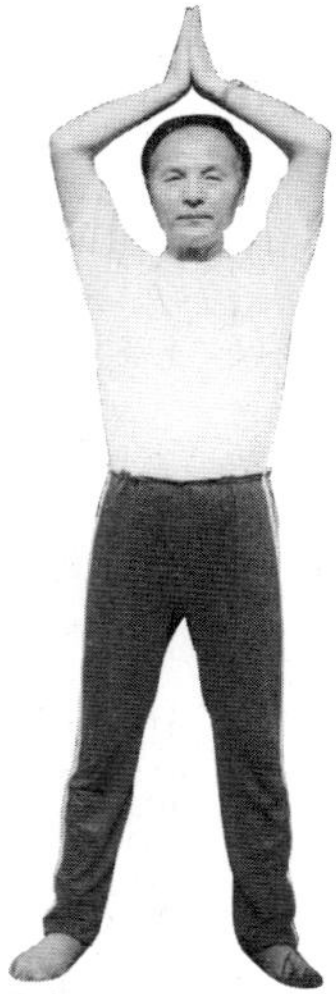
写真8―1

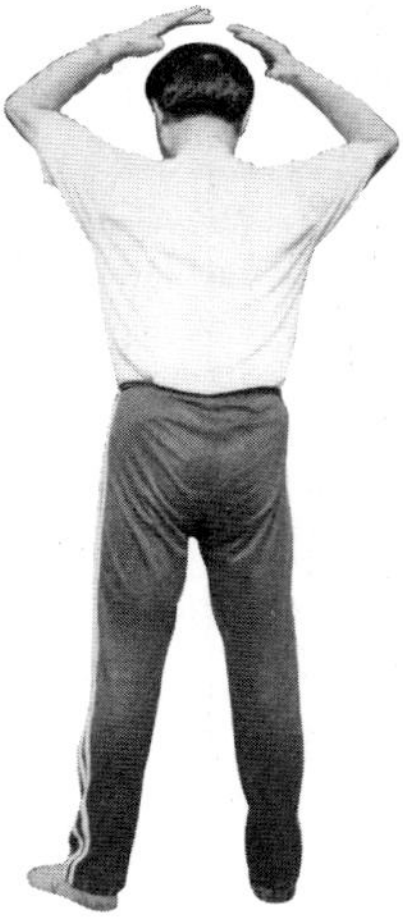
写真8―2

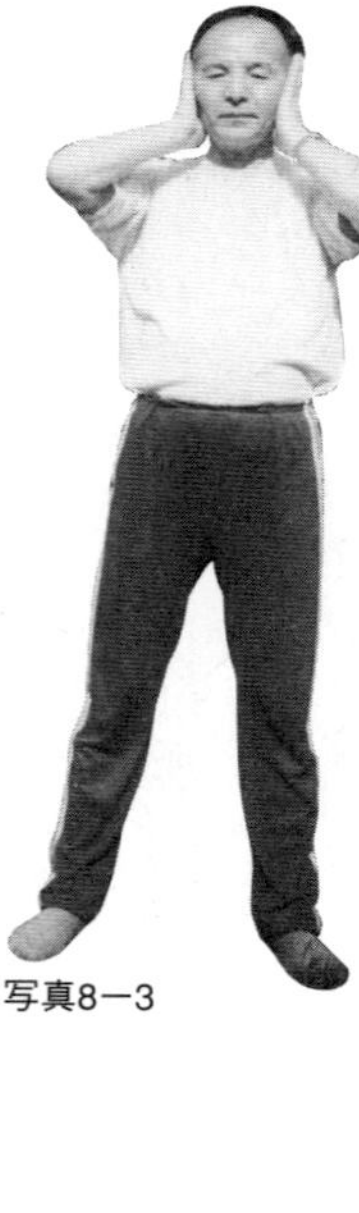
写真8―3

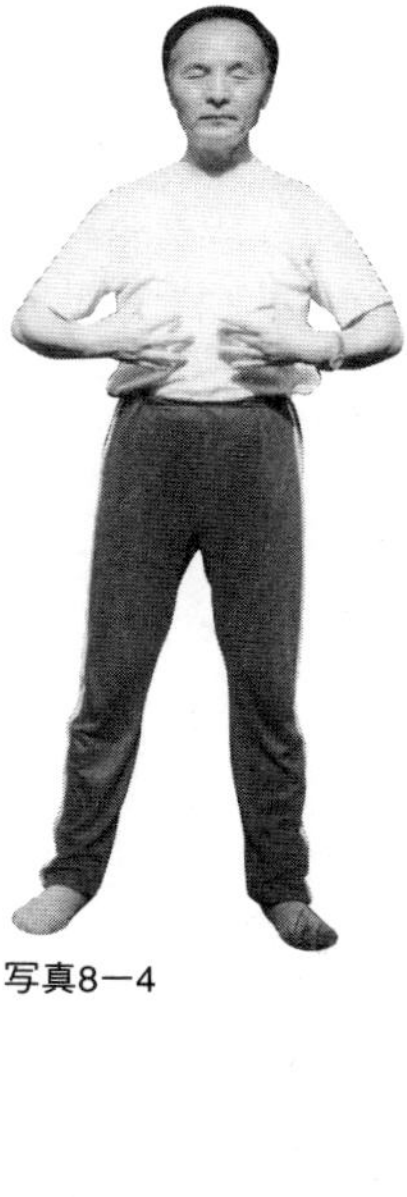
写真8―4

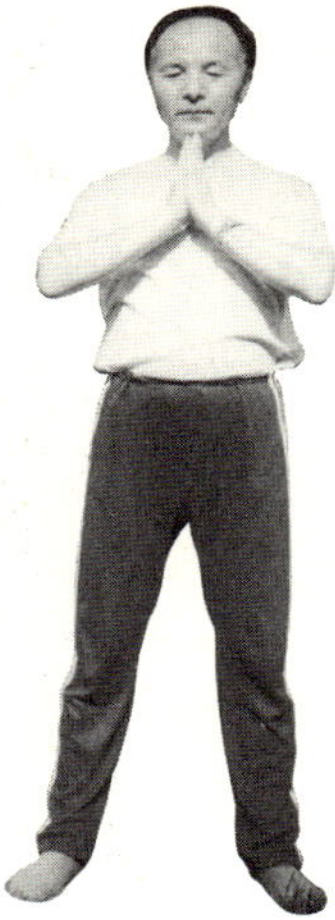
写真8—5

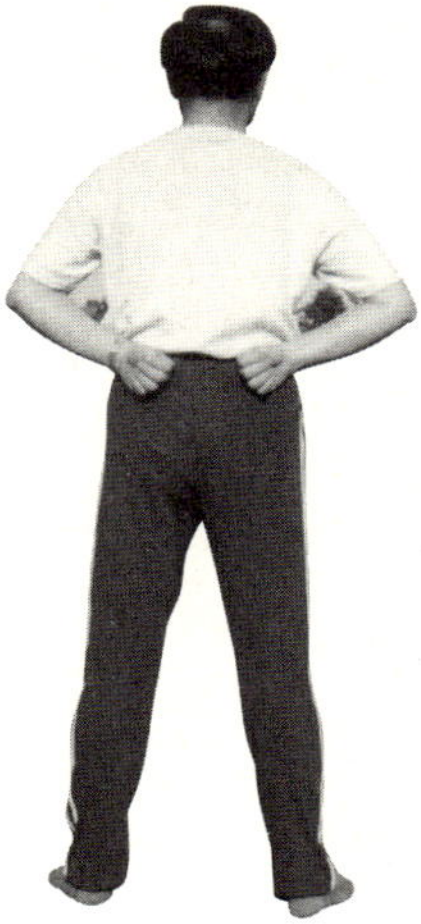
写真8—6

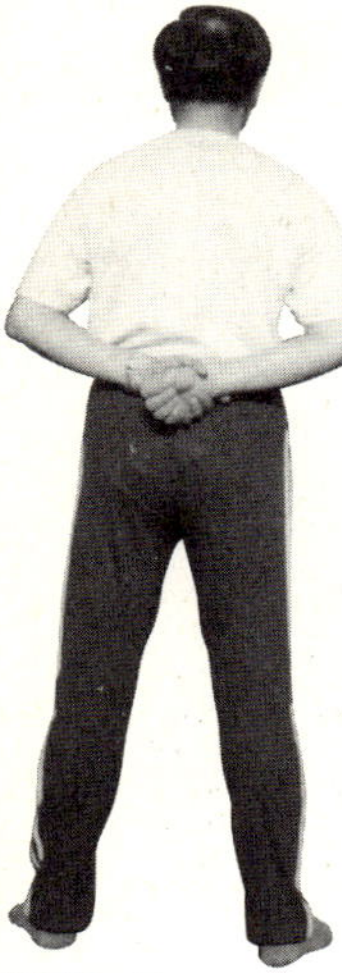
写真8—7

手の平は身に向けます。

⑵両手を徐々に百会まで上げ合掌し、耳の前を通って肩肺から胸部を通って下丹田に下げます。

⑶両手を徐々に百会まで上げ、合掌した後、面部、のどを通って再び合掌し（**写真8—5**）、中脈を通って下丹田にもってきます。先の⑴から⑶までの理気を三回（後面、側面、前面）行います。

②命門の横と命門をこすります（**写真8—6、8—7**）。各三十六回します。

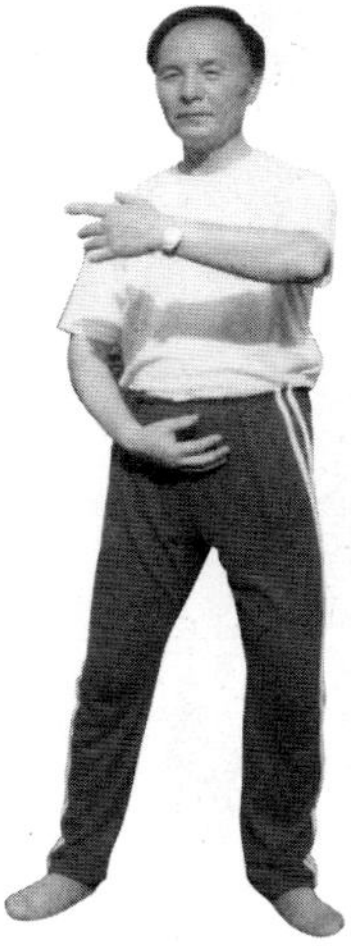

写真8—8

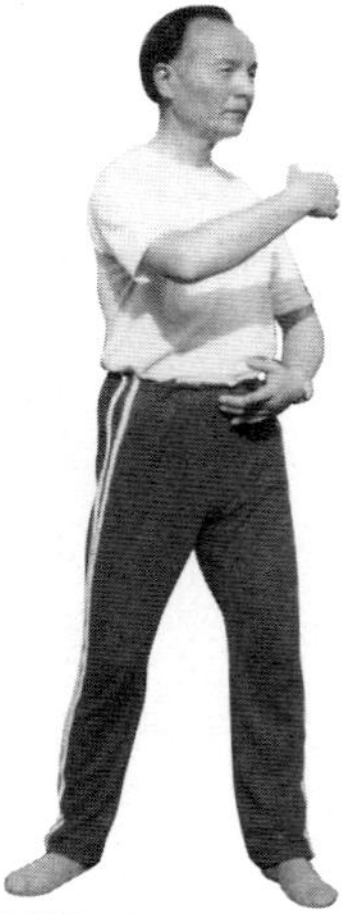

写真8—9

③両手上下交替に丹田に向けて弧を描きます。九回または十八回行います（**写真8—8、8—9**）。

④羽を七輪の高さで起伏させます。八、九回目は心輪と臍輪の高さで行います（**写真8—10**）。

⑤外側、前面、内側、後側の順にラセン式軽擦（ラセン状に手を動かしながら軽擦していく）を上から下へ腿部を三十六回ずつ行います。方向は親指の方向へ回します（**写真8—11、8—12、8—13、8—14**）。

⑥三輪（海底輪、臍輪、心輪の順）に収気します。

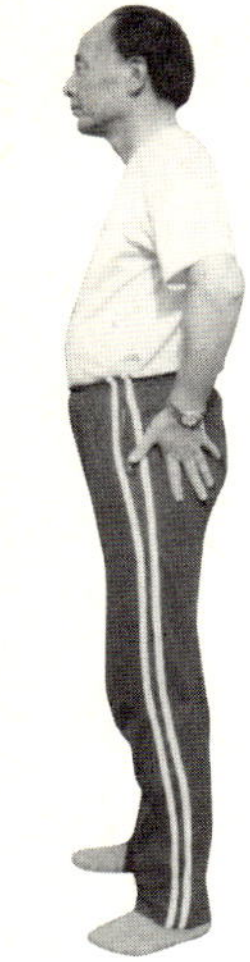
写真8－11

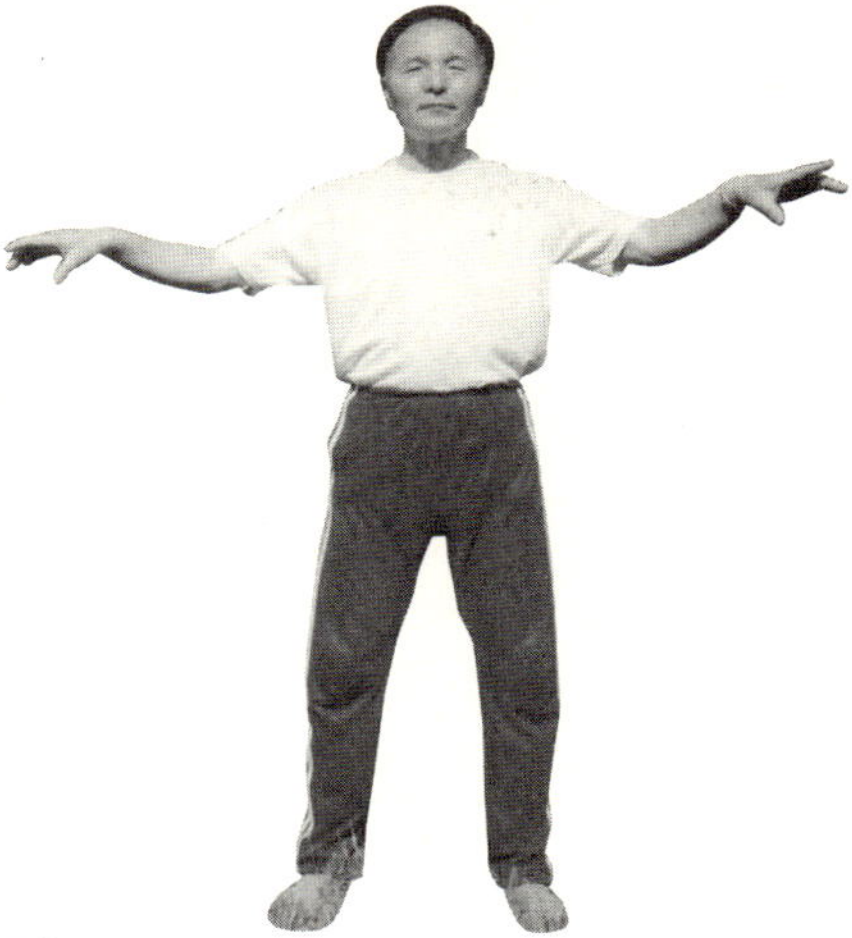
写真8－10

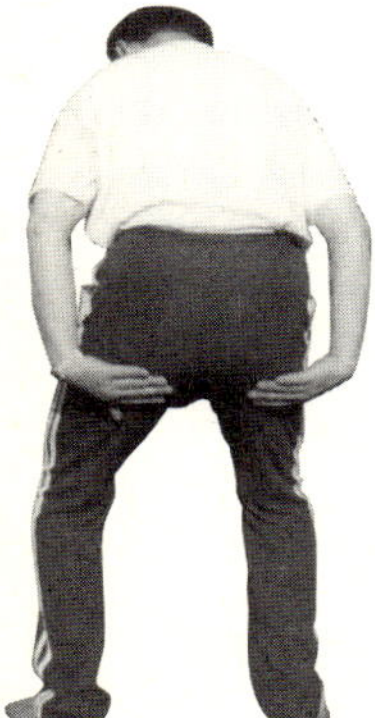
写真8－14

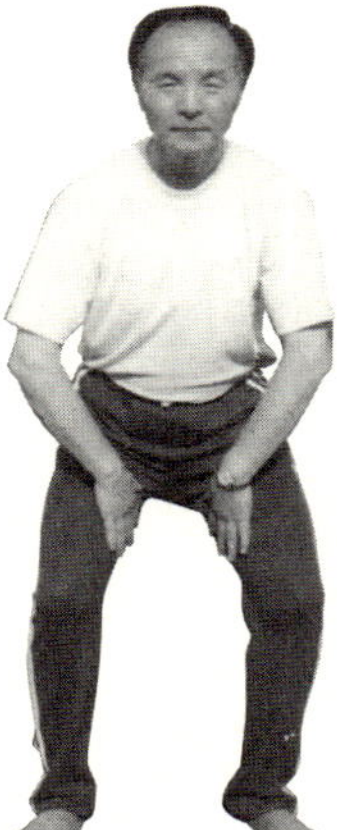
写真8－13

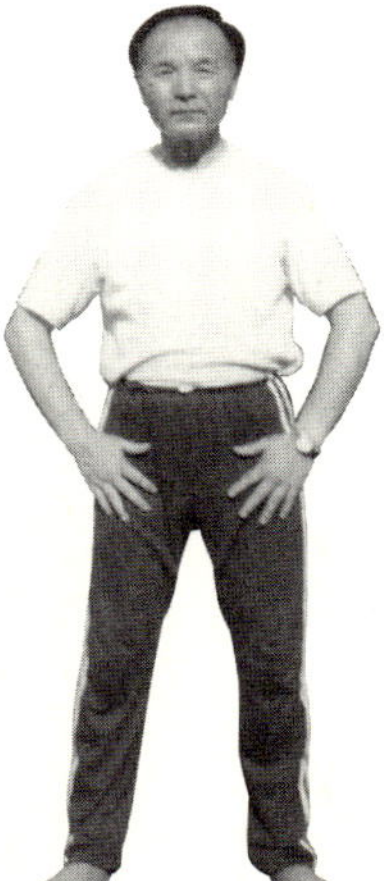
写真8－12

第四章 サラリーマン養生功法

1 サラリーマン12の養生功

サラリーマンの「五大病」ともサヨナラ。頭から指先まで健康

林茂美編

現代のサラリーマンにとって最も大きな悩みのひとつが「テクノ・ストレス」です。このストレスをやわらげることによって、サラリーマンの五大病といわれる腰痛、肩こり、胃痛、痔、水虫の予防効果を上げることができます。

つぎにご紹介する十二項目は上から下へ、頭から足へという順番に構成しました。覚えやすく、また、仕事の合間の短い時間にも行うことができます。

1 百会を回す

両手の中指を百会穴《ひゃくえ》（図1―1）に重ねておき、軽くおさえながら、「の」の字を書くように回します。初めは小さく、だんだん大きく書くようにしていきます。ここまできたら、「の」の字の前半で息を吸い、後半で吐くようにします（図1―2）。

ゆっくり八回回したら、つぎは反対に（「の」の字ではなくなりますね）八回行います。

手が動き、百会穴が動き、頭が動き、首が

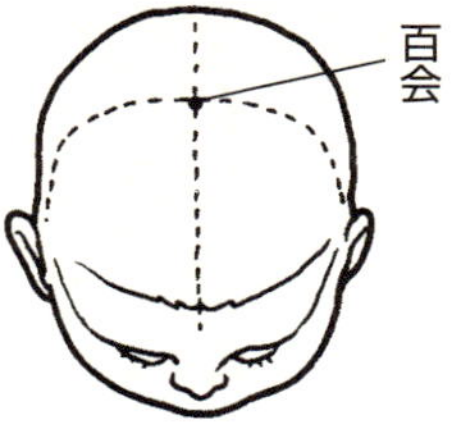

図1―1

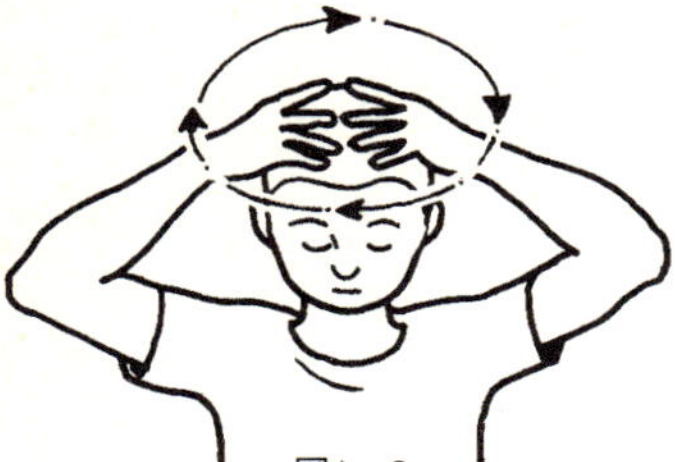

図1―2

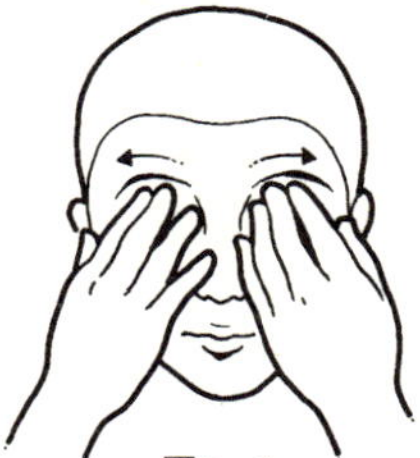

図2―1

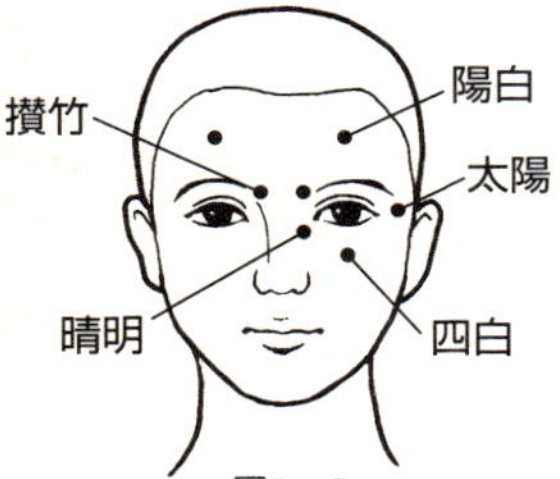

図2―2

動きます。慣れてきたら、肩から背骨も動くようになります。頭の血行をよくし、百会に指圧することにより、精神を落ち着け、頭をすっきりさせます。また、頸椎のトラブルの予防にも役立ちます。

2 目の養生功

①中指と人差し指をそろえて、眉毛の下を内から外へ、軽く押しながら、ゆっくり動かしていきます。動かす前に息を吸い、動かすときに息をゆっくり吐きます（図2―1）。

手の動きにリズムをつけて、そして呼吸に合わせられるようにしましょう。

つぎに、同じ要領で、目の下を内から外へ、押しながら、動かしていきます。

②**図2―2**のツボを、呼吸と合わせてマッサージします。中指と人差し指をツボにあて、内回りに四回回しながら、四回息を吸い、外回りに回しながら四回吐きます。それぞれの穴に同じようにします。

目の疲れをとり、頭をすっきりさせます。近視、老眼、眼精疲労の予防にもなります。

3 鼻の養生功

両手の中指を迎香穴《げいこう》につけ、鼻通《びつう》、晴明《せいめい》を通って、攅竹穴《さんちく》まで、押し上げていきます。それから、今度は下へ地倉穴《ちそう》まで下ろします(**図3**)。

上げるときに息を吸い、下げるときに吐きます。これを四~八回、鼻と手が少し汗ばむくらいで行います。

風邪、アレルギー性鼻炎や呼吸器疾患の予防、頭痛や胃腸障害の予防にもなります。

4 耳の養生功

①両手の中指と人差し指をV字形に開き、耳をはさんで、耳の前と後を上下にこすり、**図4―1**のツボを刺激します。聴会穴《ちょうえ》を刺激すると、耳鳴り、難聴の予防、治療に効果があり、降圧溝《こうあつこう》を刺激すると、血圧が下がる効果があるとされます。八回あるいは十六回行ないます。

②人差し指を耳の穴に入れて、しばらくじっとしていてから、すばやくぬきます。二~三回行ないます。

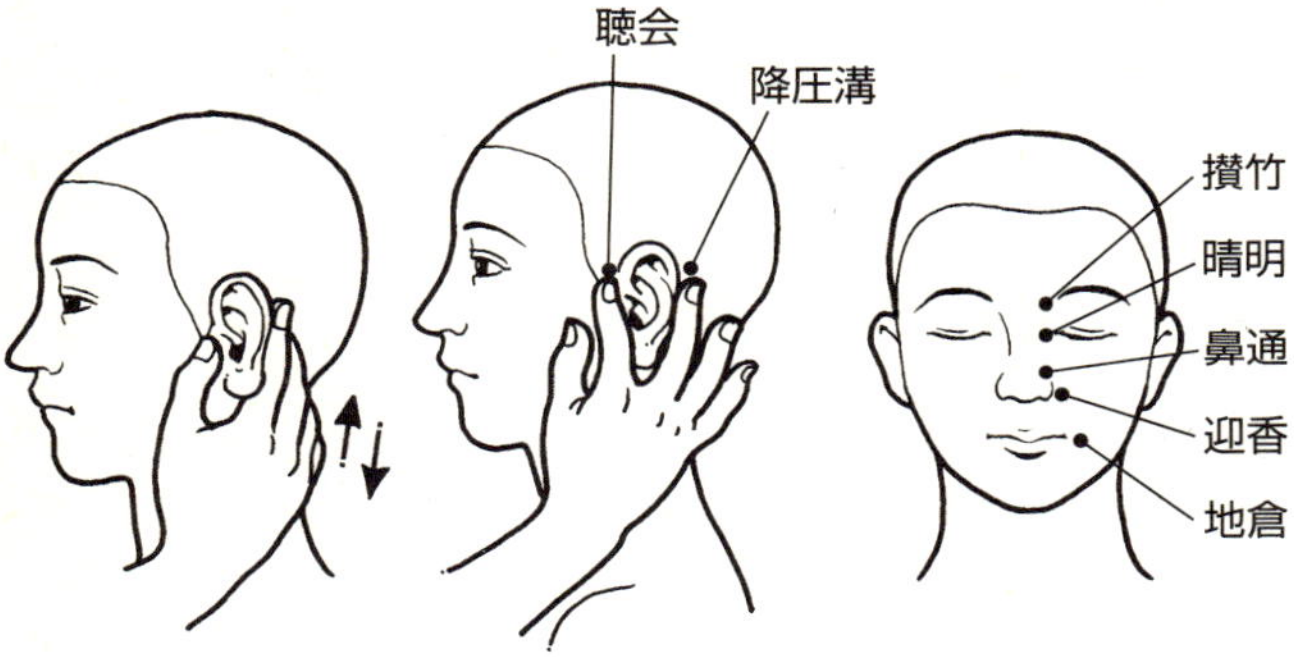

図4−2　図4−1　図3

③親指と人差し指で上から下へ軽くもみます。耳が少しやわらかくなるまで、四～五回行ないます（**図4―2**）。

自律神経の調子を調え、内臓の働きをよくします。また、耳鳴りや高血圧の予防、補腎《ほじん》（若返り）の効果もあります。

5 首の養生功

畳やベッドの上で、両手を後につき、両足を前に投げ出します。そして、耳を左に向け、遠くを眺めるようにします。ここで息を吸い、お腹をふくらませます（**次頁図5―1**）。

つぎにあごを上げ、頭を後に倒しながら、左から右へゆっくり首を回していきます。同時に、ゆっくり息を吐き、顔を右に向け、遠

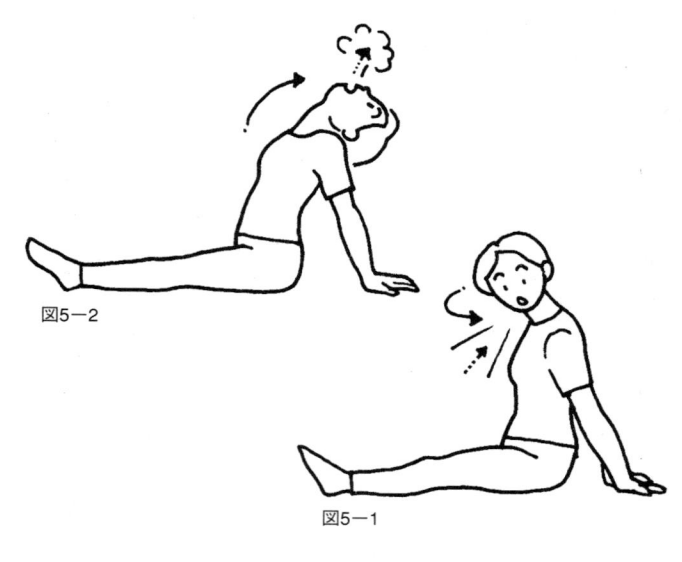

図5―2

図5―1

くを眺めるようにします。ここで息を吸い、お腹をふくらませます（図5―2）。

頭を後に倒しながら、今度は右から左へ、同じ要領で行います。もう一度同じ動作を繰り返します。

痛くないように行うことが大事です。無理をせず、できる範囲でゆっくり首を動かしましょう。

仕事の合間やテレビのコマーシャルの間などにもできます。首の気血《きけつ》のめぐりをよくするので、頭の疲れや肩こり、背中の痛みに効果があるだけでなく、デスクワークの人にも多くみられる頸椎症、頸椎間板すべり症などの予防にも役立ちます。

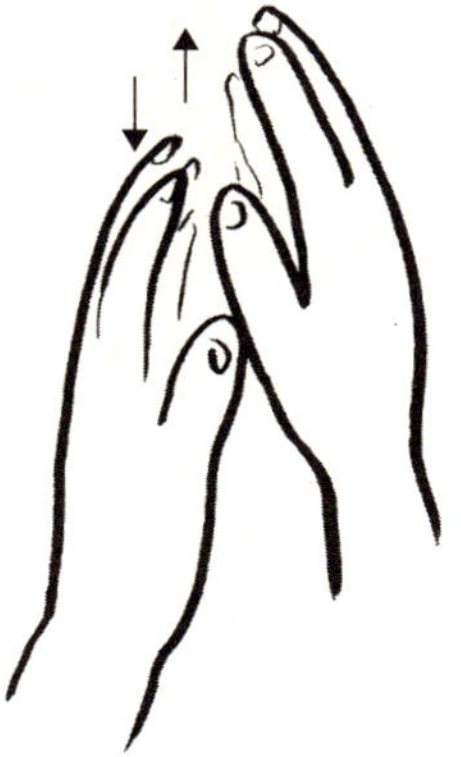

図6―1

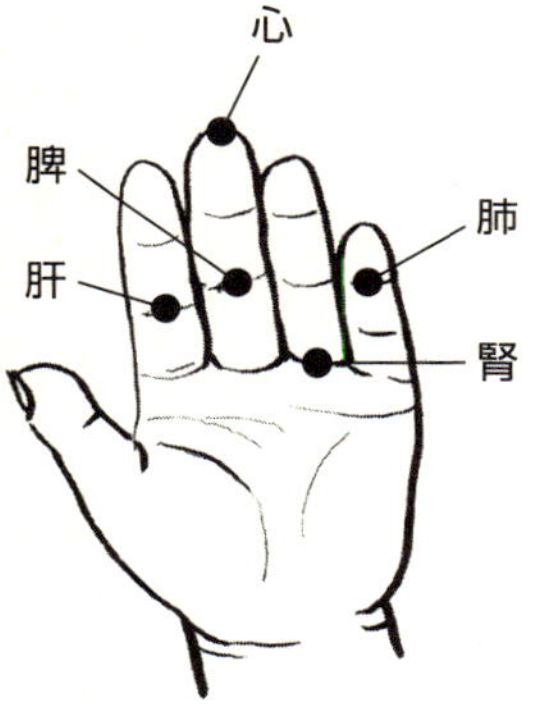

図6―2

6 手の養生功

①手を合わせ、手を上下にこする。左は陽、右は陰、両手をこすり合わせることで体の陰陽経絡の気を調和させます。一回に、九回または九回の倍数十八～三十六回くらいとします。朝夕二回行います（図6―1）。

②五臓の反応点を刺激します。

手の五臓の反応点：道家五行五臓（木火土金水）（肝心脾肺腎）は手の平を小宇宙と考え、親指の先でこの五臓の反応点を圧したり、さすったりして予防と治療を行ってきました。回数は九回～十八回朝夕二回行います（図6―2）。

特に親指を薬指のつけ根（腎の反応点）に

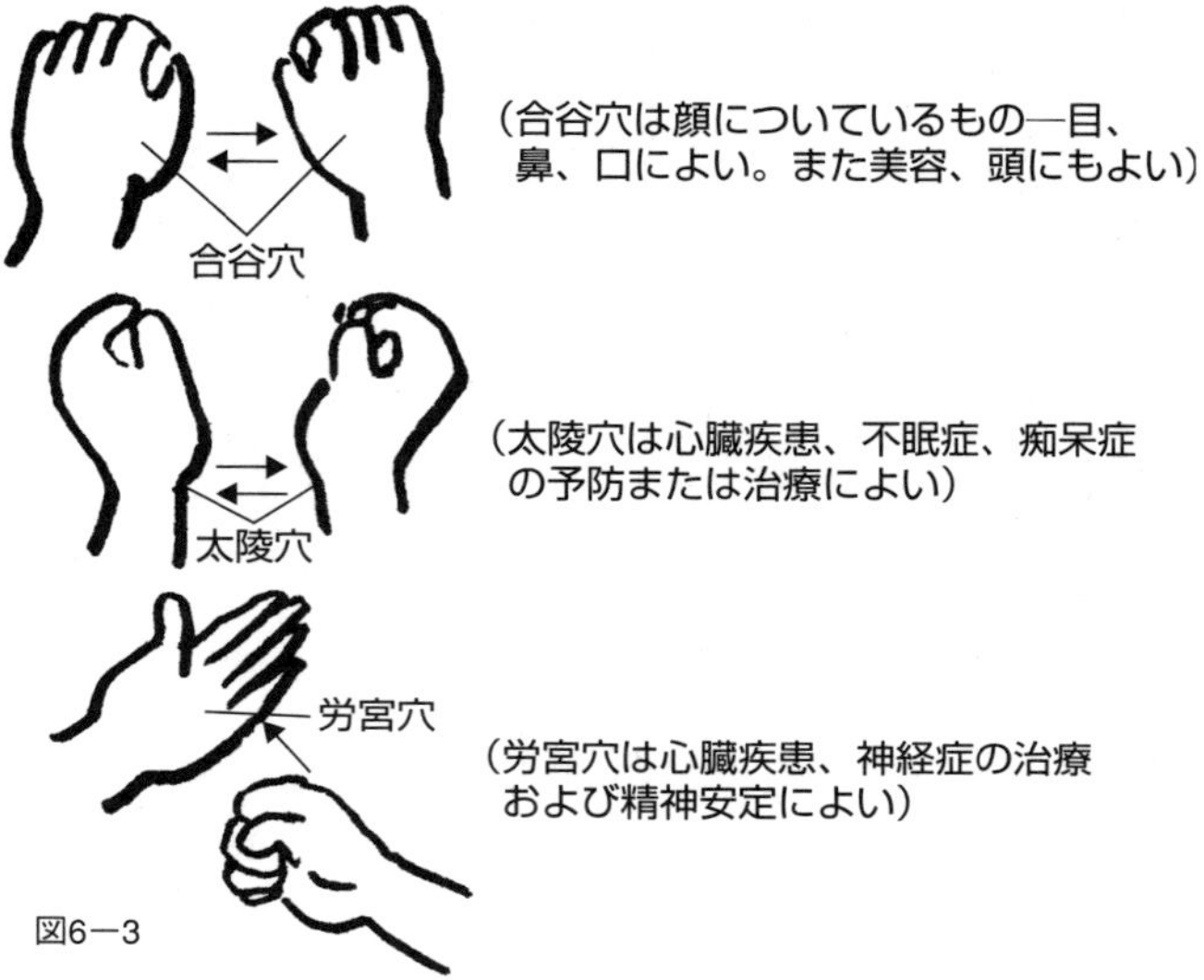

（合谷穴は顔についているもの―目、鼻、口によい。また美容、頭にもよい）

（太陵穴は心臓疾患、不眠症、痴呆症の予防または治療によい）

（労宮穴は心臓疾患、神経症の治療および精神安定によい）

図6―3

つけ、手を握ったりややゆるめたりすることで腎気を旺盛にし、若返りの効果を上げることができます。

③手と手の穴を中心に軽く叩打することで、大脳に刺激を送り、抹消循環をよくし、動脈硬化、冷え症、ぼけ防止に役立ちます（図6―3）。

④手首を中心に小刻みになるべく振動数を多くし、振幅を小さく振ります。時間は三十秒（一回）×朝夕二回、合計一分ぐらいとします。

手と頭は深く連携していて、手は第二の脳ともいわれています。手をよく使うと頭がよくなるといわれ、例えばピアノを弾いているときは弾いていないときの一六％も脳血流量が多くなるといわれ、編物、料理、絵を描く、楽器を扱うなども効果的です。

テレビを見ながらでも是非以上の簡単な手遊びを行ってください。回数は九の倍数増やしていって十八～三十六回くらい行ってください。

7 背中の養生功

正座をして（胡座《あぐら》でも、椅子に腰掛けてもかまいません）、手の平を下に向け、左手を下、右手を上にして、両手を重ね、左ひざ、あるいは大腿の上におき、体をひねります。顔を左から後ろへ向けながら、息を吐きます。このとき濁った気をしっかり吐くようにイメージします。吐き終わったら、吸いながら体の向きを元に戻します（図7）。

つぎに手の位置を逆にして、左右反対に、同じ要領で行います。もう一度同じ動作を繰り返します。

深呼吸をして、背骨に気を通し、呼吸器の気血のめぐりをよくするので、背中の痛みをやわらげ、肩こりや風邪、呼吸気疾患の予防にもなります。

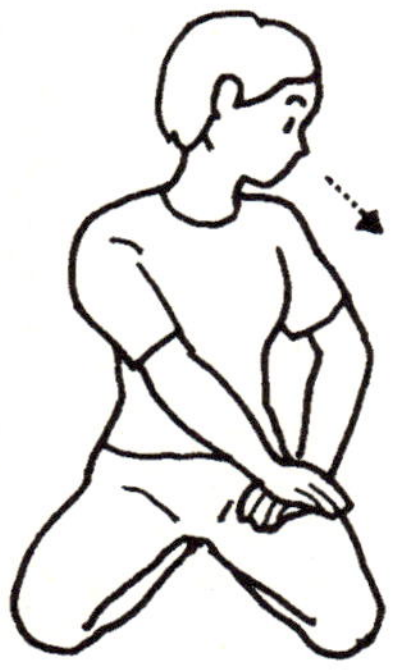

図7

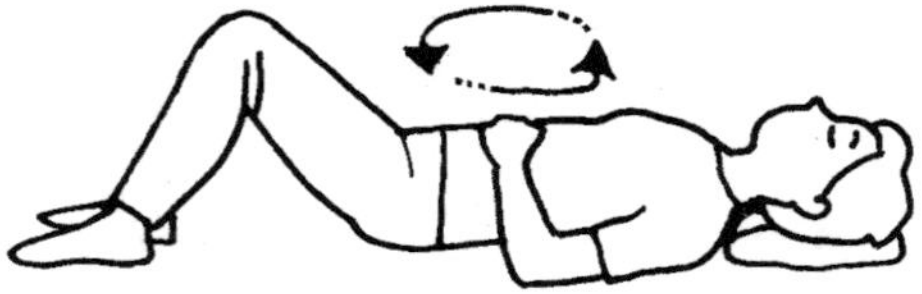

図8

8 腹部の養生功

横になります（できない場合は座ってでも構いません）。目を閉じ、両手をお腹の上で重ねます。女性は右手を下、男性は左手を下にします。そして、息を吐きながら、重ねた両手をお腹の右側を上に、続いて、息を吐きながらお腹の左側を下へ、ちょうど「の」の字を書くように、ゆっくりなでて、マッサージします。「の」の字のつぎは、反対回りにします（**図8**）。

八〜十六回行います。

胃の弱い人は上腹部を重点的に、腸の弱い人は下腹部を重点的に行います。また、便秘ぎみの人は「の」の字に、下痢ぎみの人は

「の」の字の反対回りに行います。

食欲不振、便秘、下痢、腹痛、胃痛、胃腸障害を予防します。

9 腰部の養生功

正座をして（胡座《あぐら》でも、椅子に腰掛けてでも構いません）、両手の平を腰にしっかり当てて、上下にさすります。時間がないときは、これだけでも構いません。仕事の合間にも、いつでもできます（図9）。

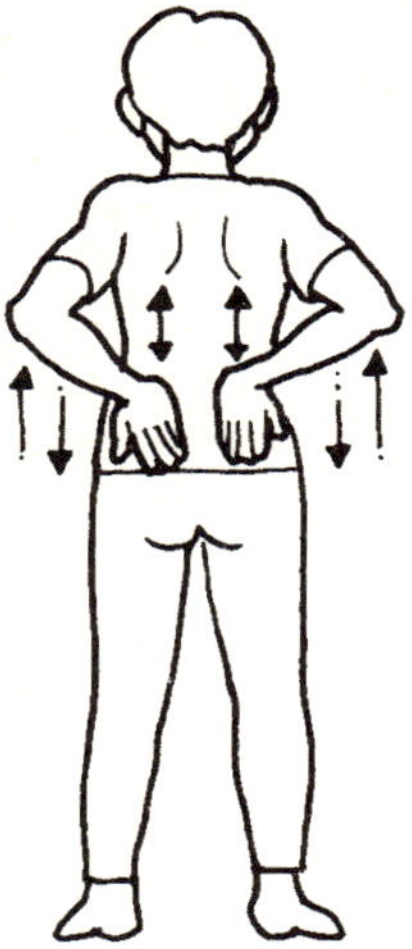

図9

時間に余裕があるときは、息を吸うときに、手を上に上げ、息を吐くときは、手を下げ、仙骨部《せんこつ》（お尻の真ん中）までさすります。そして吸うときには内臓に気を補い、吐くときには病んだ気、濁った気を払い落とすようにイメージします。

手を軽く握ったこぶしの親指側で、腰を上から下へ叩いていくのもよいでしょう。

腰痛、座骨神経痛、椎間板ヘルニアなどの予防になります。またホルモンの分泌を促して、婦人病やアレルギー疾患、老化の防止に効果があります。

10 肛門呼吸

肛門呼吸は逆腹式呼吸ともいわれます。お腹をへこませて、息を吸いながら、舌を上あごの歯ぐきの裏につけ、肛門をもち上げ、ちょうど大便をがまんするときのように、肛門を収縮させ、しばらくそのまま息を止めます。それから、ゆっくりお腹をふくらませて、息を吐きながら、肛門をゆるめます。くわしくは拙著『らくらく気功健康法』（永岡書店刊）を見てください。一日に二〜三回行うとよいでしょう。

精力増強の効果があるほか、痔や前立腺肥大、婦人病や更年期障害の予防にもよいでしょう。

11 足の養生功

「頭寒足熱」は古今東西を問わず、健康の原則といえると思います。足をマッサージすることで、内臓を刺激し、気の流れをよくし、水虫の予防、健康増進に役立ちます。

①指を回す

椅子に腰掛けるか、畳やカーペットの上に腰を下ろして、足を投げ出します。片方の足をもう一方の足の膝の上に乗せ、同じ側の手で、乗せた足首をもって固定し、反対側の手で足の指を一本一本ゆっくり回していきます。親指から始めて小指まで行います。

親指は大脳と、人差し指と中指のつけ根は

目と、そして、薬指と小指のつけ根は耳と、それぞれ関連をもっています。

②足の裏を指圧

続いて、両足の親指を足の裏に、他の指を足の甲におき、足の裏を指の方からかかとに向かって両手の親指で指圧していきます。押してみて、痛みや刺激感の強いところ、反応のあるところはよく押しましょう。

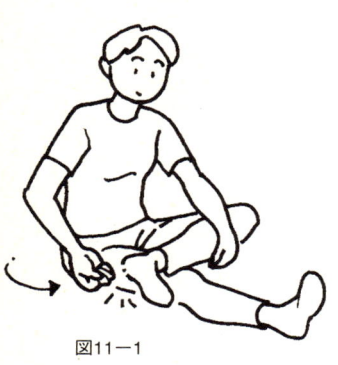

図11－1

78頁の足の裏の反射区を参考にしてください。

足の裏に想像で縦に三本の線を引いてみて、順に指圧します。

③湧泉穴をこする

湧泉《ゆうせん》穴は足の裏のほぼ中央のくぼみにあります。この湧泉穴は特に、腎に関係があるとされています。

同じ側の手でも、反対側の手でも構いませんが、剣指《けんし》をつくり、足の親指側中央部から湧泉穴へ向けて、こすります。

両手で両足を同時に行うこともできます。八回とか十六回のように、八の倍数回、足の裏が熱くなるまでこすりましょう。

④かかとをたたく

足と反対側の手（同じ側でもよい）でこぶしを握り、小指側で足のかかとをたたきます

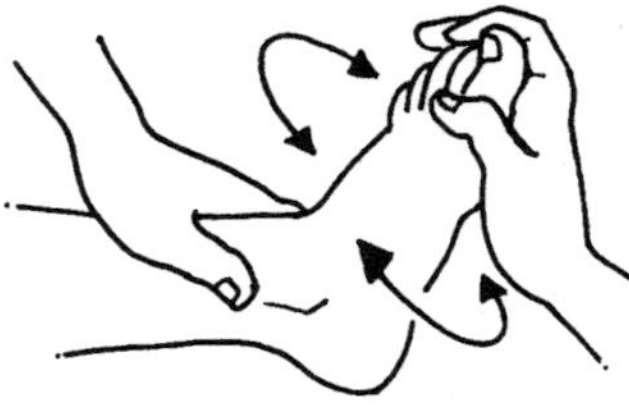

図11―2

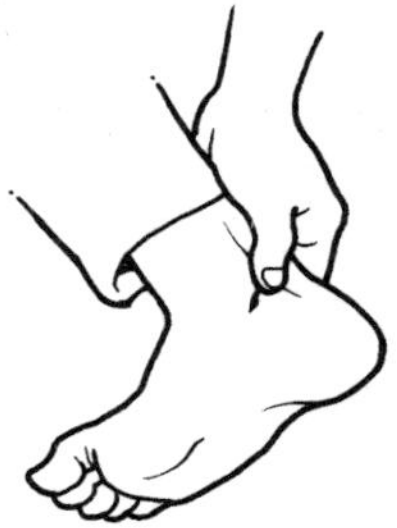

図11―3

（図11―1）。

かかとは生殖器と関連があるとされています。八の倍数たたきます

⑤足首を回す

片方の足をもう一方の足の膝の上に乗せ、同じ側の手で乗せた足首をもって固定し、反対側の手で足の五本の指をつかみ、足首を時計回りに回したら、つぎに反対回りに回します（図11―2）。

八の倍数回回します。

⑥アキレス腱をつかむ

足のアキレス腱の内側と外側をそれぞれ親指と人差し指でつかみ、力を入れたり、ゆるめたりします（図11―3）。

五～十回くらい行います。片方がすんだら、もう一方の足も同じようにマッサージします。

12 寝禅（臥式、側臥式静功）

睡眠状態でもなく、覚醒（起きている）状態でもなく、名前を呼ぶと「はい」と答えられるが、周囲の少々の音や人の動きがあまり気にならない状態で、入静状態または気功状態とも呼ばれています。この状態下では、大脳が休息し、皮質下（感情をコントロールする中枢、植物神経の中枢）が活発になり、唾液や涙、あくびなどが出る。自律神経が調和され、血圧も調和され、全身リラックスできるので気血が筋肉、内臓のすみずみにまでめぐり、体を健康にするように働いてくれる。多忙なサラリーマン諸君には是非一日一回か二回この寝禅（臥式、側臥式静功）を実践してほしい。

①平臥式静功

血圧の高い方は枕《まくら》をお使いください。頸椎症の方も首の下に少しタオルケットをまいた小さな首枕を使ってください。健康な方、低血圧の方は枕はいりません。

両手の平は上でも下でも構いません。腕と体の角度も自分で気持ちがよい角度にしてください。

両足は肩幅くらいに開けてリラックスさせて顔を上にして寝てください。先ず眉間の力を抜いてください。会陰の力も抜いてください。眉間の力を抜くと精神がリラックスでき、会陰の力を抜くと身がリラックスできる。

頭のてっぺんから力を抜いて、顔は笑顔のようにリラックスしてください。目は半眼にして口は笑っているようです。舌は上あごの歯ぐきの下にそっとつけます。肩の力を抜いてください。上から下へ上から下へ全関節の余分な力や緊張を抜いてください。

必要なとき、時間が十分あるときは、「松《ソン》」

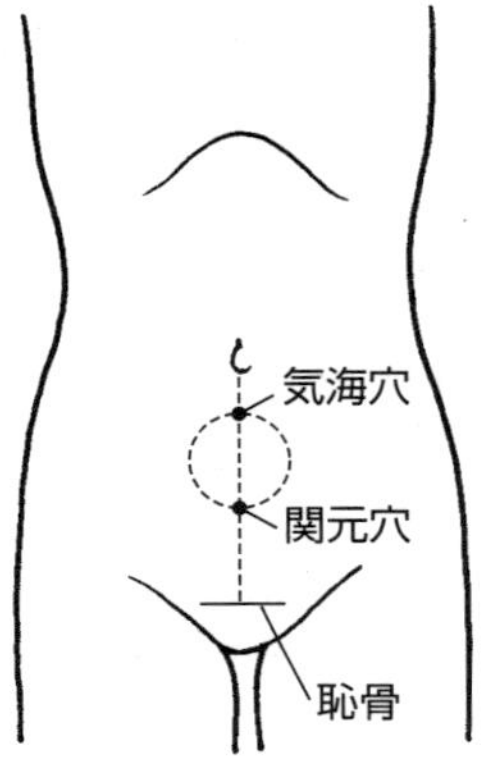

下丹田の位置：気海、関元穴のあたりをいう。静功ではこの下腹部に意識をもってきて、腹式呼吸を行う。ここは生命エネルギー（気）の所在地です。丹田とは不老長寿の薬の田ということで、ここを中心に腹式呼吸をすると丹（長寿の妙薬）が育つということです。

気海穴は臍下約5センチ

関元穴は臍下約10センチ

図12

「松《ソン》」「松《ソン》」（リラックスという意味）と初めは声を出して、だんだん小さな声、または心で唱えてください。回数は九回、発声します。「松《ソン》」を発声しながら上から下へ気が動くことをイメージしてください。頭のてっぺんから足の先までとてもリラックスしてきます。

つぎに下腹部を意識して、できれば気海または関元のあたりに意識を集中して腹式呼吸し、順式、逆式どちらでもよく自然腹式呼吸を行います（**図12**）。

そのうち、自分を忘れるような、手がどこにあるのか、足がどこにあるのか、わからないような状態になってきます。だんだん雑念が少なくなり、玄妙な無、空、虚に近づいた状態——すなわち入静状態に入っていきます。このとき、もう呼吸を忘れても構いません。朝夕二回約五分から始め十分くらいはできるように徐々に時間を増やしていきましょう。

収功＝静かな時間が十分くらい過ぎて、終わりの時間がきたら、そっと目をあけ、両膝を立てて、両手をこすって熱くし、お臍を中心に「の」の字（時計回り）に両手を重ねてなでます。約九回行い練ったばかりの気を丹田に収めます。

その後、顔をマッサージしたり首の裏のうなじをこすったり、耳をこすったりして終わってください。

徐々にこの臥式静功の要領がのみこめ、効果が出てきます。効果としては快眠、快便、快食の他、頭が休まり、精神が安定し精神集中力、創造力も増強し、勘がよくなり人生が豊かになるでしょう。

②側臥式静功

頭の下に枕をして、左を上にして横になります（どうしても左が上だと体調がよくない人は右を上にしても構いません）。

左手（上）は大腿部のつけ根の上におき、右手（下）は肘を曲げて、手が顔の前五cmにくるようにおきます。両足膝関節はやや曲げて、リラックスした形をとります。

左を上にすることで心臓は圧迫されず、また右は肝臓があるので肝臓に血液がめぐりやすく、十二指腸は下になり、余分な水分も十二指腸に注がれやすく、この姿勢は胃下垂を治しますので、左上が胃腸にもよいといわれています。その上、背中を真直ぐできるよう枕の高さを加減してください。

その他意識の集中の仕方、リラックスの仕方、及び収功の仕方は平臥式静功と同じです。側臥式の形で体がつらくなったら途中平臥式の形に変えても構いません。

以上の平臥式静功、側臥式静功を人生の友として一生続けましょう。少しずつ人間が落ち着きストレスに強くなり、真の幸せがつかめるでしょう。

おわりに

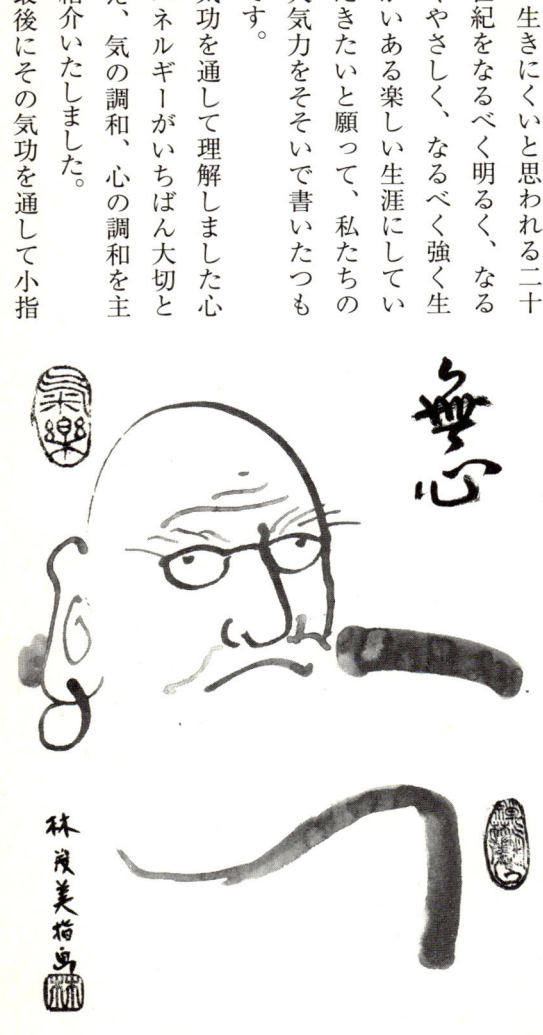

本書は、私たち夫婦二人が難病と闘いながら、この本を手にしてくださった御縁のある皆様が、生きにくいと思われる二十一世紀をなるべく明るく、なるべくやさしく、なるべく強く生きがいある楽しい生涯にしていただきたいと願って、私たちの最大気力をそそいで書いたつもりです。

気功を通して理解しました心のエネルギーがいちばん大切と考え、気の調和、心の調和を主に紹介いたしました。

最後にその気功を通して小指

（心経）の先に朱墨をつけて「一気呵成」に一息で気をこめて書いた縁起（気）画をお送りします。

「気が失せて元気のないとき、この本を手にしてください。きっと元気になりますよ！」

心から読者の皆様お一人お一人のお幸せと御健康をお祈り申し上げます。

最後に本書出版にご指導、ご協力をいただきました株式会社たま出版、および株式会社インツール・システムのスタッフの皆様に心より感謝いたします。

【付録】

気功を行うにあたって注意すること

気功を行うことを、練功といいます。練功にあたって、注意していただくことを、元中国北載河康復病院（現在改名・河北省医療気功医院）での経験を参考にして、以下のように、まとめました。

①健康を勝ちとる自信をもち、懸念や雑念を払って、なるべく早く安静状態に入るようにします。

②練功前三〇分間は、激しい労働や、複雑な精神労働を行わず、入静の準備をします。

③衣服はゆったりしたものを選び、ベルトやネクタイ、コルセット、ブラジャーなどをゆるめ、めがね、腕時計をはずし、気血の流れや入静のじゃまにならないようにします。

④無理して八触（動く感じ・かゆい感じ・軽い感じ・重い感じ・温かい感じ・冷たい感じ・粗い感じ・滑らかな感じ）や幻覚を追い求めない。練功時に現れる異常な現象や幻覚は、自然に消滅するので、恐れることはありません。

⑤飲食物に注意し、栄養のバランスのとれた食事をとるようにします。油っこいもの、辛い

ものは控えめに、なるべくあっさりしたものがよいでしょう。できたら、禁酒、禁煙をしてください。

⑥夫婦の営みは度を過ぎないように、病弱な方の場合は、特に厳しく制限しなければなりません。動と静のバランスを保ち、長時間寝るとか、座る、立つ、歩くことも避けてください。

⑦室内の温度は適度に保ち、換気をよくします。また、天候の悪いときに、屋外で練功しないようにします。動功はなるべく早朝の方がよいでしょう。

⑧空腹、満腹のときに、練功しないようにします。食前食後の二〇分はさけましょう。

⑨七情（喜、怒、憂、思、悲、恐、驚）の状態にあるときに、無理して練功してはいけません。特に、静功は、気持ちが落ち着いてからにしましょう。

⑩初心者は、効果がはっきりしていない気功法を行わないようにしてください。むやみにいろいろな気功法を乱用しないでください。

⑪練功中、大小便をがまんすると、入静に影響しますので、済ませてから、練功に臨むようにしてください。

⑫ホラー映画のように、刺激の強い映画、テレビ、小説などは入静の妨げになりますので、

練功期間中は避けてください。

⑬練功時に、頭が朦朧としたり、眠ってしまってはいけません。静功は二時間以上続けないようにしてください。

⑭初心者は、自発動功などの気功法を行うときは、必ず専門家の指導の下に行わなければいけません。特に、高齢の方は十分な注意が必要です。

⑮健康のために練功する方と、治療を目的として練功する方との間に、別のやり方があるのは当然です。両者に同じことを要求してはいけません。それぞれの目的に合った気功法を行うことが大切です。

⑯病気が治った後も、続けて練功してください。練功時間は一日三〇分～一時間というのが望ましいでしょう。

⑰練功時、病状の変化があった場合は、早急に原因を見つけ、適時な診断と治療が行われなければなりません。

⑱練功期間中、「薬品」「薬膳」療法をとり入れてもかまいません。

⑲練功時、男女の区別に注意が必要なこともあります。女性は、月経時には、下丹田に意念をおかないようにしなければいけません。

⑳気功を科学的、医学的に考えるようにし、人の目をおどかすだけのいかがわしい「気功」または迷信、商売のためなどの偽気功に影響を受けないよう注意してください。
㉑それぞれの人の目的に応じて、どの功法とどの功法をいっしょに行うのがよいかが決まっています。このようなことに関しては、特に、経験豊かな気功師の指導の下に、行うようにしてください。

●気功訓練中の偏差とその予防

気功健康法は疾病の治療、長寿または心身の自己コントロール法としてすばらしい健康法ですが、調心、調息、調身の三調節の真髄を理解せず、指導者のヘルプなしに独りよがりにあせって功法の原則をあやまって練功すると、体に不良な反応が出たり、精神、情緒、行動等に異常な反応が出てきますが、これらの異常反応は気功功法自身の必然な反応ではなく、練功の原則または方法をまちがえていたために起こる異常反応で、この副作用に似ているが副作用ではない反応を偏差または副反応と呼んでいます。

偏差の症状

一、頭痛、頭重、頭が張る、のぼせ。
二、心悸、胸部の重苦しさ、息苦しさ（胸悶）。
三、腹痛、消化不良、下痢、腹部が張る。
四、精神症状、不眠、いらいら、健忘、多夢、精神が落ち着かない、不安、興奮激動、幻覚、手足の振せん、止まらないような比較的大きな動き等。重い場合は意識障害、精神病等もある。
五、全身の気の流れが不調和、頭に気がのぼって降りなかったり、顔面がひきつったりする。

偏差の原因

①三調節の原則ができていない。例えば緊張していてリラックスしないまま練功したり、自然な腹式呼吸から入らず、自分の体調に合わないほど腹式呼吸を長く、大きくやりすぎたり、心がいらいらしていて、雑念が多く、情緒不安定のまま形だけをする。姿勢がまちがっていたりする。
②十人十色の自分に合った功法が選ばれていない。自分勝手に不適当な功法から入る。
③精神的にあせりがあり練功のやりすぎ、または指導者のアドバイスを無視して基礎を積み

重ねずに、いきなり周天法を試みて意念の用い方が強すぎたりするため、気血の乱れを生じる。
④起勢、収勢（始めの準備と終わりの動作）をおろそかにする。
⑤空気、環境の不良。

偏差の予防

①気功の三調節（調心、調息、調身）をもう一度勉強して気功の真髄を理解した上で練功すること。
②できれば気功師の指導をうけて、自分に合った功法と進度で、計画を立ててあせらず地道に練功すること。
③偏差が出たら、一時練功を中止して原因をしらべる。必要時は気功医師と相談して指導をうける。
④精神が落ち着かないときは、練功を休む。
⑤なるべく空気の綺麗な環境のよい落ち着ける場所を選んで練功する。

正面常用穴（16穴）

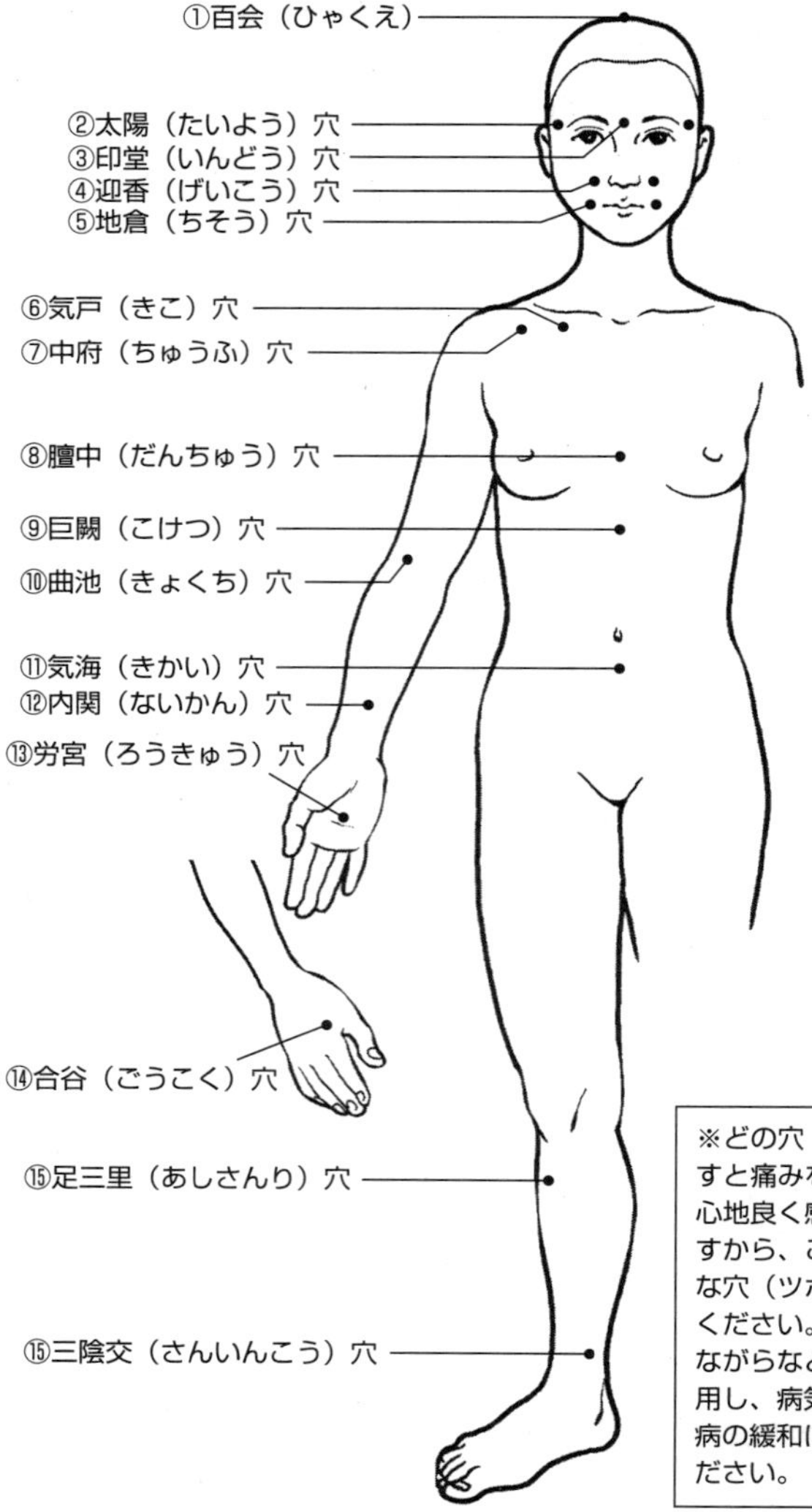

※どの穴（ツボ）も押すと痛みを感じたり、心地良く感じたりしますから、ご自分に必要な穴（ツボ）を探してください。テレビを見ながらなど日常的に活用し、病気の予防や疾病の緩和にお役立てください。

正面常用穴（16穴）解説

①百会（ひゃくえ）穴　頭頂。上丹田ともいわれ、直接天の気（陽の気）を取り入れるところ。また頭部の経絡の交差するところで一番効果が出やすい。頭重、頭痛、高血圧、ノイローゼなど興奮ぎみの疾病の鎮静、治療に。現代人は気が昇りやすいので、ここから天の気を下腹部へ沈めるとよい。治療師はこの穴に手を当て補気する。

②太陽（たいよう）穴　こめかみ中央の凹み。頭痛、偏頭痛、目の疾病、三叉神経痛、ノイローゼ、顔面神経麻痺、風邪の頭痛、疲れによる頭重など。

③印堂（いんどう）穴　眉と眉の間。小児ひきつけ、頭痛、鼻炎、鼻づまり、高血圧、不眠症など。上丹田、天目、神眼などとよばれる智慧の穴。ここから下丹田へ気を導き治療することが多い。

④迎香（げいこう）穴　小鼻の横、鼻唇溝の上段。顔面神経麻痺、鼻炎、鼻づまり、風邪、むくみ、臭覚障害、上歯痛。

⑤地倉（ちそう）穴　口角の横1.2センチのところ。顔面神経麻痺、腹痛、胃痛、消化不良、口内炎。唾液分泌促進のために有効。

⑥気戸（きこ）穴　鎖骨下1センチ中央。喘息、胸背痛、熱を鎮め、胸をリラックスさせる。

⑦中府（ちゅうふ）穴　気戸穴の外側横5センチの凹み。胸痛、喘息、気管支炎、肺部疾病。

⑧膻中（だんちゅう）穴　乳房の間の溝。心胸痛、喘息、産婦の乳汁欠乏、ノイローゼ、精神疾病など。中丹田とよばれ、精神（心）の気の出入りが多く、鎮静のために補気する穴。

⑨巨闕（こけつ）穴　みぞおち鳩尾穴の下3センチ。胸痛、心痛、嘔吐、心悸亢進、狭心症、胃疾病など。

⑩曲池（きょくち）穴　肘関節横紋ヒダつきるところ。眼疾病、アトピー性皮膚炎、肘関節痛、下歯痛など。

⑪気海（きかい）穴　へそ下5センチ、下丹田とよばれるところ。精力、気力の出入りするところで、肉体の気を補う。元気が出る。胃痛、腹部膨張、便秘、四肢の冷え、婦人病、インポテンツ、不眠症、小児発育不全、全身虚弱、腰痛など。

⑫内関（ないかん）穴　手関節掌面横紋ヒダ中央から7センチ上。狭心症、嘔吐、車酔い、胸悶（心窩部の重圧感）、急性胃腸炎、胃痛など。

⑬労宮（ろうきゅう）穴　掌中とよばれ、人間小宇宙と天地大宇宙の交流する窓ともいわれる穴。掌の中央の凹み。精神不安、イライラなどを鎮静。胸脇痛、胃痛、小児疾病など。

⑭合谷（ごうこく）穴　手の甲の親指と人さし指の間の凹み。顔についている五官、頭に良い影響がある。頭痛、歯痛、鼻づまり、眼疾患、扁桃腺炎、顔面神経麻痺など。

⑮足三里（あしさんり）穴　膝関節中央から下へ10センチ、外側へ3センチのところ。慢性消化疾病、座骨神経痛、半身不随、不眠症、高血圧、ノイローゼ、長寿など。

⑯三陰交（さんいんこう）穴　内くるぶし上10センチで脛骨の後縁。婦人科疾病（月経不順、下腹痛、冷え症など。

背面常用穴（16穴）

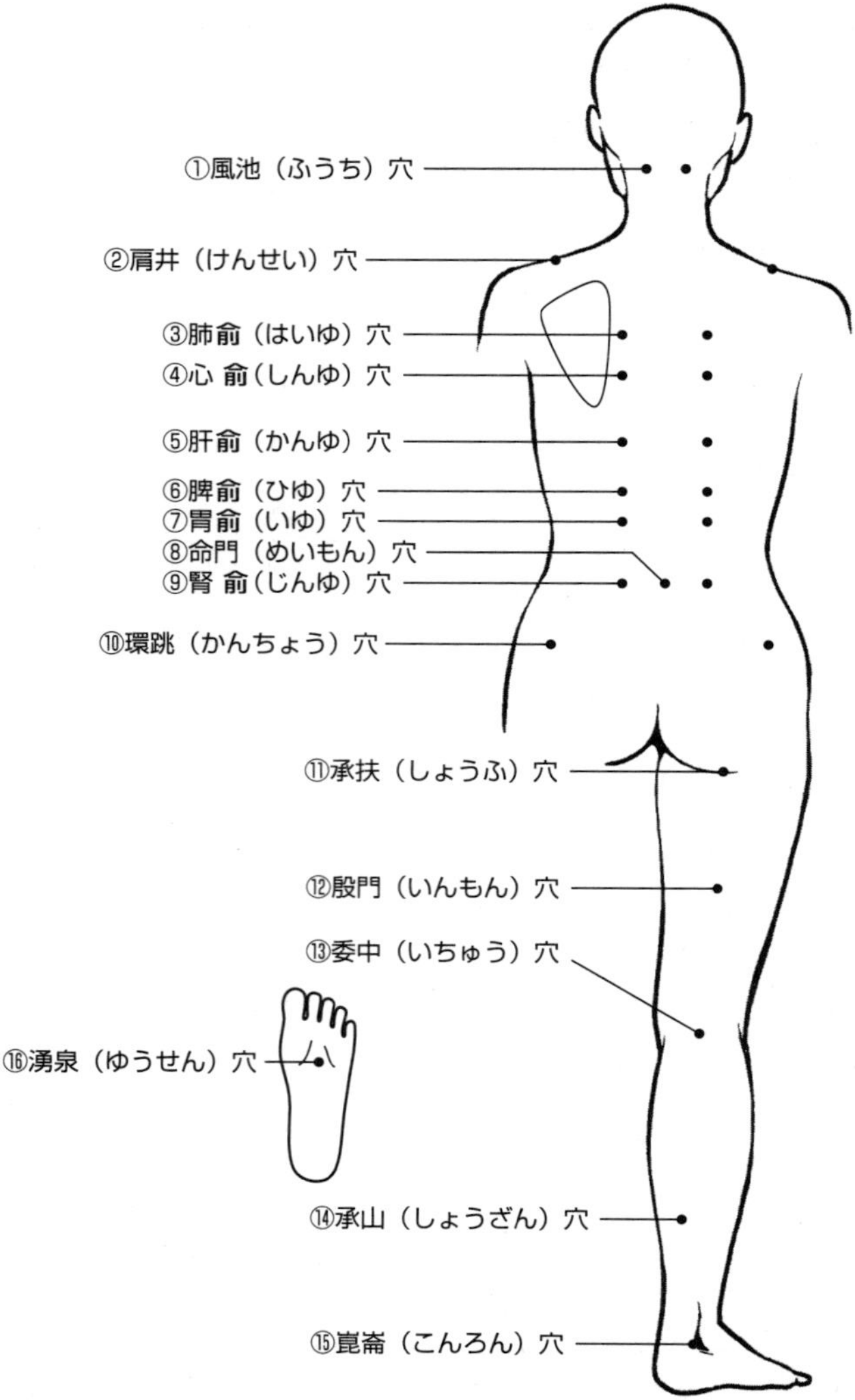
①風池（ふうち）穴
②肩井（けんせい）穴
③肺俞（はいゆ）穴
④心 俞（しんゆ）穴
⑤肝俞（かんゆ）穴
⑥脾俞（ひゆ）穴
⑦胃俞（いゆ）穴
⑧命門（めいもん）穴
⑨腎 俞（じんゆ）穴
⑩環跳（かんちょう）穴
⑪承扶（しょうふ）穴
⑫殷門（いんもん）穴
⑬委中（いちゅう）穴
⑯湧泉（ゆうせん）穴
⑭承山（しょうざん）穴
⑮崑崙（こんろん）穴

背面常用穴（16穴）解説

①風池（ふうち）穴　後頭骨の髪際の凹み。頭痛、眼疾病、肩こり、風邪、首のこりの補気または邪気を排出したりする。

②肩井（けんせい）穴　肩髃穴（肩の外端）と大椎穴（第７頚椎の下）を結んだ線の中心。肩こり、肩こりになる諸疾病（例えば目、耳、歯、鼻などの疾患）、高血圧、心臓、肝臓疾病など。

③肺俞（はいゆ）穴　正座して第３、４胸椎の横五センチ。呼吸器疾病（喘息、感冒、肺疾病）風邪をひきやすい体質の改善など。治療家の労宮穴よりこの穴に補気する。

④心俞（しんゆ）穴　正座して第５、６胸椎の横五センチ。心臓疾病（心悸亢進、心臓病）、高血圧、貧血、胸悶、ノイローゼ、精神障害など。治療家の労宮穴よりこの穴に補気する。

⑤肝俞（かんゆ）穴　正座して第９、10胸椎の横五センチ。肝臓疾病（肝臓病、肝肥大、肝機能障害）、肉体疲労、目の疾病などに補気。

⑥脾俞（ひゆ）穴　伏臥して第11、12胸椎の横五センチ。胃腸疾病、糖尿病、腹痛、下痢、胃下垂、貧血など。

⑦胃俞（いゆ）穴　伏臥して第12胸椎、第1腰椎の横五センチ。胃疾病、胃潰瘍、胃痛、腹痛、下痢、食欲不振、嘔吐など。

⑧命門（めいもん）穴　第２、３腰椎棘突起間。気功動功は命門を中心に動く。虚症に気を補うには命門がよい。腰痛、腹痛、頭痛、耳鳴り、精力減退、インポテンツ、ノイローゼ、むくみなど。

⑨腎俞（じんゆ）穴　伏臥して第２、３腰椎の横五センチ。補気する上でもっとも重要な穴で生殖器疾病、呼吸器疾病、泌尿器疾病、腰痛、老化の予防、糖尿病、耳鳴り、精力減退、インポテンツ、ノイローゼ、むくみなど。治療家の労宮穴よりこの穴に補気したり、邪気を排出したりする。指圧もよい。

⑩環跳（かんちょう）穴　尾骨と腸骨稜を結ぶ線を３等分して、外３分の１のところ。大腿外側痛、股関節炎、半身不随、座骨神経痛の時はこの穴を叩打したり、補気したりする。

⑪承扶（しょうふ）穴　臀部横紋ヒダの中央。腰背部痛、座骨神経痛、半身不随、小児麻痺後遺症、下肢麻痺など。

⑫殷門（いんもん）穴　承扶穴と委中穴を結ぶ線の中点。座骨神経痛、下肢痛、腰背部痛、下肢麻痺など。

⑬委中（いちゅう）穴　膝関節の後膝窩横紋ヒダの中央（膝の裏側）。膝関節痛、座骨神経痛、腰背部痛、下肢麻痺など。

⑭承山（しょうざん）穴　アキレス腱を指で圧上して手のとまるところ。後下腿部の中央。座骨神経痛、踵の痛み、腰背部痛、下肢麻痺など。

⑮崑崙（こんろん）穴　外くるぶしの後の凹み。頭痛、腰仙部痛、座骨神経痛、足関節痛など。

⑯湧泉（ゆうせん）穴　足裏のもっとも凹んでいるところ。地の気との交流が多く、地の気を採取したり、体内の邪気を排出したりする。浮腫、腎炎、婦人病、心悸亢進、頭頂痛、足心熱、高血圧など。

林茂美気功教室一覧（2002年元旦現在）

1、青空教室（大平公園）無料 ☎052-783-6478
毎週水曜午前６時半～７時

2、朝日カルチャーセンター（丸栄スカイビル） ☎052-249-5553
第１、３日曜午後１時～３時

3、ＮＨＫ文化センター（栄ＮＨＫビル） ☎052-952-7330
①第２、４日曜午後１時半～３時
②毎週木曜午後１時半～３時

4、ＮＨＫ文化センター（今池ガスビル） ☎052-741-2211
③毎週火曜午後６時半～８時

5、毎日文化センター（名古屋駅前大名古屋ビル） ☎052-581-1366
①毎週水曜午後３時～４時半
②毎週木曜午後６時15分～７時15分

6、中日文化センター（栄中日ビル） ☎052-263-7111
①毎週土曜午前10時～12時
②毎週火曜午後３時半～５時

7、ウェルフット栄（スカイオアシス栄ビル） ☎052-963-0369
毎週金曜午後２時～３時半

8、楠地区会館（北区アジマ） ☎052-901-3301
第１、３金曜午前10時～12時

9、港生涯教育センター（港区）気功同好会 ☎052-652-6395（田中方）
隔月第１木曜午前10時～12時

10、広路コミュニティーセンター（昭和区） ☎052-753-2266
毎週火曜午後１時半～３時

11、往療（気功整体） ☎052-783-6478
予約制

12、治療（可知整体外科）尾張旭市南原町 ☎0561-53-2547
毎週水曜午前９時～12時
予約制

■著者紹介

林　茂美（はやし・しげみ）

河北省河北医科大学医学部卒。北京安定病院にて精神科医、内科医を13年間つとめる。帰国後、中日気功研究所、中日治療院を開設。

現在：中日気功研究会会長。中日気功研究所所長。

名古屋のＮＨＫ文化センター、中日文化センター、朝日カルチャーセンター、毎日文化センターで“気功法”の講師をつとめる。愛知大学体育科で「気功法」の非常勤講師を9年間つとめる。中日治療院、尾張旭可知整形外科病院で気功治療、針灸治療も実践中。尚「健やかに老後を過ごすこと」も研究中。

林　誠（はやし・まこと）

大阪市立商科大学卒。元愛知大学教授。中国経済、中国語の他、漢方や東洋医学に造詣が深い。中日文化センター、ＮＨＫ文化センター、朝日カルチャーセンターで気功法講師をつとめた。

林茂美との著書に『らくらく気功健康法』（永岡書店）、『こころとからだの気功法』（永岡書店）、『必勝気功健康法』（河合出版）、『マンガ気功術』（風媒社）、『太極気功18式』（ベースボールマガジン社）、『少林内勁一指禅功』（ベースボールマガジン社）などがある。

らくらく気功調心法

初版第１刷発行　2002年4月1日

著　者　林茂美・林誠

発行者　韮澤潤一郎

発行所　株式会社　たま出版

〒160-0004　東京都新宿区四谷4-28-20

電話　03-5369-3051（代表）

振　替　00130-5-94804

印刷所　東洋経済印刷株式会社

乱丁・落丁本お取り替えします。

ISBN4-8127-0053-1 C0011